JN330655

ママは躁うつ病
んでもって娘は統合失調症デス

著　文月《ふづき》ふう

執筆協力　山国《やまくに》英彦《えひこ》（精神科医）

星　和　書　店

Seiwa Shoten Publishers

2-5 Kamitakaido 1-Chome
Suginamiku Tokyo 168-0074, Japan

㊟

本書に登場する個人名は
すべて仮名です。

もくじ

8 入院生活

9 漫画を描くこと

1

病気のはじまり

不眠

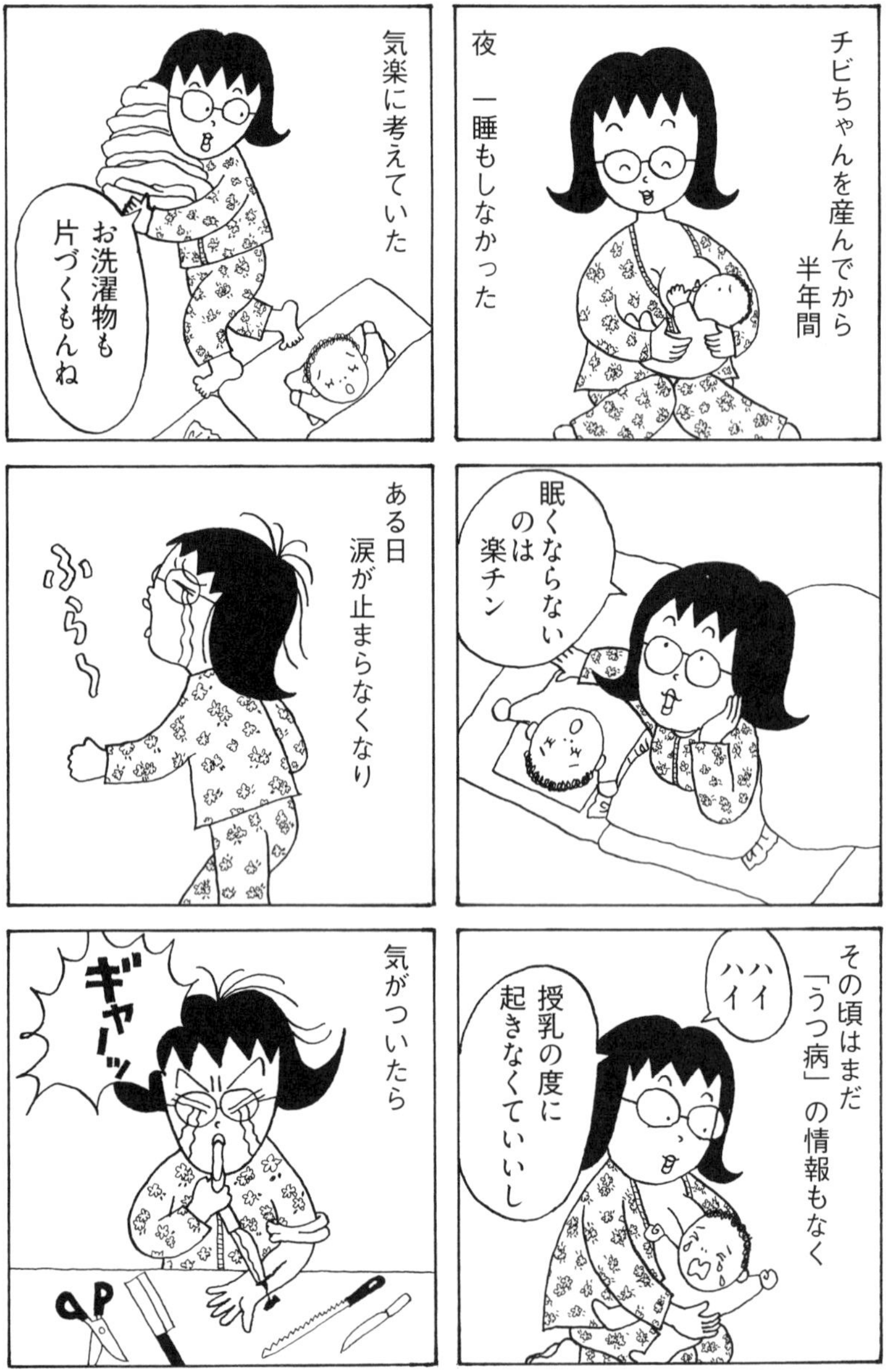
チビちゃんを産んでから
半年間
夜 一睡もしなかった
眠くならないのは楽チン
その頃はまだ「うつ病」の情報もなく
ハイハイ
授乳の度に起きなくていいし
気楽に考えていた
お洗濯物も片づくもんね
ある日
涙が止まらなくなり
ふら〜
気がついたら
ギャーッ

うつ病のはじまり①

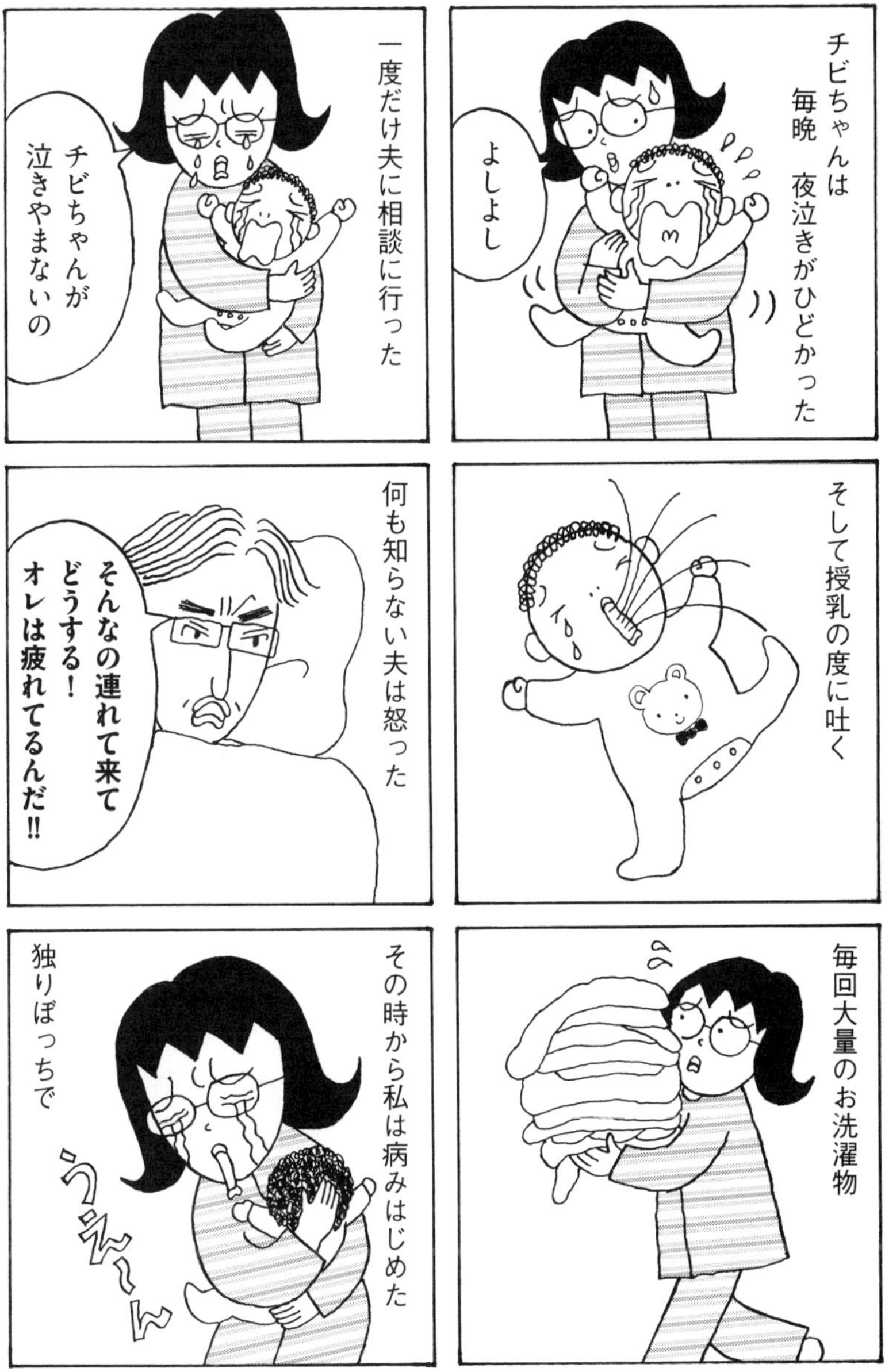
チビちゃんは
毎晩　夜泣きがひどかった
よしよし
そして授乳の度に吐く
毎回大量のお洗濯物
一度だけ夫に相談に行った
チビちゃんが
泣きやまないの
何も知らない夫は怒った
そんなの連れて来て
どうする！
オレは疲れてるんだ!!
その時から私は病みはじめた
独りぼっちで
うえ〜ん

うつ病のはじまり②

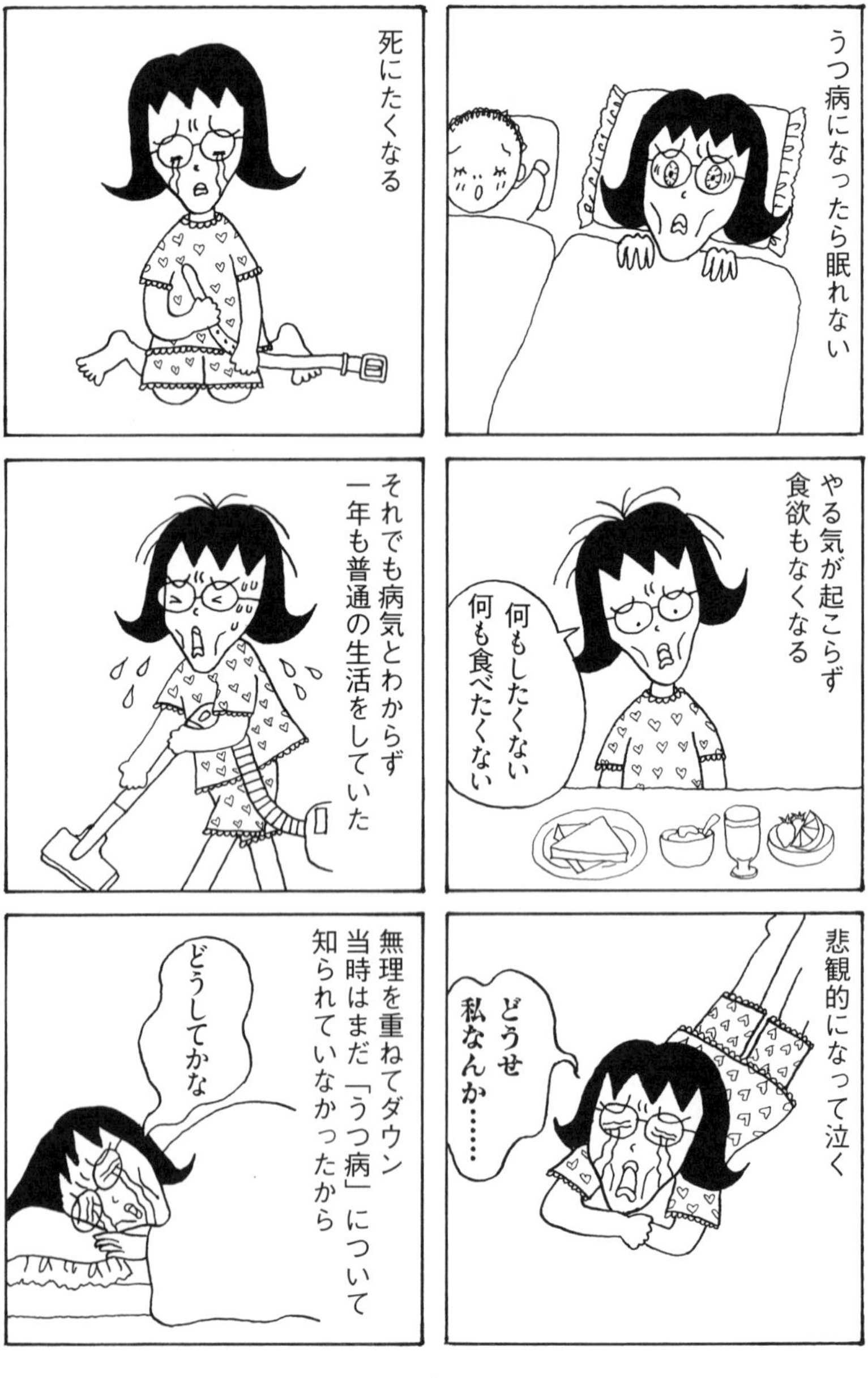
うつ病になったら眠れない
やる気が起こらず
食欲もなくなる
何もしたくない
何も食べたくない
悲観的になって泣く
どうせ
私なんか……
死にたくなる
それでも病気とわからず
一年も普通の生活をしていた
無理を重ねてダウン
当時はまだ「うつ病」について
知られていなかったから
どうしてかな

リストカット

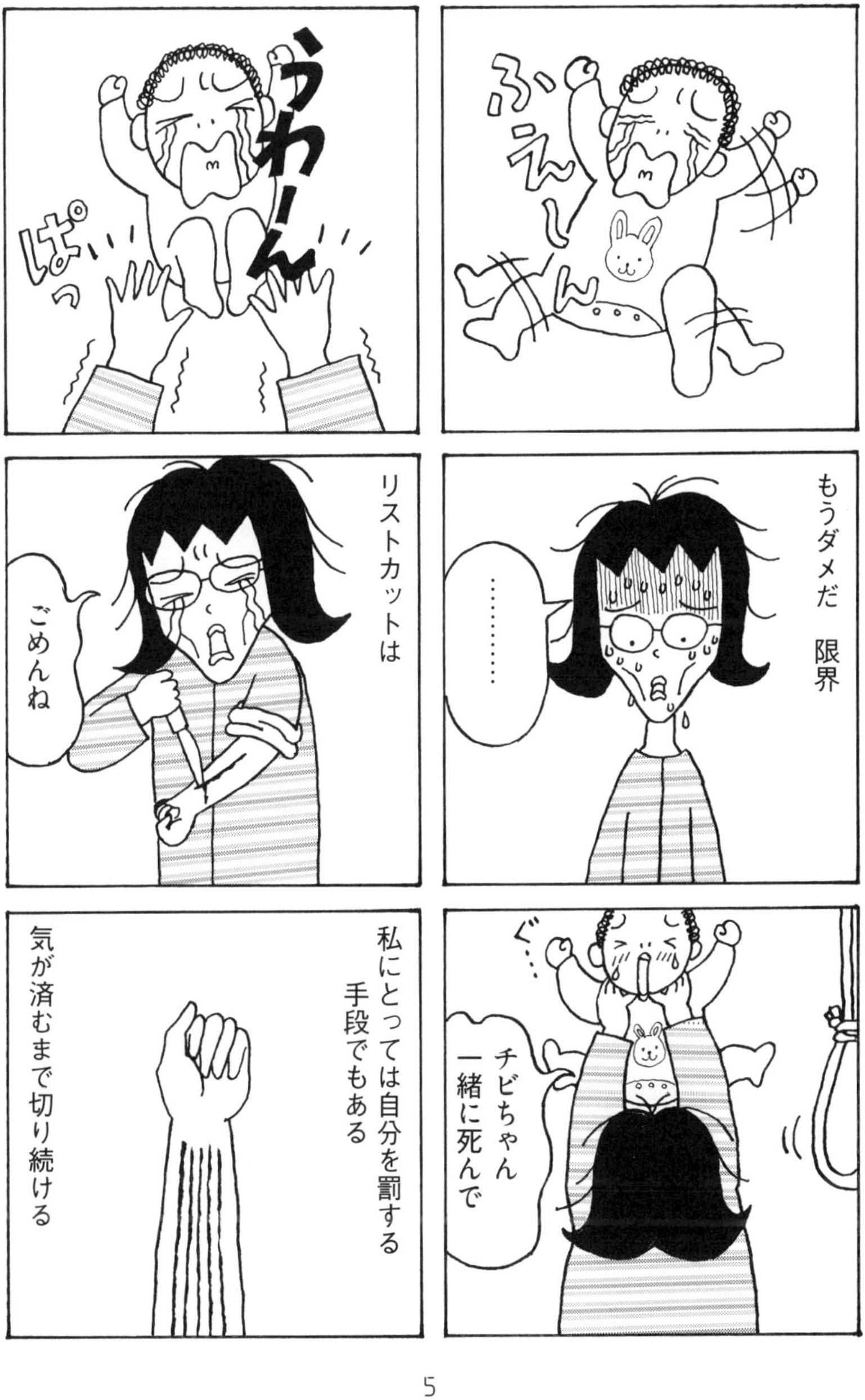

ふえーんえーん
もうダメだ　限界
…………
ぐ…
チビちゃん一緒に死んで
うわーん
ぱっ
リストカットは
ごめんね
私にとっては自分を罰する手段でもある
気が済むまで切り続ける

暴力

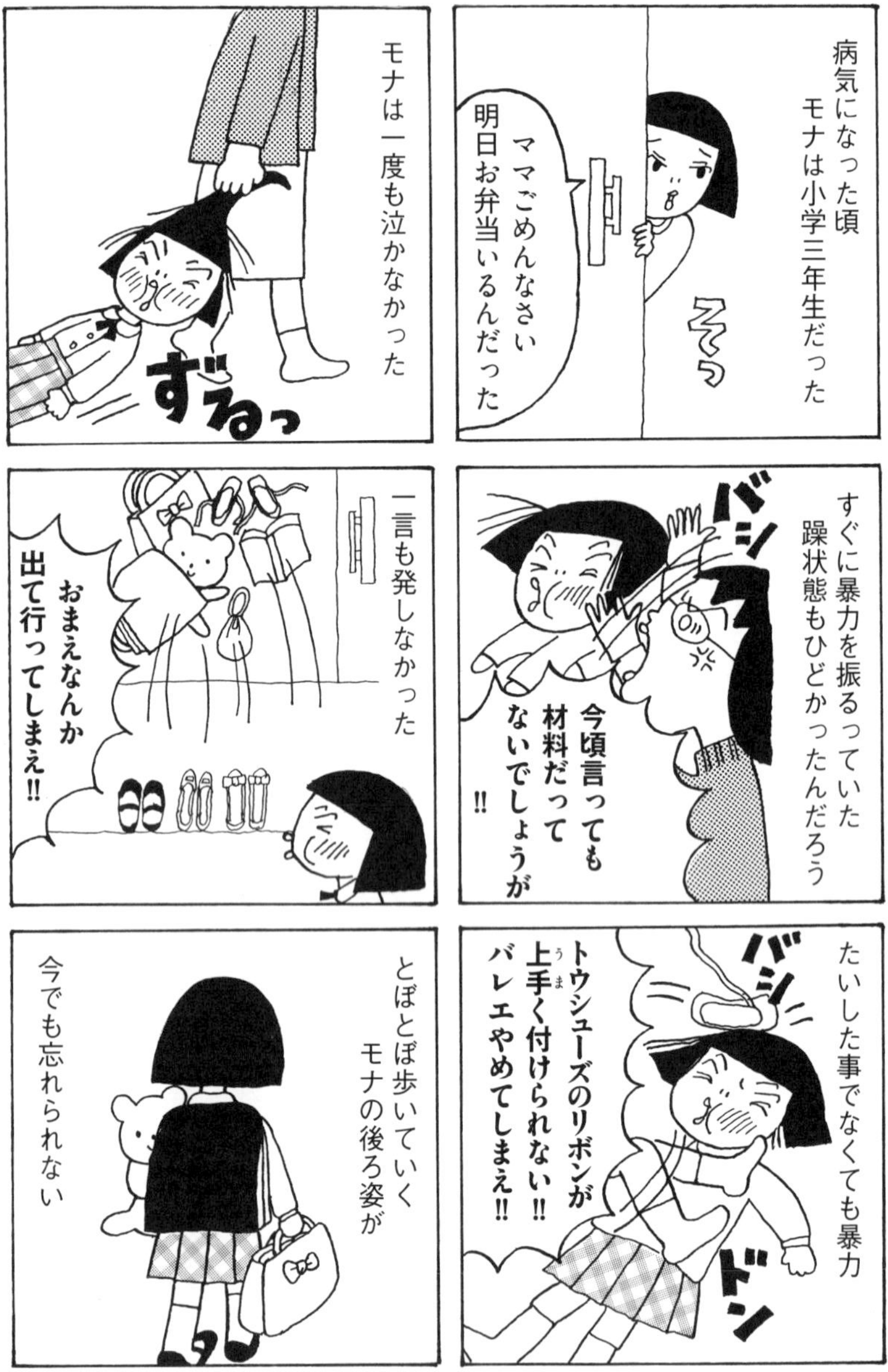
病気になった頃
モナは小学三年生だった
ママごめんなさい
明日お弁当いるんだった
そっ
すぐに暴力を振るっていた
躁状態もひどかったんだろう
バシ
今頃言ってても
材料だってないでしょうが!!
たいした事でなくても暴力
バシ
トウシューズのリボンが
上手《うま》く付けられない!!
バレエやめてしまえ!!
ドン
モナは一度も泣かなかった
ずるっ
一言も発しなかった
おまえなんか
出て行ってしまえ!!
とぼとぼ歩いていく
モナの後ろ姿が
今でも忘れられない

今日のママ

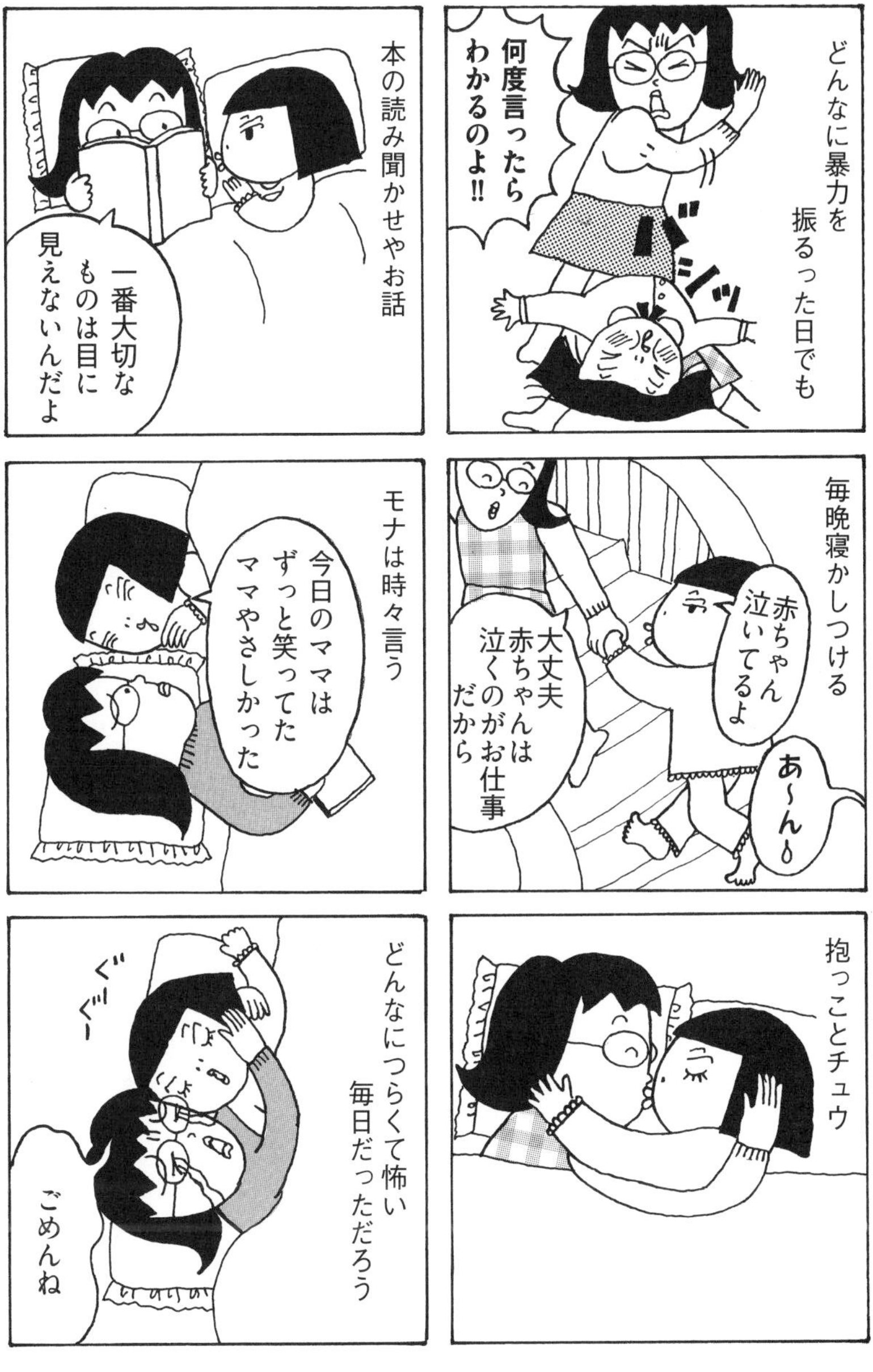

どんなに暴力を振るった日でも
何度言ったらわかるのよ!!
ドシーッ
毎晩寝かしつける
赤ちゃん泣いてるよ
あ〜ん
大丈夫 赤ちゃんは泣くのがお仕事だから
抱っことチュウ
本の読み聞かせやお話
一番大切なものは目に見えないんだよ
モナは時々言う
今日のママはずっと笑ってたママやさしかった
どんなにつらくて怖い毎日だっただろう
ぐーぐー
ごめんね

❀ 病気のはじまり

自分の体と心の変化に気づくというのは、とても大切です。

十年前のことになります。

次女を出産してから半年間、夜一睡もできませんでした。が、それを変だとも思わず、それどころか「眠くならないのは都合がいい。三時間おきの授乳の度に起きなくていいから」と、気楽に考えていました。一日が長いというのも忙しい育児中には助かると。理由もなく涙が流れ続けることも、「死にたい」と感じることも、出産後で精神的に少し不安定になっているだけだと決めつけていました。

昼間、無気力になり体が動かなくなることも寝不足のせいにしていました。

気がついたら家中の包丁を引っ張り出して、腕を切っていたのにはさすがに驚きましたが、それでも自分が病気だとは思いもしませんでした。

その頃には今のように、テレビなどで「うつ病」が取り上げられていなかったからでしょう。

病院に行くまでに一年が経っていました。

食欲もなく体重が激減し、好きだった読書もできなくなり、テレビも音楽もダメになっていました。心から笑うこともできなくなっていました。

「私は何か変だ」とは感じましたが、何なのかわからず、かかりつけの内科へ行きました。号泣しながら話す私を見て先生が
「私には治せない病気です。いい先生がいらっしゃるから」

と、その場で総合病院の精神神経科を予約してくださいました。

2 精神科へ

精神科

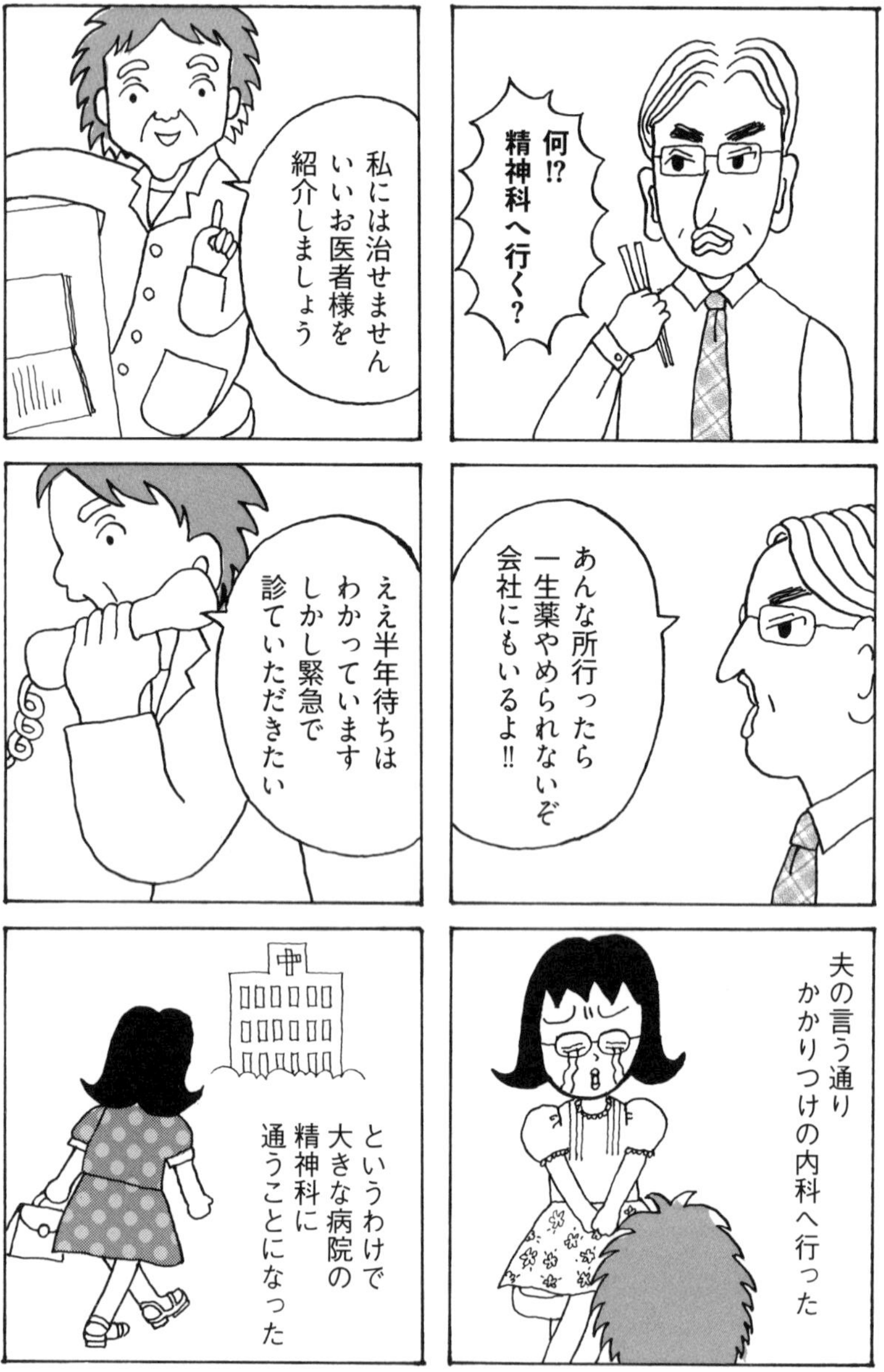
何!? 精神科へ行く?
あんな所行ったら 一生薬やめられないぞ 会社にもいるよ!!
夫の言う通り かかりつけの内科へ行った
私には治せません いいお医者様を 紹介しましょう
ええ半年待ちは わかっています しかし緊急で 診ていただきたい
というわけで 大きな病院の 精神科に 通うことになった

精神科へ

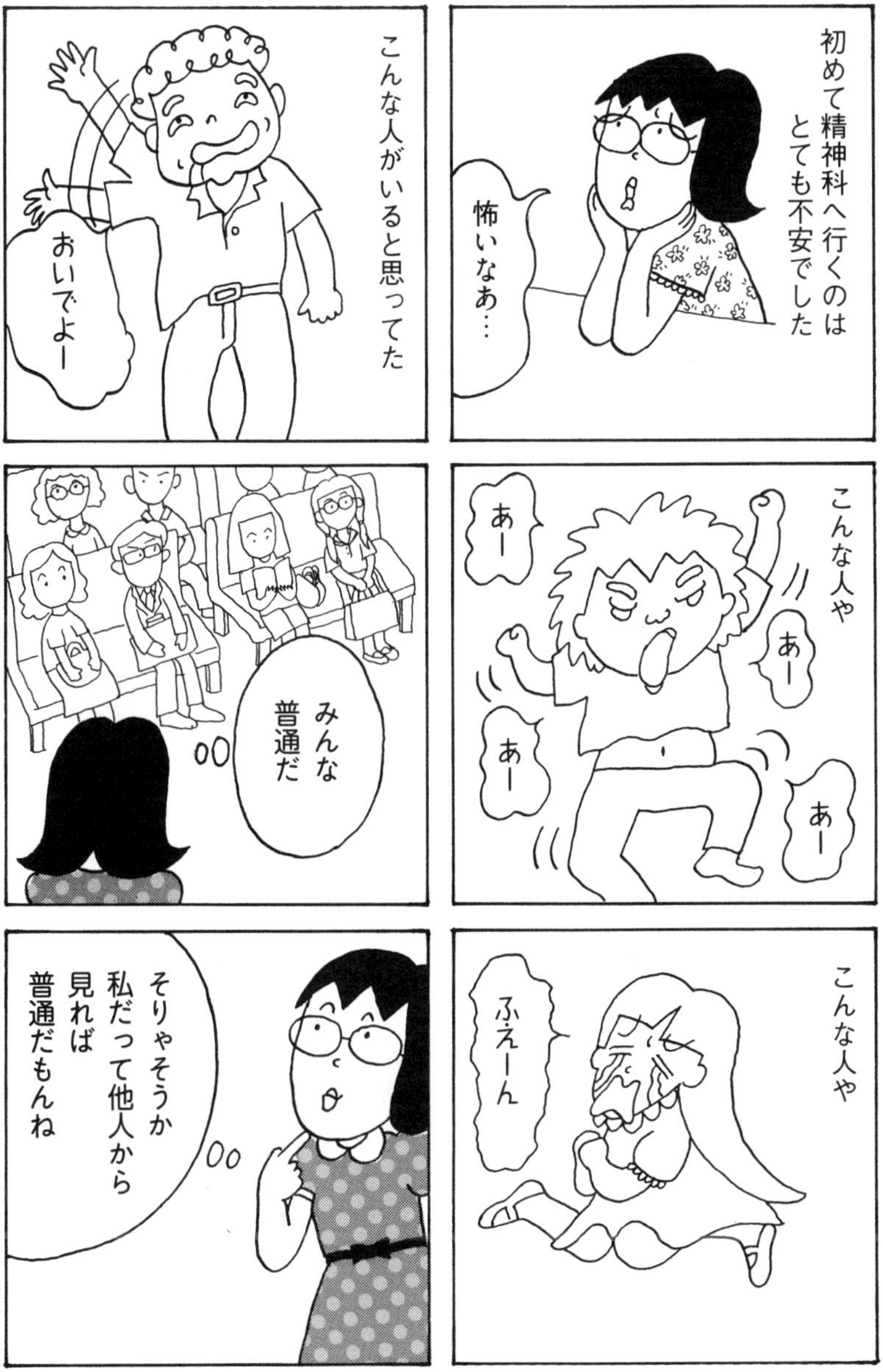
初めて精神科へ行くのは
とても不安でした
怖いなあ…
こんな人や
あー
あー
あー
あー
こんな人や
ふえーん
こんな人がいると思ってた
おいでよー
みんな普通だ
そりゃそうか私だって他人から見れば普通だもんね

初めての診察

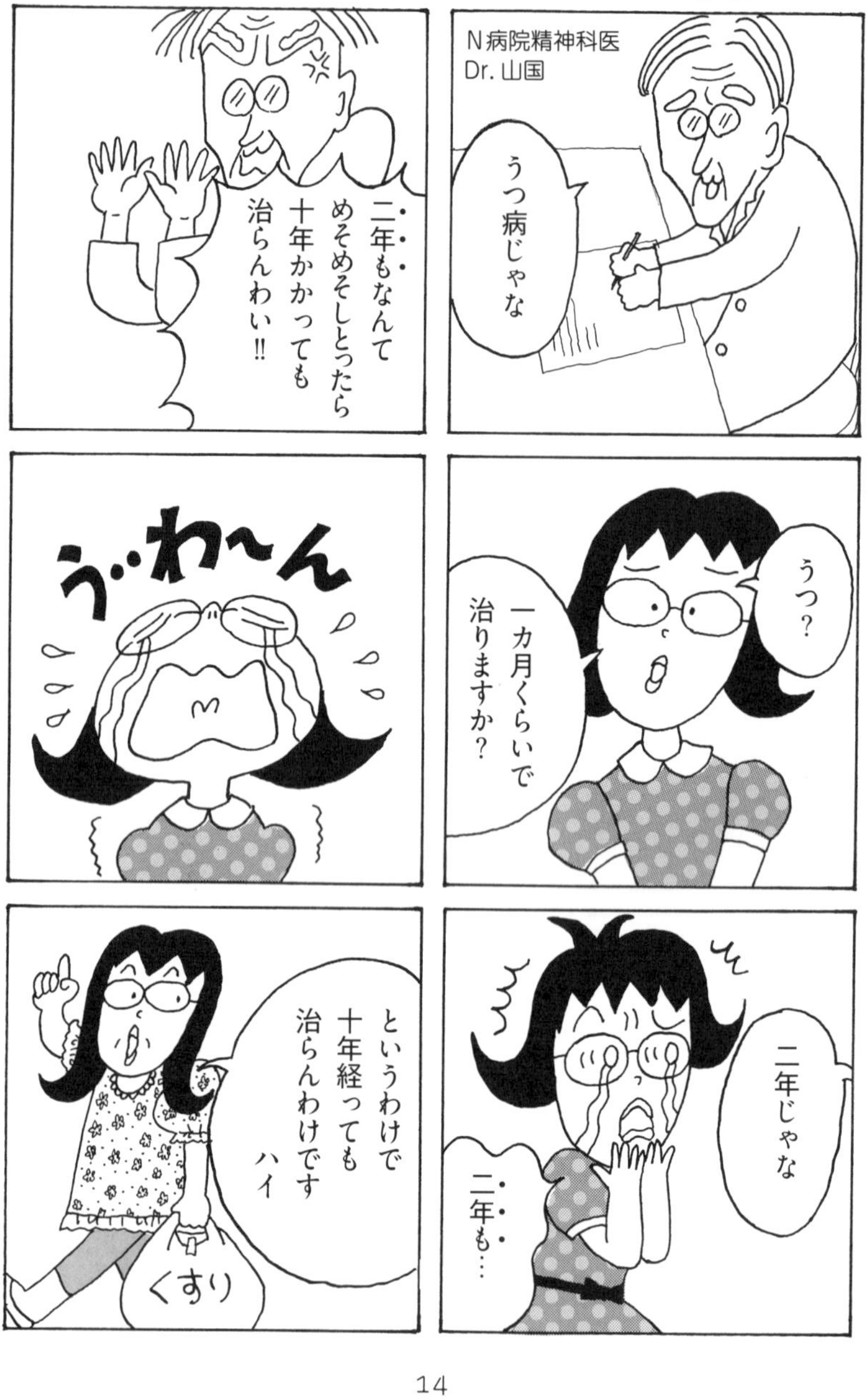
N病院精神科医
Dr. 山国
うつ病じゃな
うつ?
一カ月くらいで治りますか?
二年じゃな
二年も…
二年もなんてめそめそしとったら十年かかっても治らんわい!!
う…わ〜ん
というわけで十年経っても治らんわけです
ハイ
くすり

うつ病

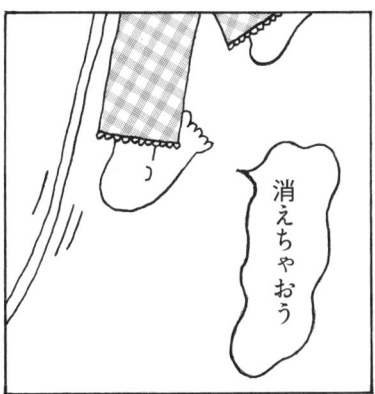

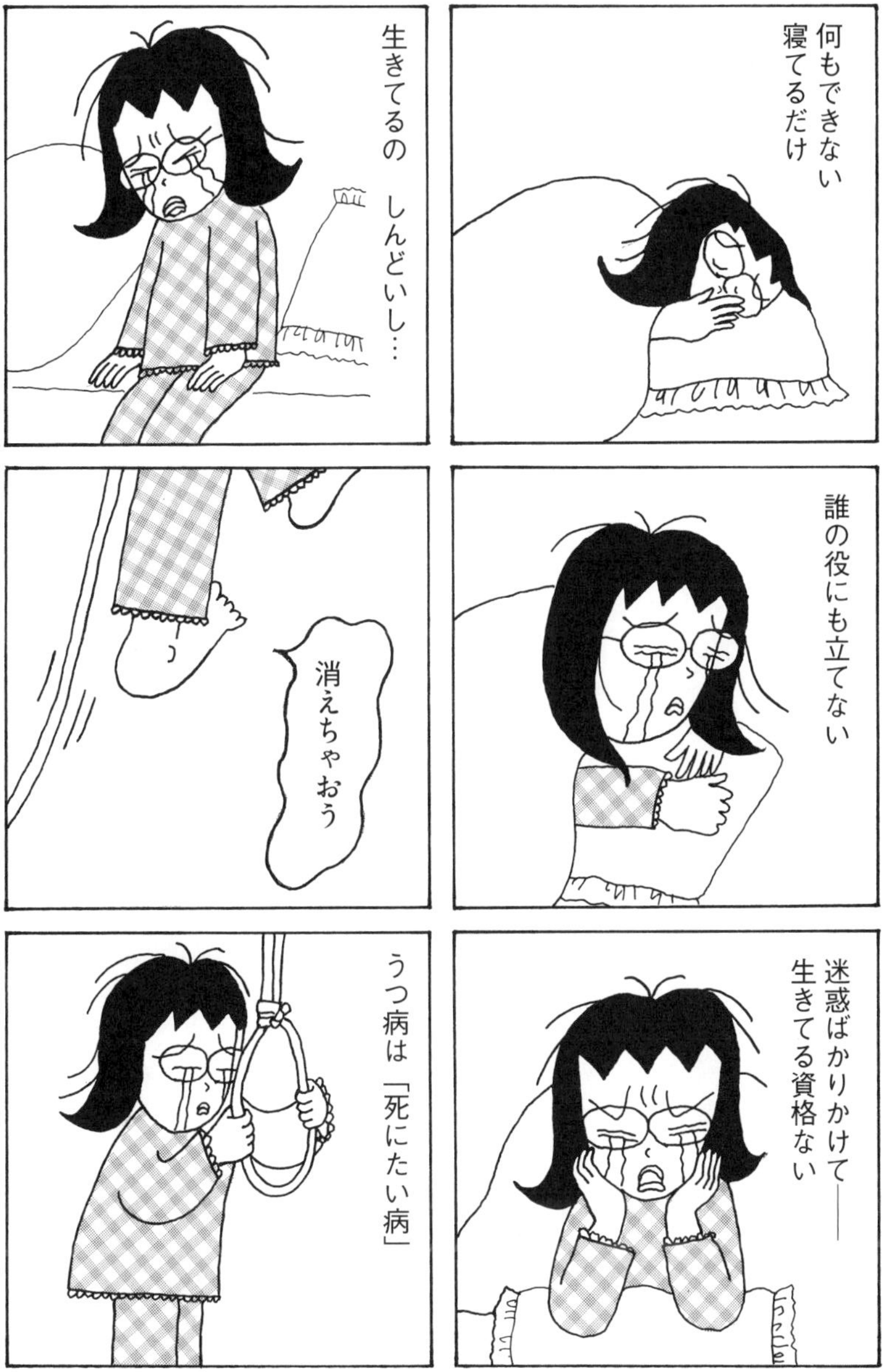
何もできない
寝てるだけ
誰の役にも立てない
迷惑ばかりかけて――
生きてる資格ない
生きてるの　しんどいし…
消えちゃおう
うつ病は「死にたい病」

首吊り

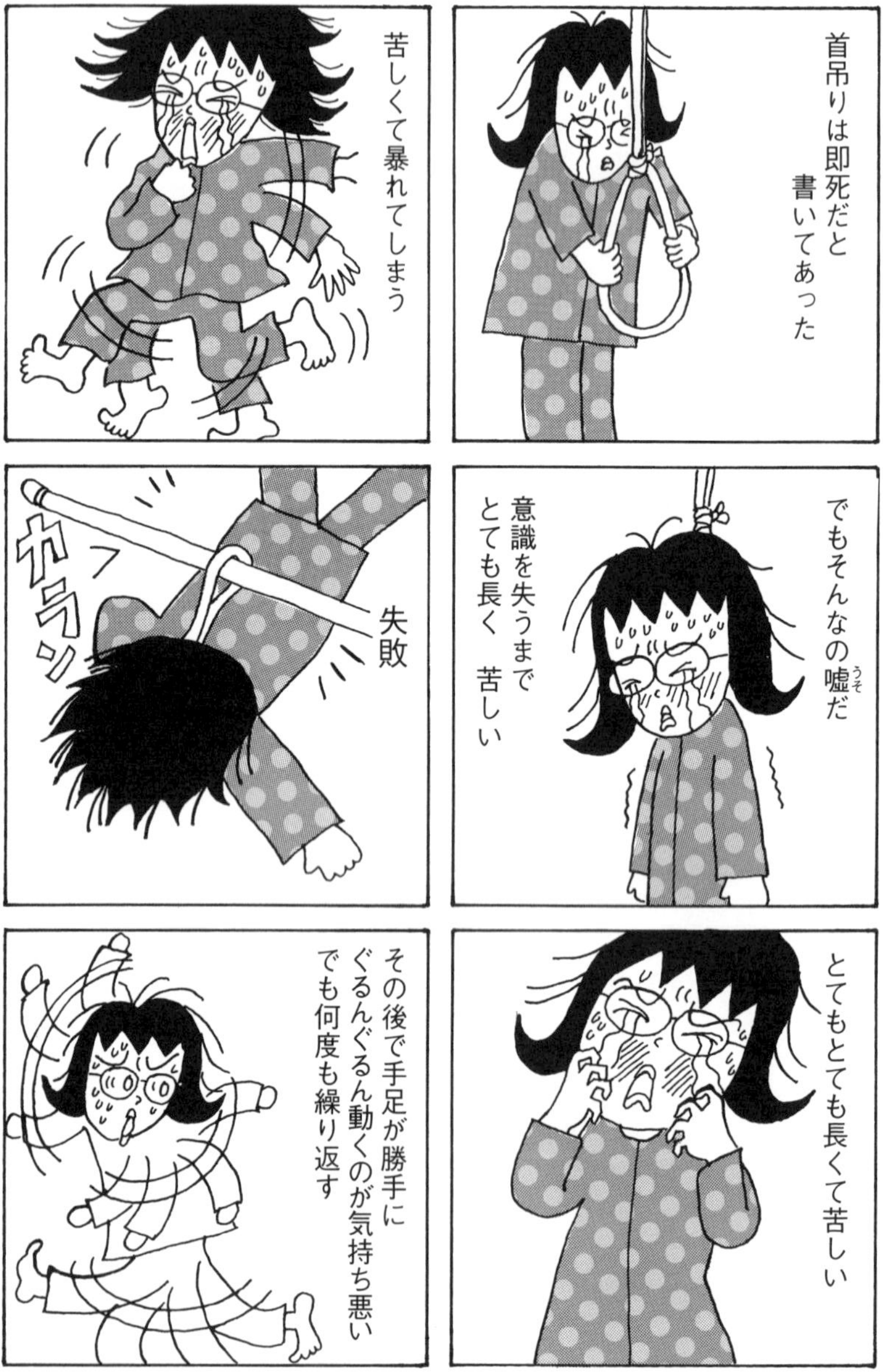
首吊りは即死だと
書いてあった
でもそんなの嘘《うそ》だ
意識を失うまで
とても長く　苦しい
とてもとても長くて苦しい
苦しくて暴れてしまう
カラン
失敗
その後で手足が勝手に
ぐるんぐるん動くのが気持ち悪い
でも何度も繰り返す

いのちの電話

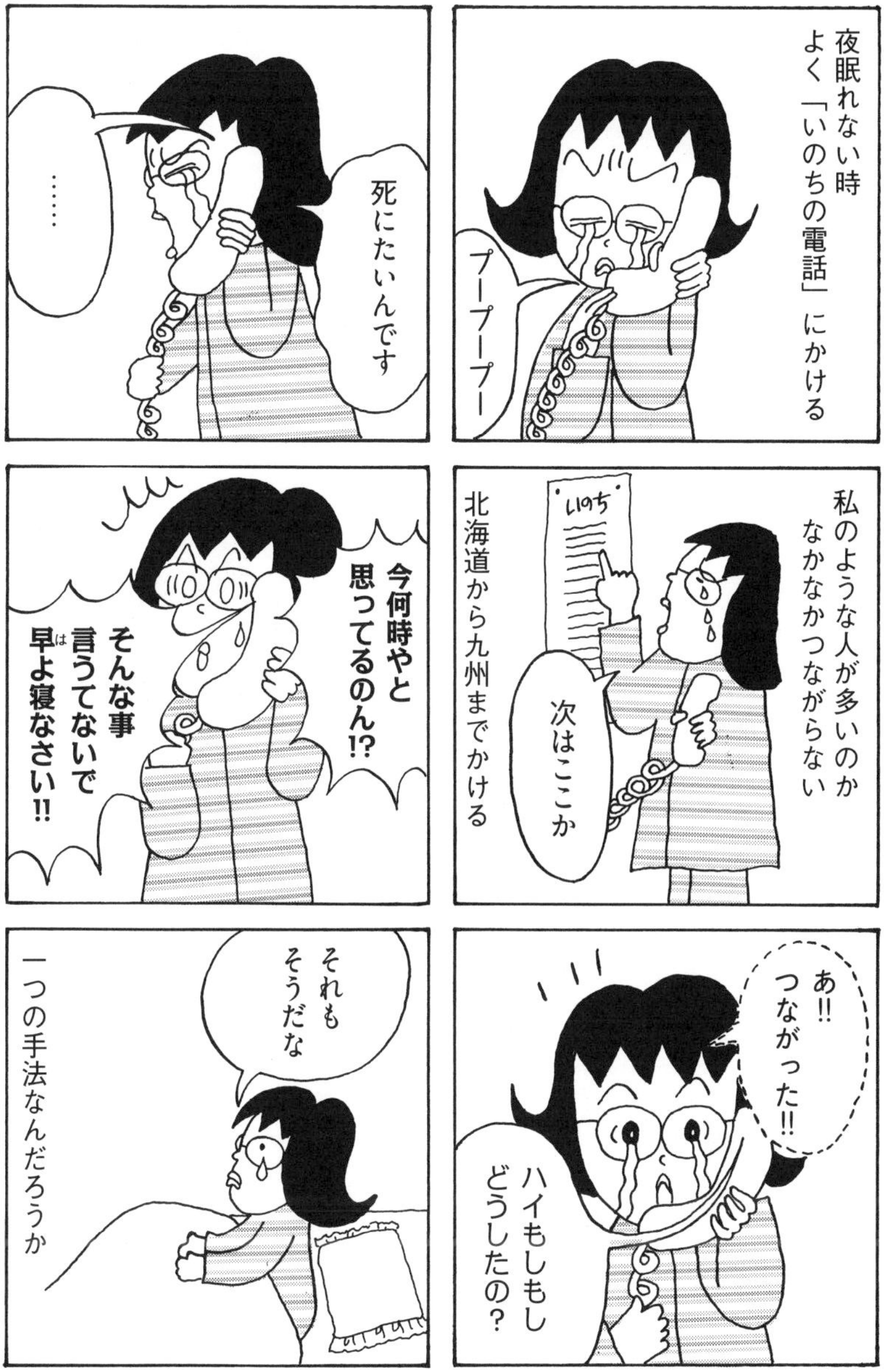
夜眠れない時
よく「いのちの電話」にかける
プープープー
私のような人が多いのか
なかなかつながらない
北海道から九州までかける
いのち
次はここか
あ!!
つながった!!
ハイもしもし
どうしたの?
死にたいんです
……
今何時やと思ってるのん!?
そんな事言うてないで
早《は》よ寝なさい!!
それもそうだな
一つの手法なんだろうか

冬眠

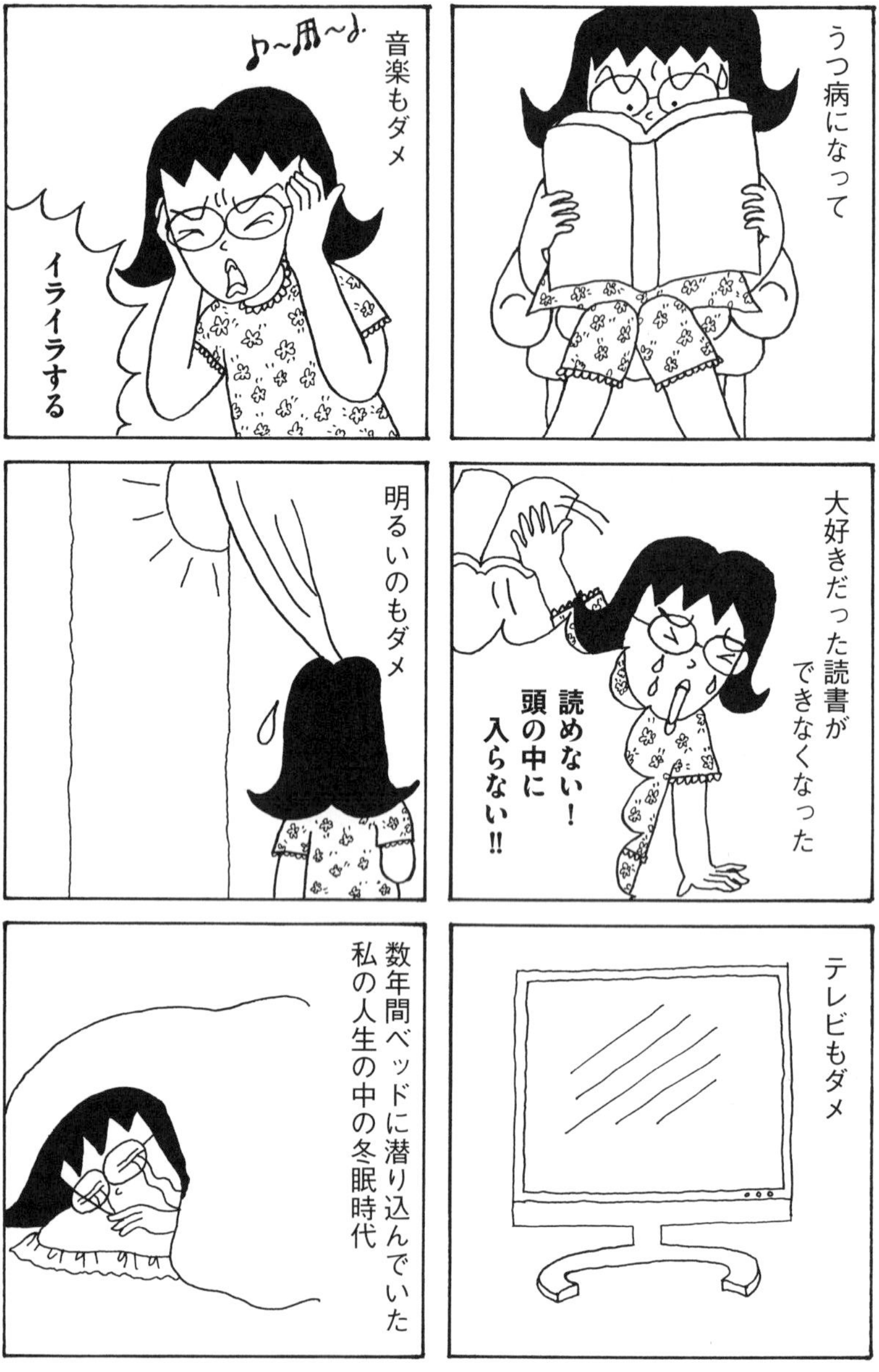

うつ病になって
大好きだった読書ができなくなった
読めない！頭の中に入らない!!
テレビもダメ
音楽もダメ
イライラする
明るいのもダメ
数年間ベッドに潜り込んでいた私の人生の中の冬眠時代

変《へん》貌《ぼう》

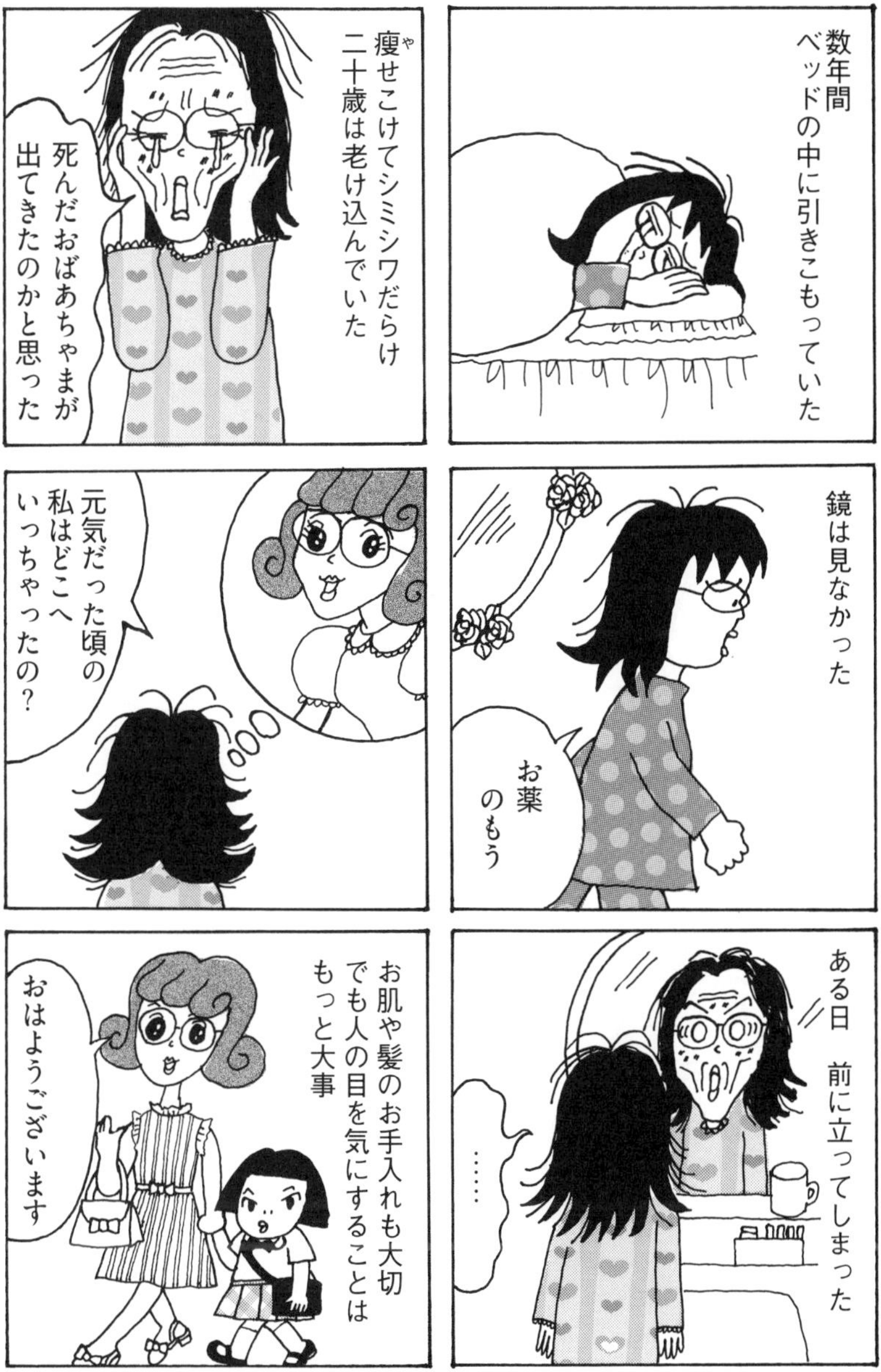
数年間
ベッドの中に引きこもっていた
鏡は見なかった
お薬
のもう
ある日　前に立ってしまった
……
痩《や》せこけてシミシワだらけ
二十歳は老け込んでいた
死んだおばあちゃまが
出てきたのかと思った
元気だった頃の
私はどこへ
いっちゃったの？
お肌や髪のお手入れも大切
でも人の目を気にすることは
もっと大事
おはようございます

トモダチ

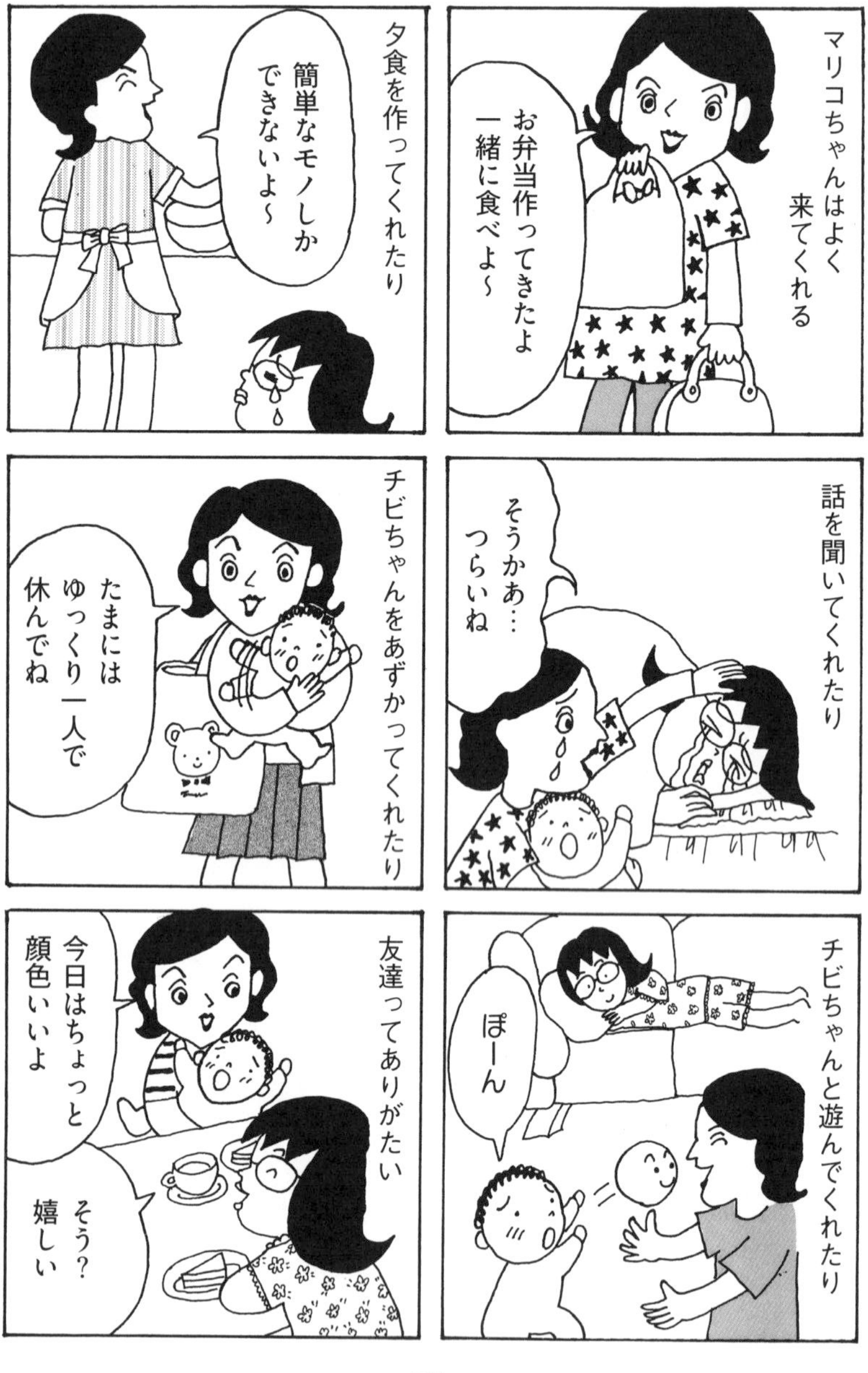
マリコちゃんはよく来てくれる
お弁当作ってきたよ 一緒に食べよ～
夕食を作ってくれたり
簡単なモノしかできないよ～
話を聞いてくれたり
そうかあ… つらいね
チビちゃんをあずかってくれたり
たまにはゆっくり一人で休んでね
チビちゃんと遊んでくれたり
ぽーん
友達ってありがたい
今日はちょっと顔色いいよ
そう? 嬉しい

薬の副作用①

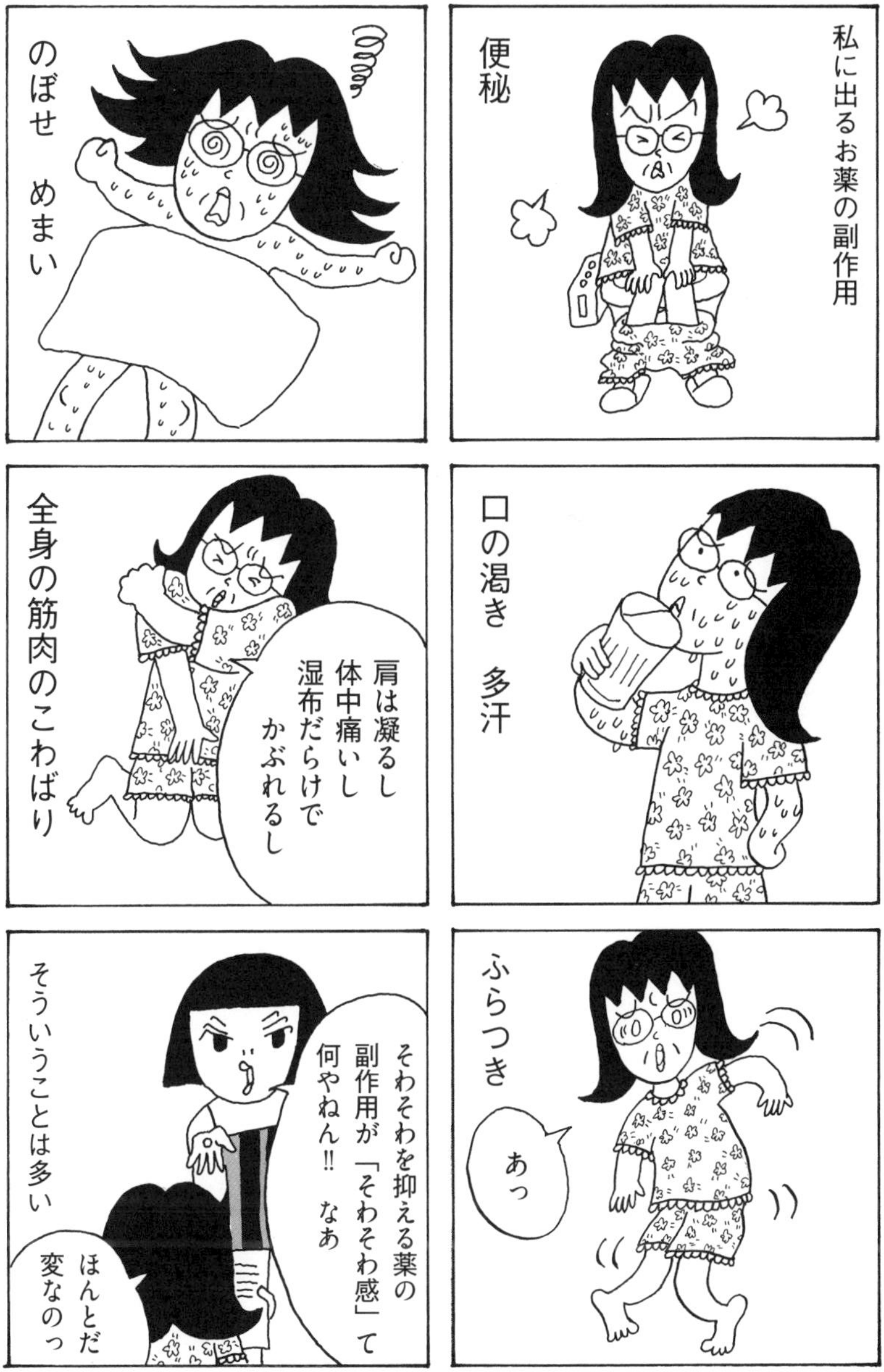
私に出るお薬の副作用
便秘
口の渇き　多汗
ふらつき
あっ
のぼせ　めまい
全身の筋肉のこわばり
肩は凝るし 体中痛いし 湿布だらけで かぶれるし
そういうことは多い
そわそわを抑える薬の 副作用が「そわそわ感」て 何やねん!!　なぁ
ほんとだ 変なのっ

主治医の解説

薬の副作用①

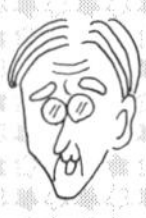

N病院精神科医
Dr.山国

薬には症状緩和の効果と副作用の両面があります。不眠時に処方される睡眠薬は睡眠作用があるのですが、効きすぎると翌日まで眠気が残ることもあります。これは効果が強すぎるのか、副作用と言うべきか迷うところです。薬の説明書を見ると副作用が数多く記されています。効能より圧倒的に多いので、服薬をためらわれる方も多いと思います。ほとんど出現しない副作用も記載されています。出現しない方が多いのも確かです。

抗うつ薬の副作用としては、21ページのように便秘、口の渇き、ふらつきなどがあるのですが、これらはうつ病のときにも出現します。この場合、薬を服用し、ゆっくり休むことで軽減します。副作用の場合は、一般的には減量することにより軽減しますが、服用を続けることにより薬に慣れ、副作用がなくなることもあります。最近は、その方にとって副作用の少ない抗うつ薬が選ばれるようになってきています。

ベンゾジアゼピン系抗不安薬は不安や不安から生じる身体症状（めまい、ふらつき、息苦しさ、動悸《どうき》など）に効果があるのですが、副作用として眠気、めまいやふらつきも存在します。薬の説明書に効果と副作用に関して同じことが書いてあると患者さんはびっくりします。

眠気や注意力・集中力の低下は、ベンゾジアゼピン系抗不安薬にみられる副作用の一つです。眠気が強い場合や注意力・集中力が低下した場合は、量を減らすか、他の薬に変更します。

めまい、ふらつきもよくみられる副作用です。お年寄りの場合は転んで骨折することさえあります。そのほか、脱力感、疲労感、倦怠《けんたい》感（だるさ）なども経験します。効き目が強い場合は、減量や他剤への変更で対処します（筋緊張性頭痛、肩こりなどは、筋弛緩作用によって改善することがあります）。

長く続けていると、「依存性（習慣性）」が形成されてきます。「依存」というのは、その薬の効果を求めて、または服薬していない場合の苦痛を我慢できず、薬を継続的に（時に増量して）服用したいという、耐えがたい衝動が生じることをいいます。そのため、どんな手段を講じてでも薬を入手しようとする方もいます。また、治療に必要な適切な量を服用していても、依存状態にあると自覚のないまま長期にわたり服用することもあります。薬をやめるとなぜか調子が悪くつい飲んでしまうということもあるようです。何カ月も続けていた薬を急にやめたりすると、効果が切れるだけでなく、離脱症状または退薬症状といって、体の中で保たれていたバランスが崩れた結果、不安、不眠、イライラ、吐き気、そわそわ感、けいれん、などの症状が現れます。薬をのめばすぐ治りますが、それでは依存から抜け出せません。

依存から抜け出すためには、徐々に減らすのが大切です。ゆっくりと量や服薬回数を減らします。減らし方は、医師とよく相談して慎重に行います。素人判断は禁物です。症状がよくなって、そろそろ薬をやめてもよいのではないかと思ったら、急にやめずに、必ず主治医に相談しましょう。飲みなれた薬をやめるときには、患者さん自身の大きな勇気が必要です。

お風呂

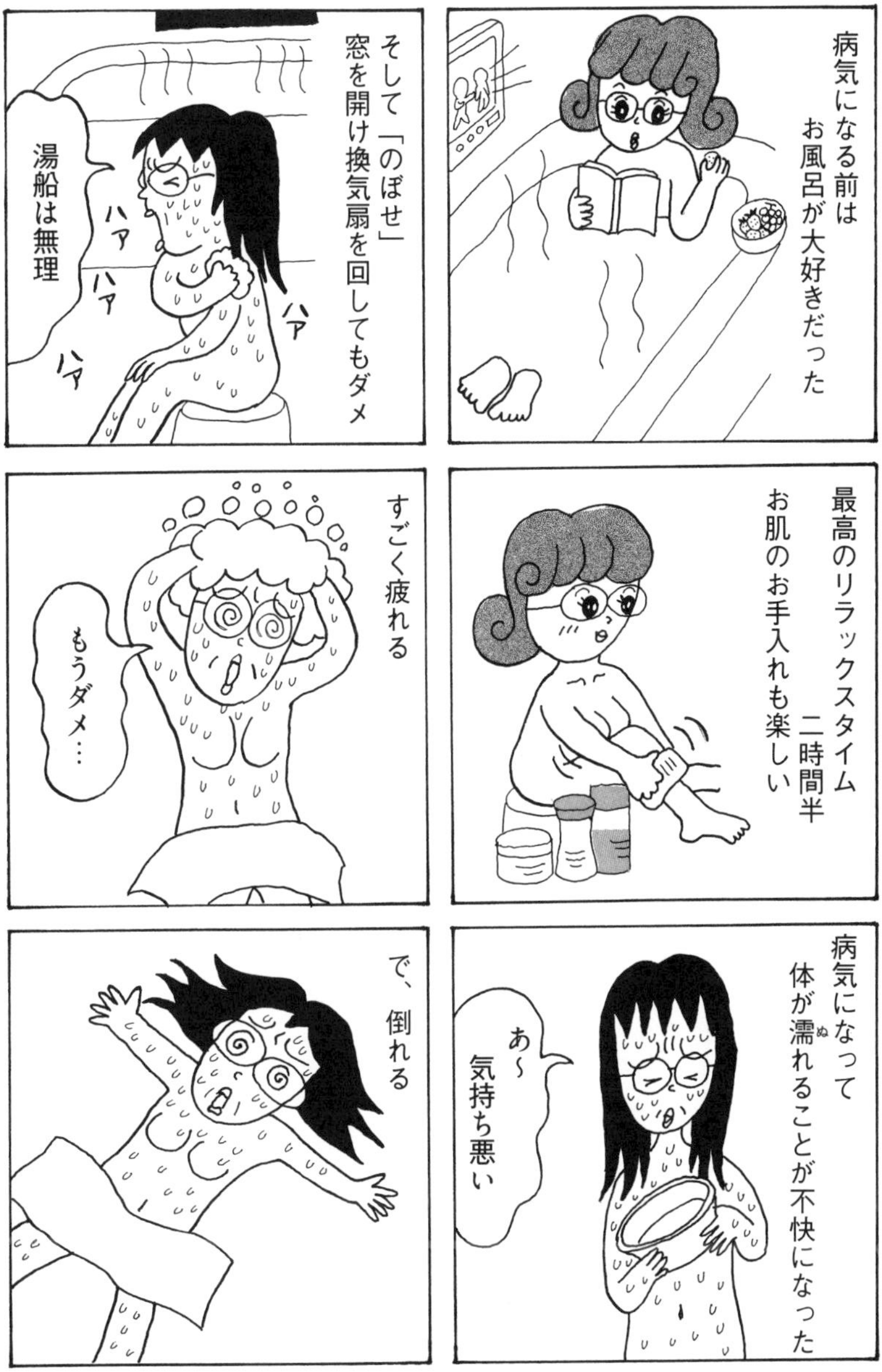
病気になる前は
お風呂が大好きだった
最高のリラックスタイム
二時間半
お肌のお手入れも楽しい
病気になって
体が濡《ぬ》れることが不快になった
あ〜
気持ち悪い
そして「のぼせ」
窓を開け換気扇を回してもダメ
湯船は無理
ハァ
ハァ
ハァ
ハァ
すごく疲れる
もうダメ…
で、倒れる

運転禁止

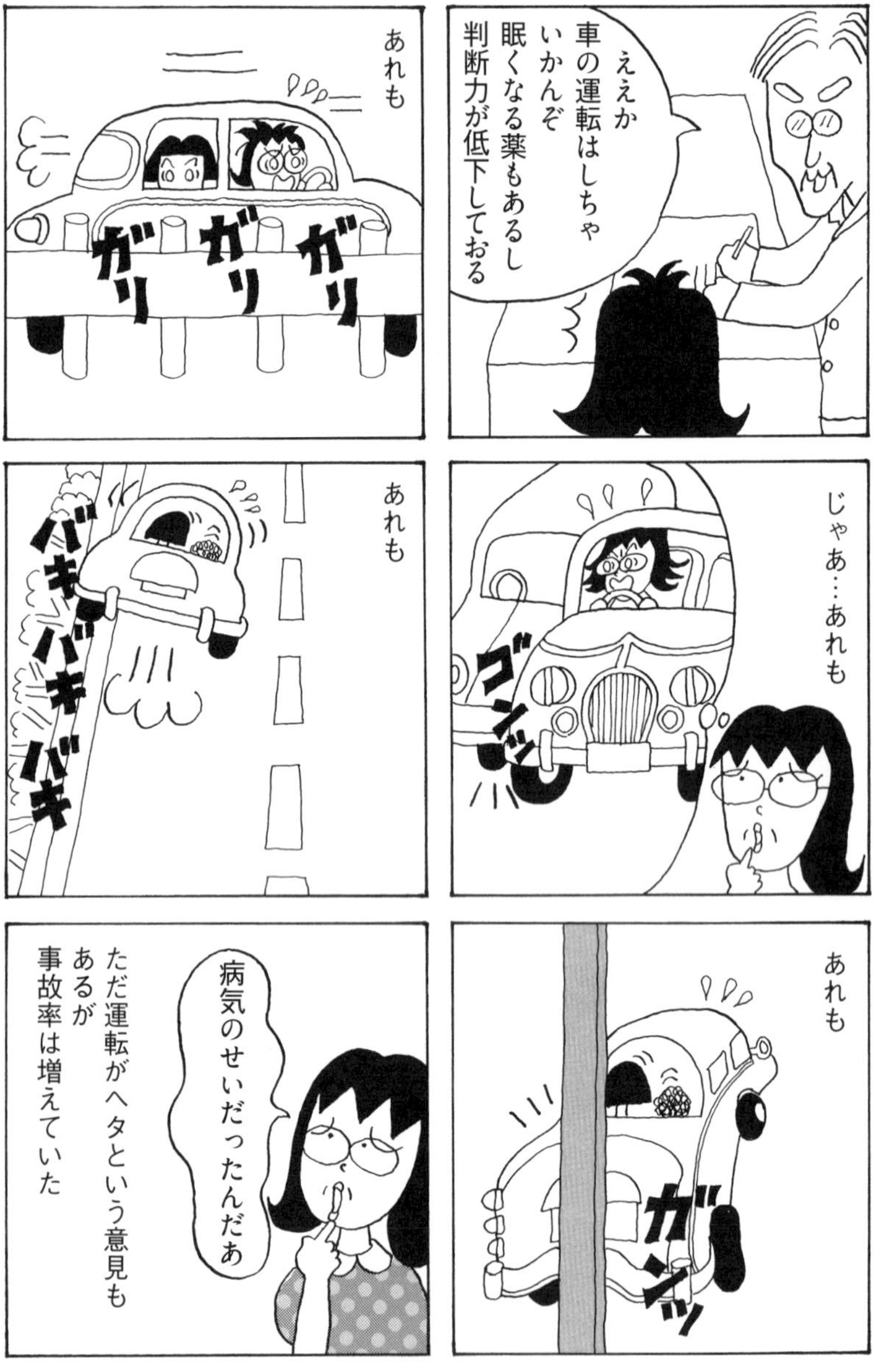

ええか
車の運転はしちゃ
いかんぞ
眠くなる薬もあるし
判断力が低下しておる
じゃあ…あれも
ゴンッ
あれも
ガンッ
あれも
ガリ ガリ ガリ
あれも
バキバキバキ
病気のせいだったんだあ
ただ運転がヘタという意見も
あるが
事故率は増えていた

自立支援医療受給者証

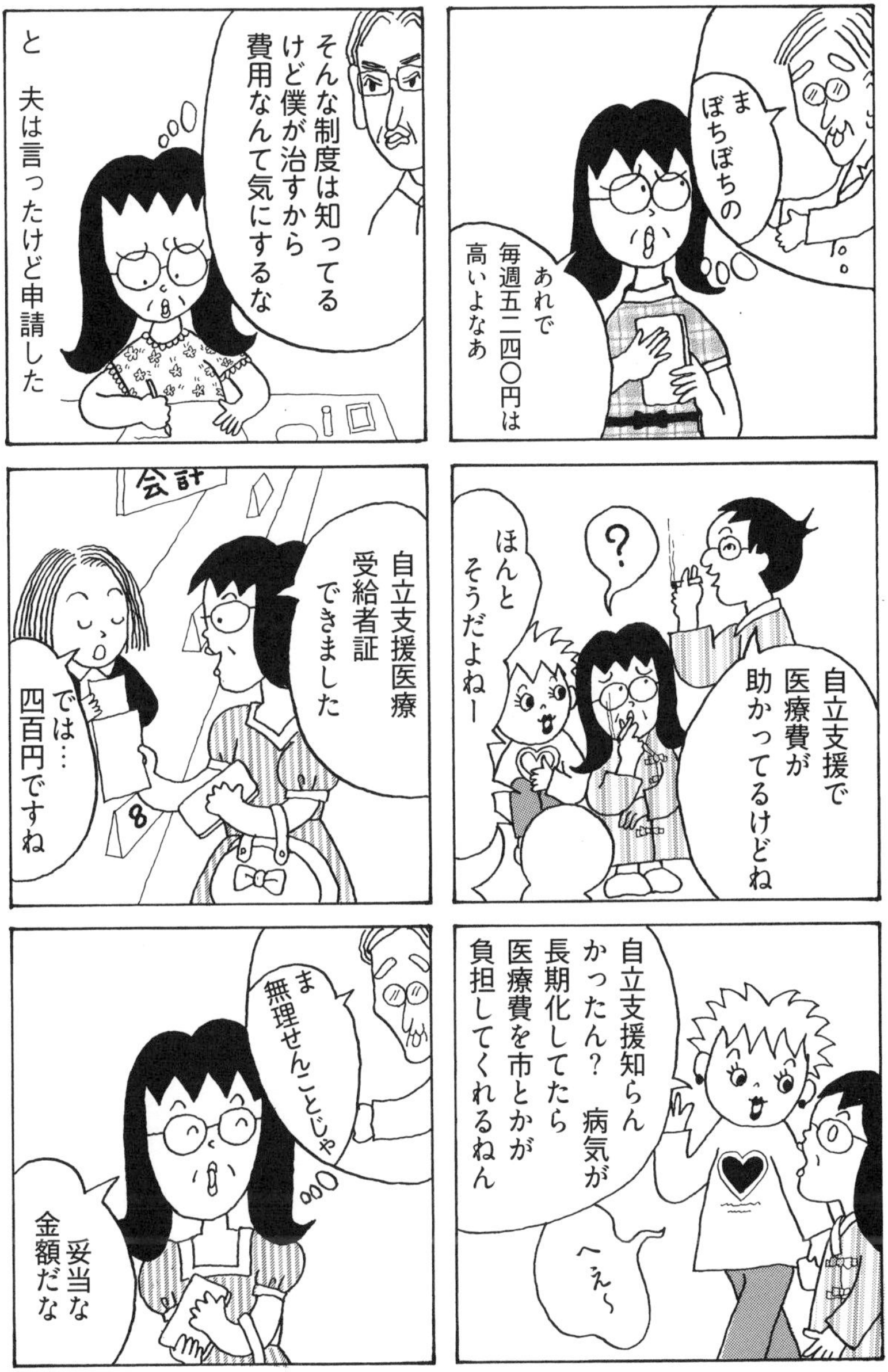

ま ぼちぼちの
あれで 毎週五二四〇円は 高いよなあ
?
自立支援で 医療費が 助かってるけどね
ほんと そうだよねー
自立支援知らん かったん？ 病気が 長期化してたら 医療費を市とかが 負担してくれるねん
へえ〜
そんな制度は知ってる けど僕が治すから 費用なんて気にするな
と 夫は言ったけど申請した
会計
自立支援医療 受給者証 できました
では… 四百円ですね
ま 無理せんことじゃ
妥当な 金額だな

主治医の解説

自立支援医療

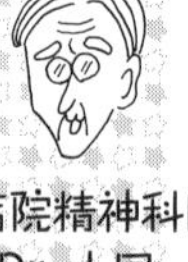

N病院精神科医
Dr.山国

通院による精神医療を継続的に受ける必要のある者が、必要な医療を受けることができるための制度です。原則は定率一〇%負担ですが、月当たりの負担額に上限を設定しています。

1　統合失調症、躁うつ病・うつ病、てんかん、認知症等の脳機能障害、薬物関連障害（依存症等）

2　三年以上の精神医療の経験を有する医師により、情動及び行動の障害や不安及び不穏状態の病状を示す精神障害のため計画的・集中的な通院医療を継続的に要すると診断、認定を受けた者

が対象になります。通院医療のみが対象で、所定の診断書が必要です。

症状がほとんど消失している患者であっても、軽快状態を維持し、再発を予防するためになお通院治療を続ける必要がある場合も対象となります。対象疾患は

以下の通りです。

注：以下のカッコの中の分類はＷＨＯ国際疾病分類第10版（ＩＣＤ-10）による。

1　病状性を含む器質性精神障害（Ｆ０）
2　精神作用物質使用による精神及び行動の障害（Ｆ１）
3　統合失調症、統合失調症型障害及び妄想性障害（Ｆ２）
4　気分障害（Ｆ３）
5　てんかん（Ｇ40）
6　神経症性障害、ストレス関連障害及び身体表現性障害（Ｆ４）
7　生理的障害及び身体的要因に関連した行動症候群（Ｆ５）
8　成人の人格及び行動の障害（Ｆ６）
9　精神遅滞（Ｆ７）
10　心理的発達の障害（Ｆ８）
11　小児期及び青年期に通常発症する行動及び情緒の障害（Ｆ９）

セカンドオピニオン

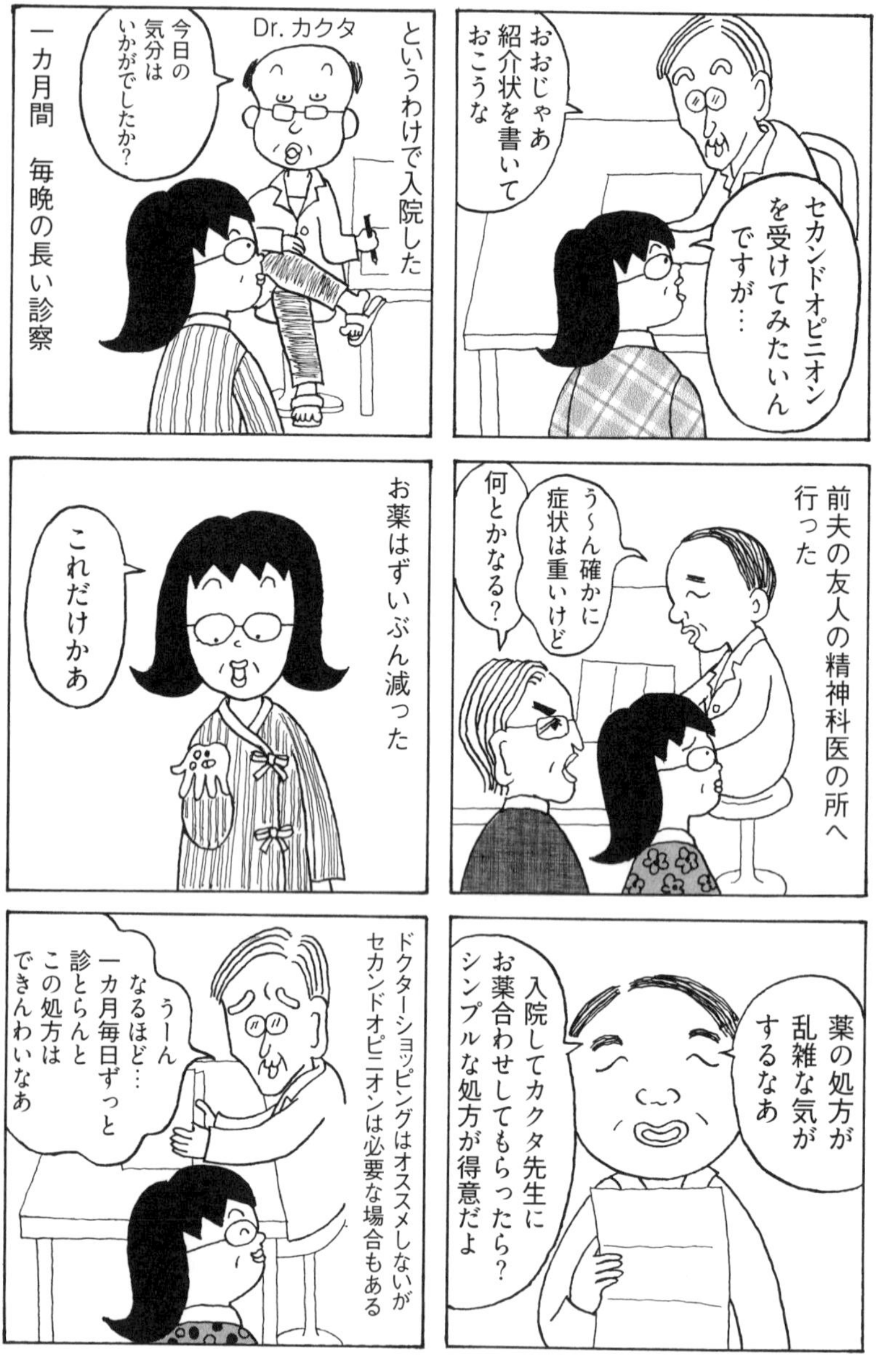

セカンドオピニオンを受けてみたいんですが…
おおじゃあ紹介状を書いておこうな
前夫の友人の精神科医の所へ行った
う〜ん確かに症状は重いけど
何とかなる?
薬の処方が乱雑な気がするなぁ
入院してカクタ先生にお薬合わせしてもらったら?シンプルな処方が得意だよ
というわけで入院した
Dr.カクタ
今日の気分はいかがでしたか?
一カ月間　毎晩の長い診察
お薬はずいぶん減った
これだけかぁ
ドクターショッピングはオススメしないがセカンドオピニオンは必要な場合もある
うーん なるほど… 一カ月毎日ずっと診とらんとこの処方はできんわいなぁ

主治医の解説

セカンドオピニオン

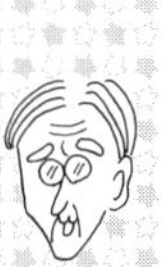

N病院精神科医
Dr. 山国

病態、治療方針について主治医以外の専門医に意見が聞きたい場合、セカンドオピニオンを受けてみるのはよい方法です。30ページのように薬の減量に抵抗のあった「ふうさん」がセカンドオピニオンを受けたことを契機に薬の減量に成功しています。

セカンドオピニオンは主治医との良好な関係を継続しながら、自身にとっての治療の転回点になることがあります。かつては、かかりつけ医に悪いと思って遠慮したり、叱られるのではないかと怖くて切り出せる雰囲気ではなかったのですが、最近は、セカンドオピニオン外来がある病院もでき、言い出しやすくなっています。

セカンドオピニオンと称してドクターショッピングをするのは勧められません。特に、治療初期から診療している良心的な医師がいる場合は基地のような存在

（患者さんが行動の基点としたり、いつでも戻れると思える存在。何でも遠慮せずに相談でき、安心感と安全感を与えてくれる存在でもあります）とするのがよいと思います。発症のきっかけ、症状の変化、処方した薬の種類、薬の効果、副作用、家族の問題などの自身を取り巻く環境の問題に一番精通しているのですから。

診察でのやりとりを通して、患者さんとの物語を紡《つむ》ぐのですが、この作業は治療上きわめて重要な役割を果たします。ドクターショッピングはこの作業をストップさせ、治療が途切れてしまいます。その意味でもとっかえひっかえ病院を替えるドクターショッピングは避けた方がよいでしょう。

認知療法ノート

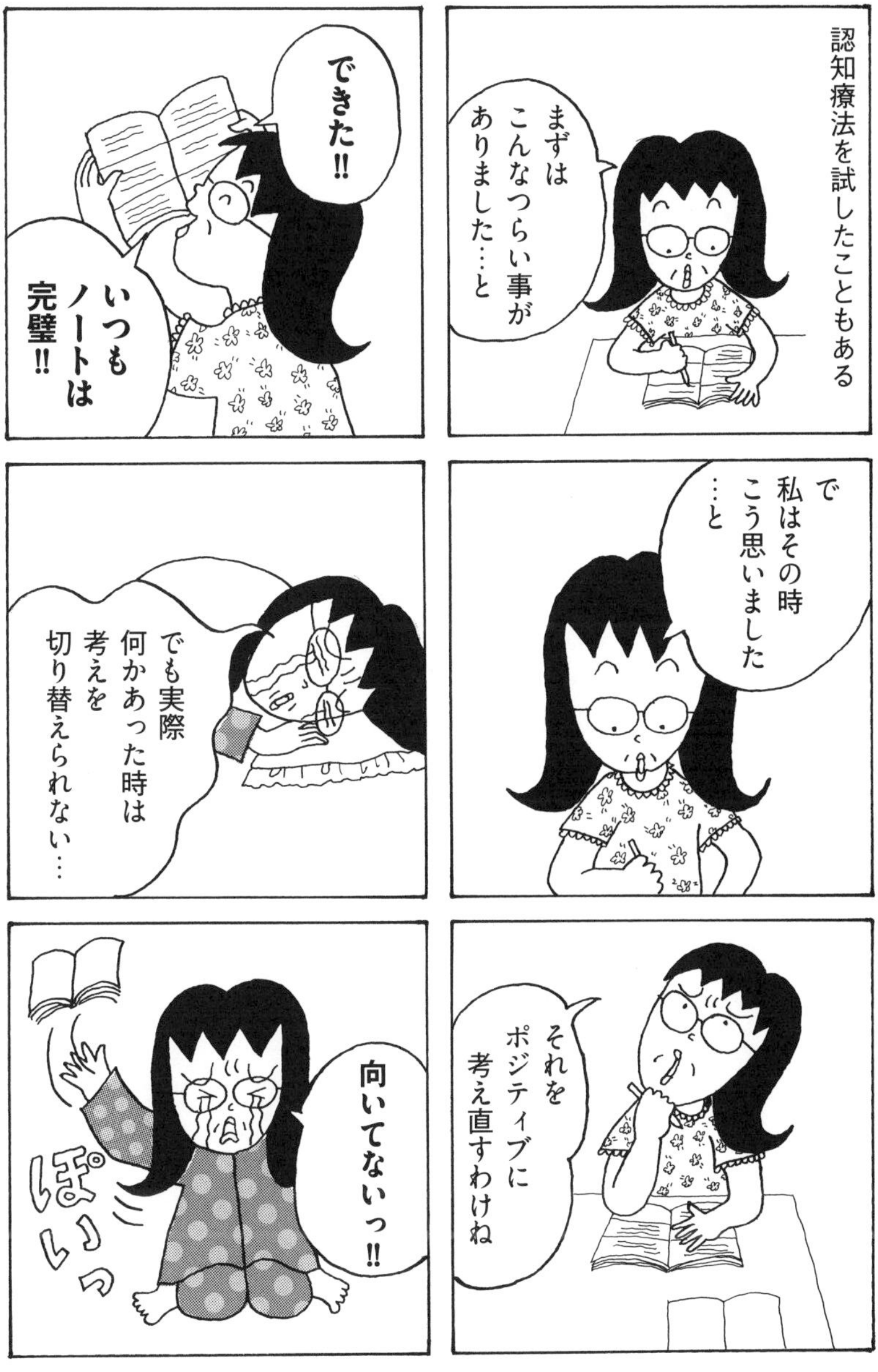
認知療法を試したこともある
まずはこんなつらい事がありました…と
で私はその時こう思いました…と
それをポジティブに考え直すわけね
できた!!
いつもノートは完璧!!
でも実際何かあった時は考えを切り替えられない…
向いてないっ!!
ぽいっ

主治医の解説

認知療法

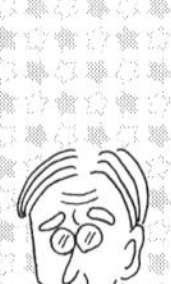

N病院精神科医
Dr.山国

認知療法はうつ病やパニック障害に対する治療法として広まってきています。白黒をつけないと気がすまない白黒思考、完璧主義（102ページ）のような認知のパターンを修正することにより、治療効果を得ようとします。否定的思考を肯定的・積極的思考に転換することより、適応的、現実的な視点が存在することを自覚できるように援助する手法です。

また、問題となる状況そのものを改善したり、対処技術を向上させたりすることもあります。認知療法は治療セッションの中だけで行われるのでなく、日常生活で患者さん自身による継続的な訓練が必要になります。その意味で、セルフヘルプの意味合いが強い療法です。

ただ、33ページのふうさんが自己流でやっていますが、認知療法は治療者と患者さんのコラボレーションの上に成立するといわれています。したがって、認知療法を専門としている医師や心理療法家との共同作業をお勧めします。最近は、認知療法と行動療法を組み合わせた認知行動療法の保険適用が認められ、三割負担（自立支援医療の場合は一割負担）ですむようになりました。ただ、まだあまり普及しているとは言えませんので、専門の医師を見つけるのが一苦労です。

恐るべき変貌

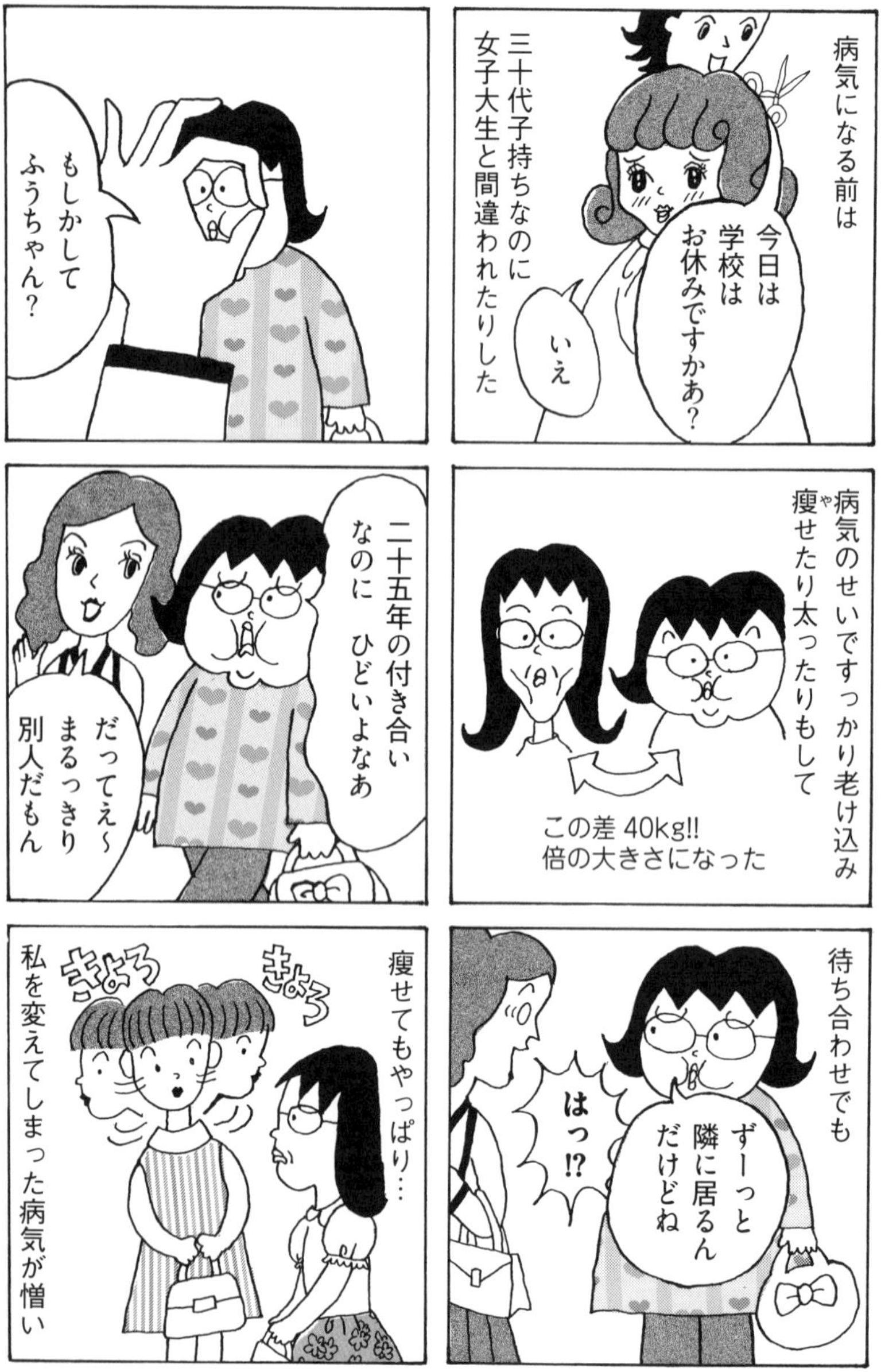
病気になる前は
今日は学校はお休みですかぁ?
いえ
三十代子持ちなのに女子大生と間違われたりした
病気のせいですっかり老け込み痩《や》せたり太ったりもして
この差 40kg!!
倍の大きさになった
待ち合わせでも
ずーっと隣に居るんだけどね
はっ!?
もしかしてふうちゃん?
二十五年の付き合いなのに　ひどいよなあ
だってぇ～まるっきり別人だもん
痩せてもやっぱり…
きょろ
きょろ
私を変えてしまった病気が憎い

おデブはつらいよ

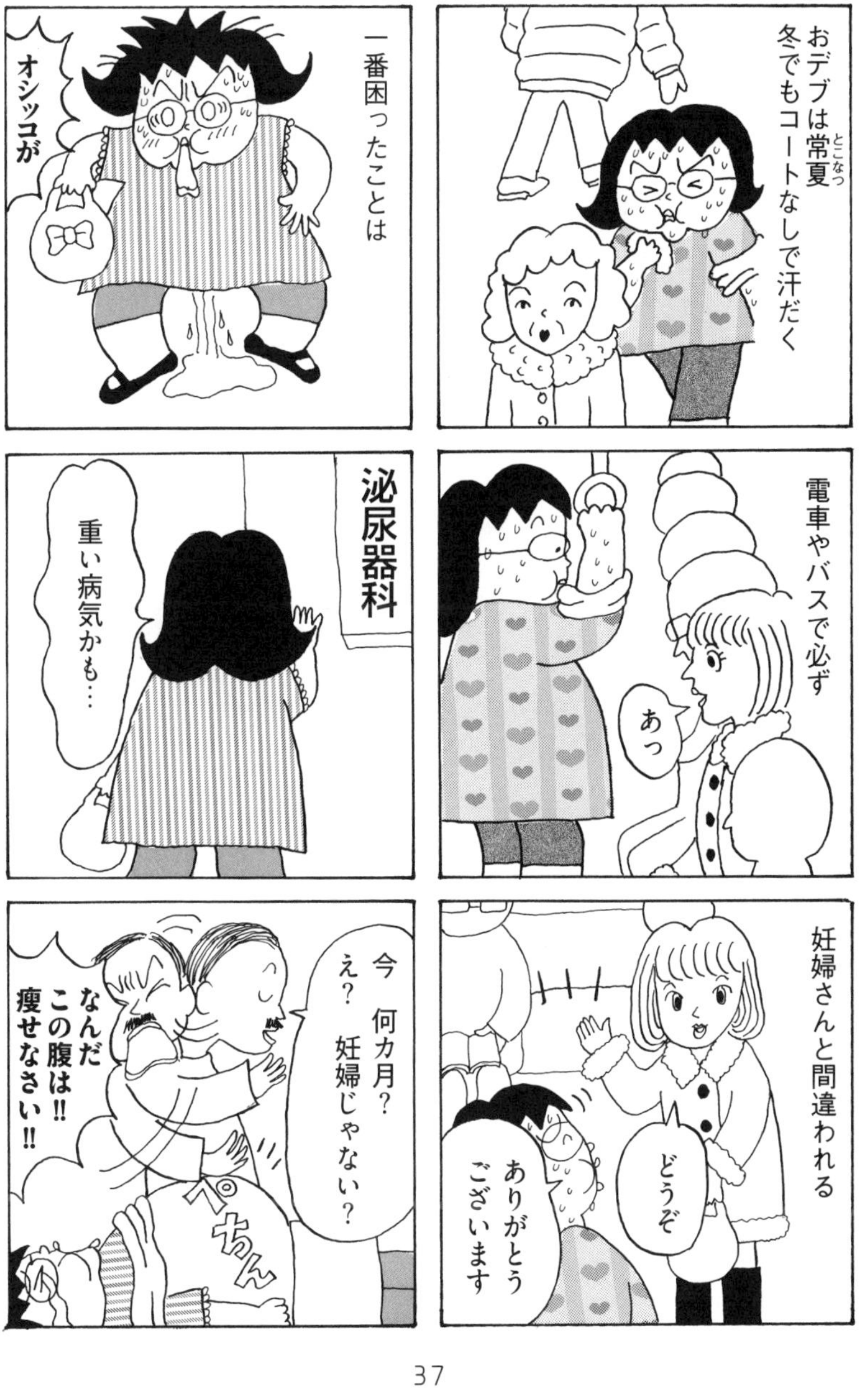
おデブは常夏《とこなつ》
冬でもコートなしで汗だく
電車やバスで必ず
あっ
妊婦さんと間違われる
どうぞ
ありがとう
ございます
一番困ったことは
オシッコが
泌尿器科
重い病気かも…
今 何カ月?
え? 妊婦じゃない?
なんだ この腹は!! 痩せなさい!!
ペちん

躁転？

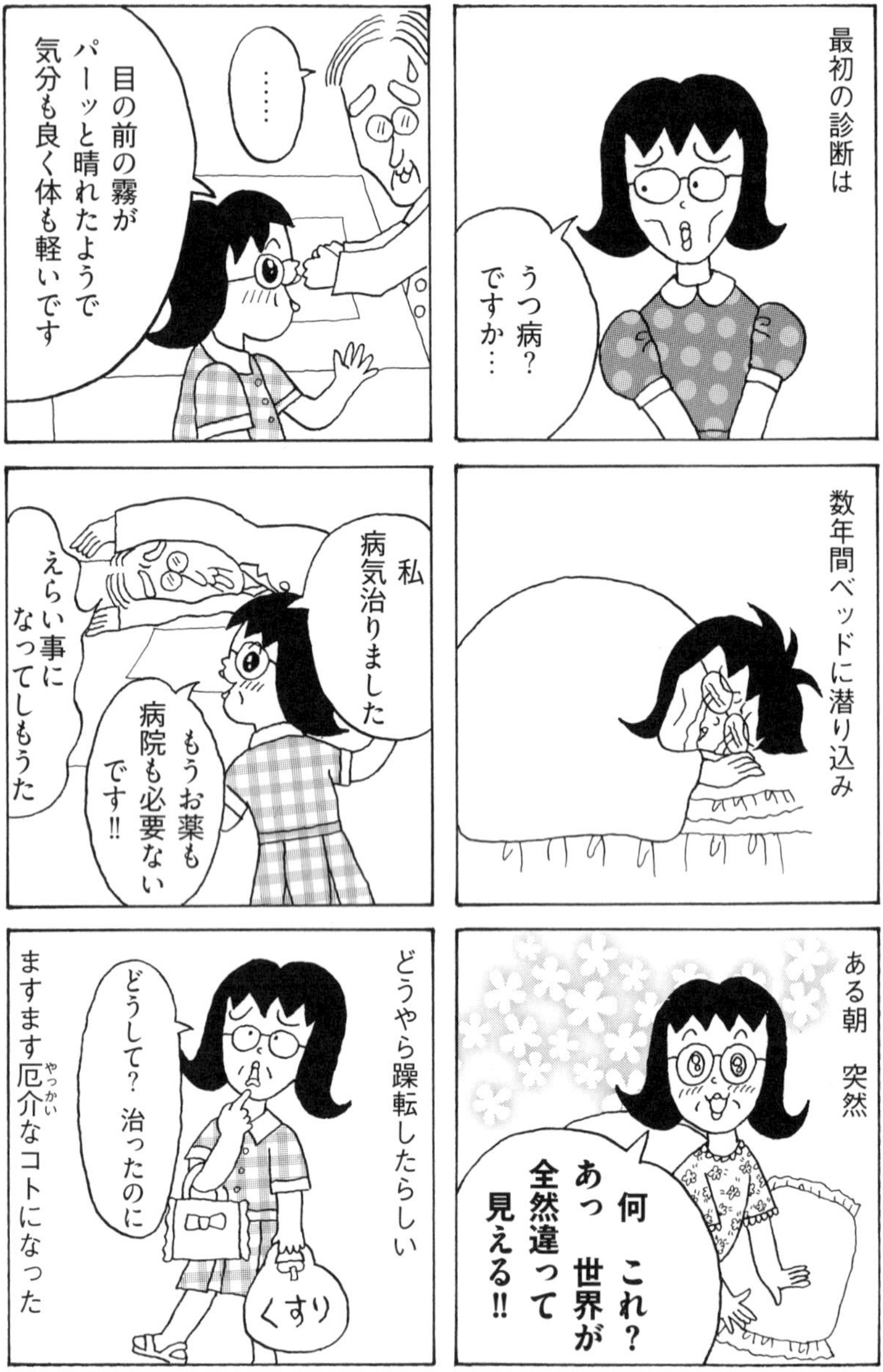
最初の診断は
うつ病？ですか…
数年間ベッドに潜り込み
ある朝 突然
何 これ？ あっ 世界が 全然違って 見える!!
……
目の前の霧が パーッと晴れたようで 気分も良く体も軽いです
私 病気治りました
もうお薬も病院も必要ないです!!
えらい事になってしもうた
どうやら躁転したらしい
どうして？ 治ったのに
くすり
ますます厄介《やっかい》なコトになった

お薬リクエスト

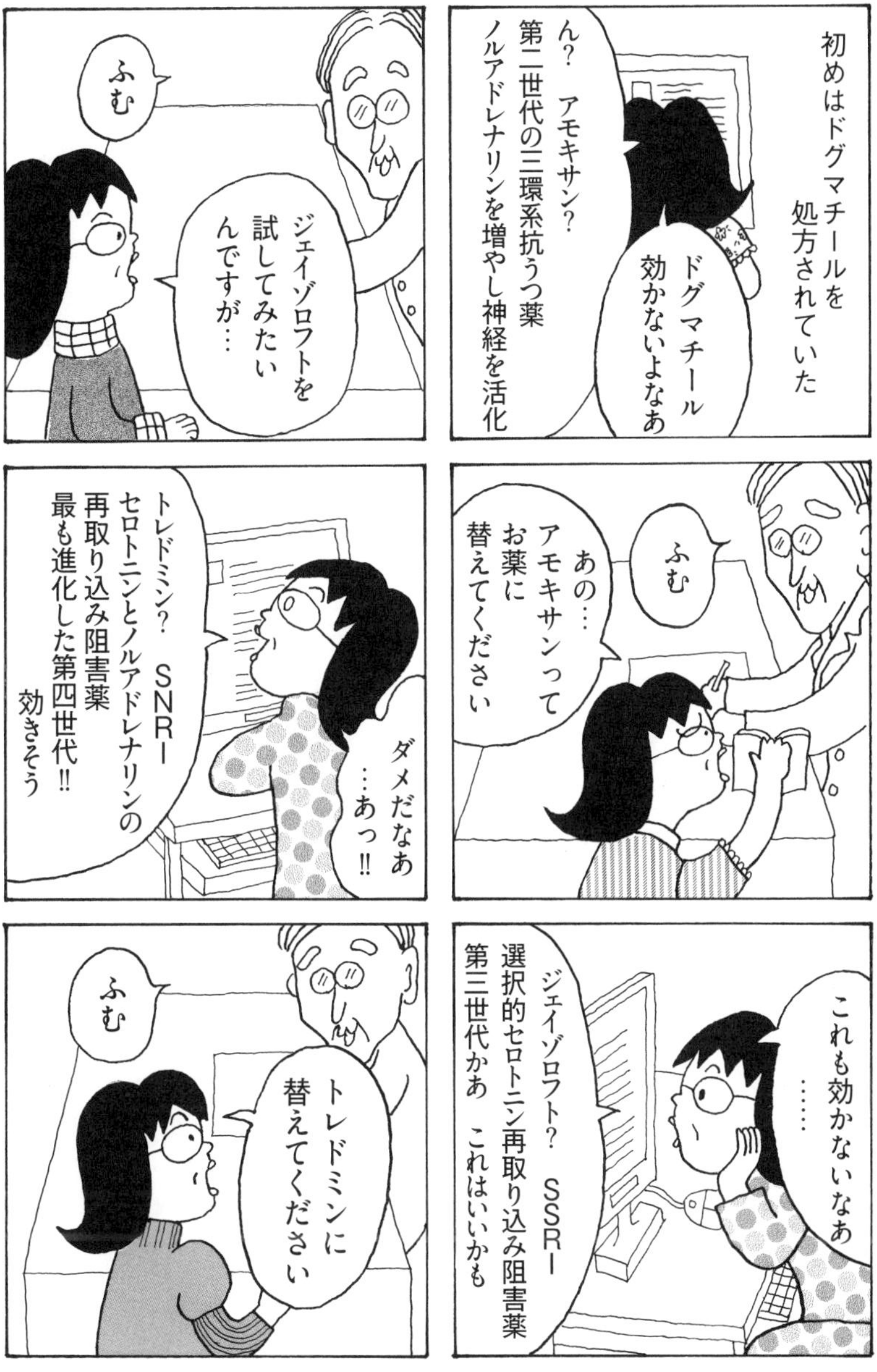
初めはドグマチールを処方されていた
ドグマチール効かないよなあ
ん？ アモキサン？ 第二世代の三環系抗うつ薬 ノルアドレナリンを増やし神経を活化
あの…アモキサンってお薬に替えてください
ふむ
これも効かないなあ……
ジェイゾロフト？ SSRI 選択的セロトニン再取り込み阻害薬 第三世代かあ これはいいかも
ジェイゾロフトを試してみたいんですが…
ふむ
ダメだなあ …あっ!!
トレドミン？ SNRI セロトニンとノルアドレナリンの再取り込み阻害薬 最も進化した第四世代!! 効きそう
トレドミンに替えてください
ふむ

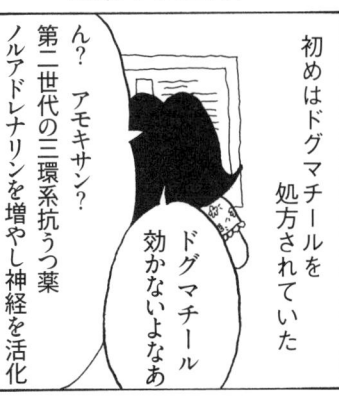

（次ページへつづく）

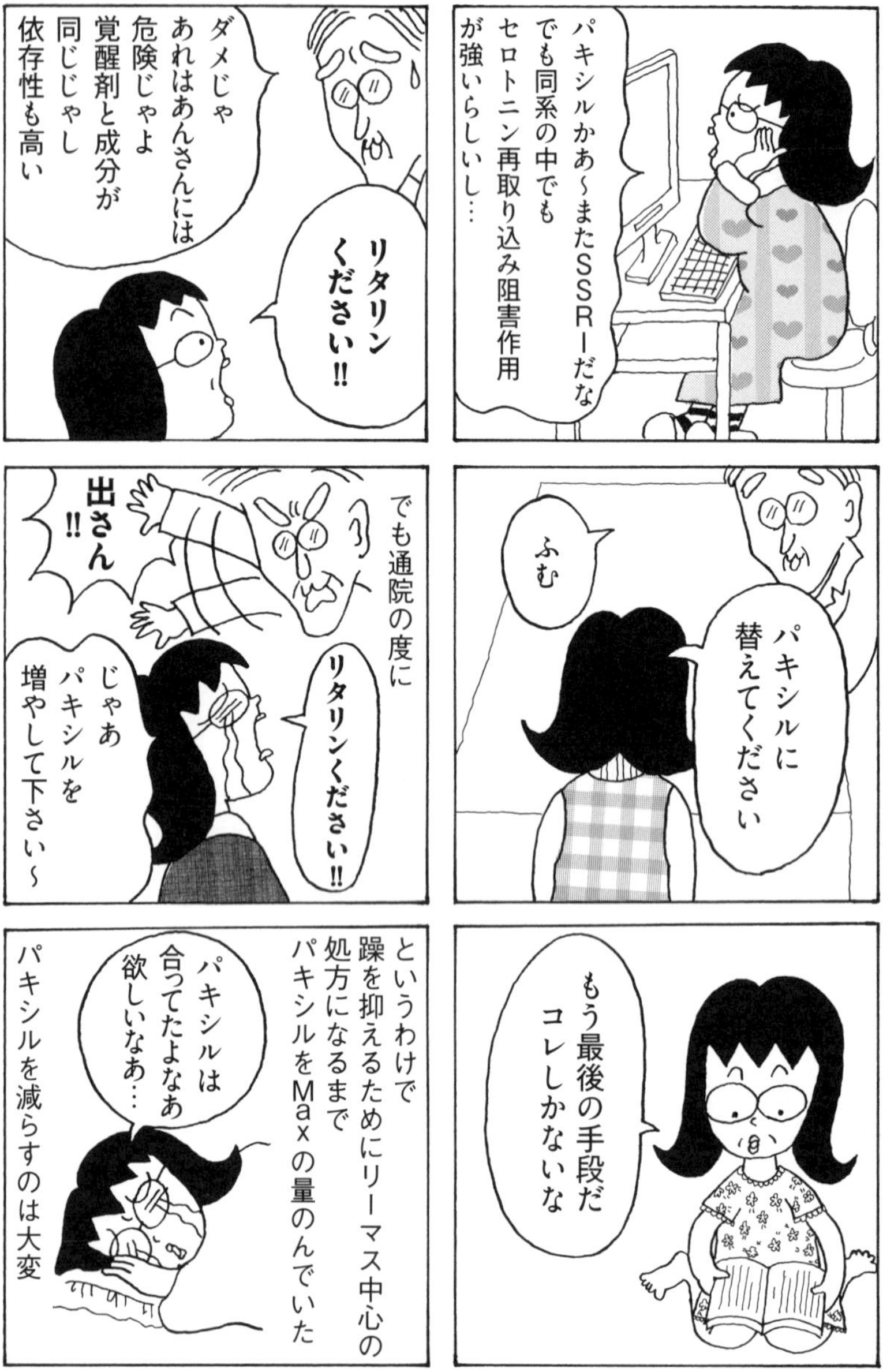
パキシルかあ～またSSRIだな
でも同系の中でも
セロトニン再取り込み阻害作用
が強いらしいし…
パキシルに替えてください
ふむ
もう最後の手段だ
コレしかないな
リタリンください!!
ダメじゃ
あれはあんさんには
危険じゃよ
覚醒剤と成分が
同じじゃし
依存性も高い
でも通院の度に
リタリンください!!
出さん!!
じゃあ
パキシルを
増やして下さい～
というわけで
躁を抑えるためにリーマス中心の
処方になるまで
パキシルをMaxの量のんでいた
パキシルは
合ってたよなあ
欲しいなあ…
パキシルを減らすのは大変

主治医の解説

薬について

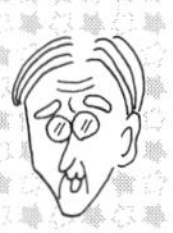

N病院精神科医
Dr.山国

薬は最初から患者さんに合うものが見つかるとよいのですが、合いにくいこともあり、色々と試してもらうこともあります。

また、効果が出現するまで長期間かかるものもあり、主治医も患者さんも辛抱《しんぼう》が必要です。ネットで効果抜群のように書いていても、その通りにならないこともしばしばあります。患者さんの症状にあわせて医師は処方していますから、処方内容を頻回に変えることは患者さんのためにならないこともあります。患者さん自身が調べてきて、薬に関して希望や意見を述べるのはよいのですが、すべてを患者さんの希望通りにすることには危険が伴います。診察を頻繁にし、薬が適正かどうかを確認しながら処方する必要があります。

39～40ページの漫画では、お薬リクエストがすぐに通ったような描き方をしていますが、効果と副作用を説明した後、一定の期間、服薬後に当時の基準に従い変更しており、一ページ分の内容が、実際は結構長い期間のお話です。漫画のように頻回に処方内容を変更するのは危険です。現在はうつ病学会からの指針に基づいて処方するようになってきています。

ドグマチール（一般名：スルピリド）は元々胃潰瘍《いかいよう》の薬だったのですが、抗うつ効果が発見され、食欲不振のうつ病の患者さんに処方されてきました。

アモキサン（一般名：アモキサピン）は三環系抗うつ薬で、早めに効果が発現するといわれています。

選択的セロトニン再取り込み阻害薬（SSRI）、**セロトニン・ノルアドレナリン再取り込み阻害薬**（SNRI）は新しいタイプの抗うつ薬です。うつに効果があるとともに、SSRIは不安に、SNRIは痛みに効果を発するといわれていますが、副作用として両者とも消化器症状が出現することが多いようです。

SSRIには飲み合わせに注意が必要な薬や食品があります。例えば、健康食品に含まれている**セイヨウオトギリソウ**（セント・ジョーンズ・ワート）は要注意です。

SSRIには、ジェイゾロフト、パキシル、デプロメール、レクサプロがあります。

ジェイゾロフト（一般名：セルトラリン）はパニック障害にも適応があります。副作用は少ないのですが、一〇〇ミリグラムまで増量する必要があることがあります。

パキシル（一般名：パロキセチン）は一日一回ですが、四〇ミリグラムまで増量することもあります。パニック障害と強迫性障害、社交不安障害に適応があります。若い人への有効性は確認されておらず、危険性もあるといわれています。経験では、眠気がでやすく減量が難しい印象を持っています。

デプロメール（一般名：フルボキサミン）は一日一五〇ミリグラムまで増量することがあります。強迫性障害、社交不安障害に適応があります。日本で最初に導入されたSSRIです。一日二回の服薬が必要で、消化器症状が初期に特に出現しやすいようです。

レクサプロ（一般名：エスシタロプラム）は一番新しい抗うつ薬です。副作用も少なく、増量の必要も少なく一日一回一錠（一〇ミリグラム）でよいともいわれています。

SNRIには、トレドミンとサインバルタがあります。

トレドミン（一般名：ミルナシプラン）は慢性疼痛に応用ができます。一日二～三回、一〇〇ミリグラムまで増量することもあります。

サインバルタ（一般名：デュロキセチン）は一日一回で六〇ミリグラムまで増量することがあります。糖尿病性神経障害に伴う疼痛にも保険適用がとれました。

他のタイプの新しい抗うつ薬としてリフレックスおよびレメロンがあります。

リフレックス（一般名：ミルタザピン）と**レメロン**（一般名：ミルタザピン）は、一日一回、一五～三〇ミリグラム、夜間に利用します。睡眠作用が強く、食欲増進作用もあります。効果発現が早い印象を持っています。

リタリン（一般名：メチルフェニデート）という薬は、当時はうつ病の保険適用もありましたので、医療機関によってはうつ病の患者さんに処方されていました。しかしながら、乱用などの危険性が高いことも報告されており、N病院には置いておらず、処方できないようにしていました。現在は、うつ病への保険適用も外れ、うつ病には使えなくなりました。

双極性障害の治療には、第一選択薬としての**リーマス**（一般名：リチウム。一週間くらいで効き始めます。定期的に血中濃度の測定が必要です）のほか、抗てんかん薬の**デパケンR**（一般名：バルプロ酸ナトリウム）、**テグレトール**（一般名：カルバマゼピン）、**ラミクタール**（一般名：ラモトリギン。維持療法において、うつ病エピソードに効果があるとされています。副作用の皮疹《ひしん》に注意が必要です）、抗精神病薬の**リスパダール**（一般名：リスペリドン）、**ジプレキサ**（一般名：オランザピン）、**エビリファイ**（一般名：アリピプラゾール）などが用いられます。

❀ 精神科へ

誰もが、自分が精神科へ通うことになるなどとは思っていないでしょう。

精神科へ行くのは気の重い怖いことでした。「頭のおかしい人が行く所」という偏見があったからです。そしてまた私も「頭のおかしい人になってしまったんだ」という恐怖。

しかし実際の精神科の待ち合い室は、とても静かで誰もが「普通」に見えました。私も他人から見れば「普通の人」なのでしょう。

その後、三回の入院で多くの精神科患者と友達になりましたが、皆、真面目で頑張り屋で優しく、細かい心配りのできる人ばかりです。

そういう人だからこそ、こんな病気になってしまうのかもしれません。

最初の診察で「うつ病」と告げられました。知識がなかった私は一カ月くらいで治るだろうと考えていましたが、主治医に

「二年じゃな」

と言われ
「二年もですか」

と泣きました。こんな状態があと二年も続くなんて耐えられないと。

主治医は
「二年もなどと言ってめそめそしてるようじゃ、十年経っても治らんわい」

と、おっしゃいました。

そしてその言葉通り、十年経ってもまだ通院しています。

3

躁うつ病

躁うつ病って？

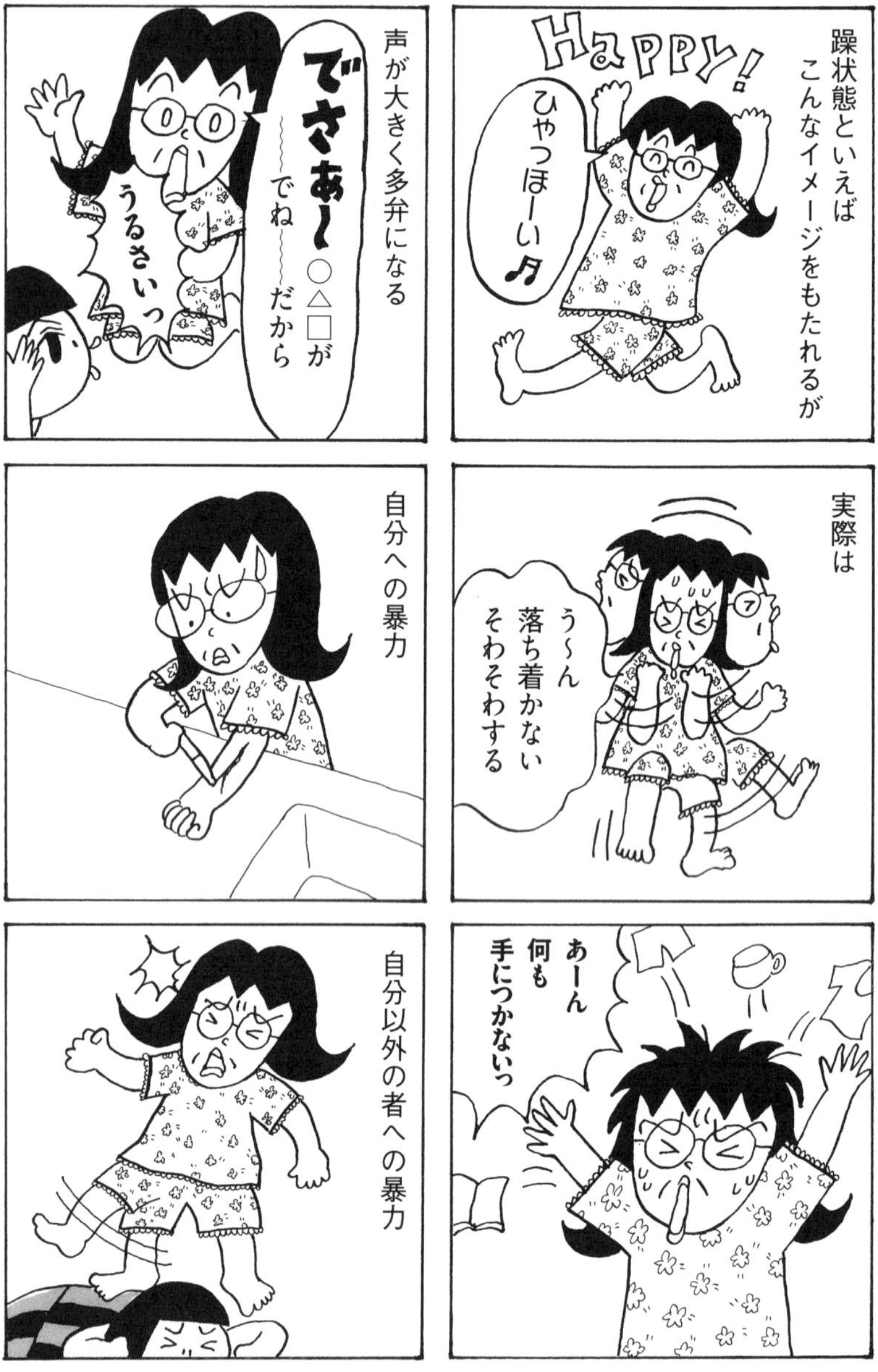

躁状態といえば
こんなイメージをもたれるが
HAPPY!
ひゃっほーい♪
実際は
う〜ん
落ち着かない
そわそわする
あーん
何も
手につかないっ
声が大きく多弁になる
でさぁ〜○△□が
〜〜でね〜〜だから
うるさいっ
自分への暴力
自分以外の者への暴力

（次ページへつづく）

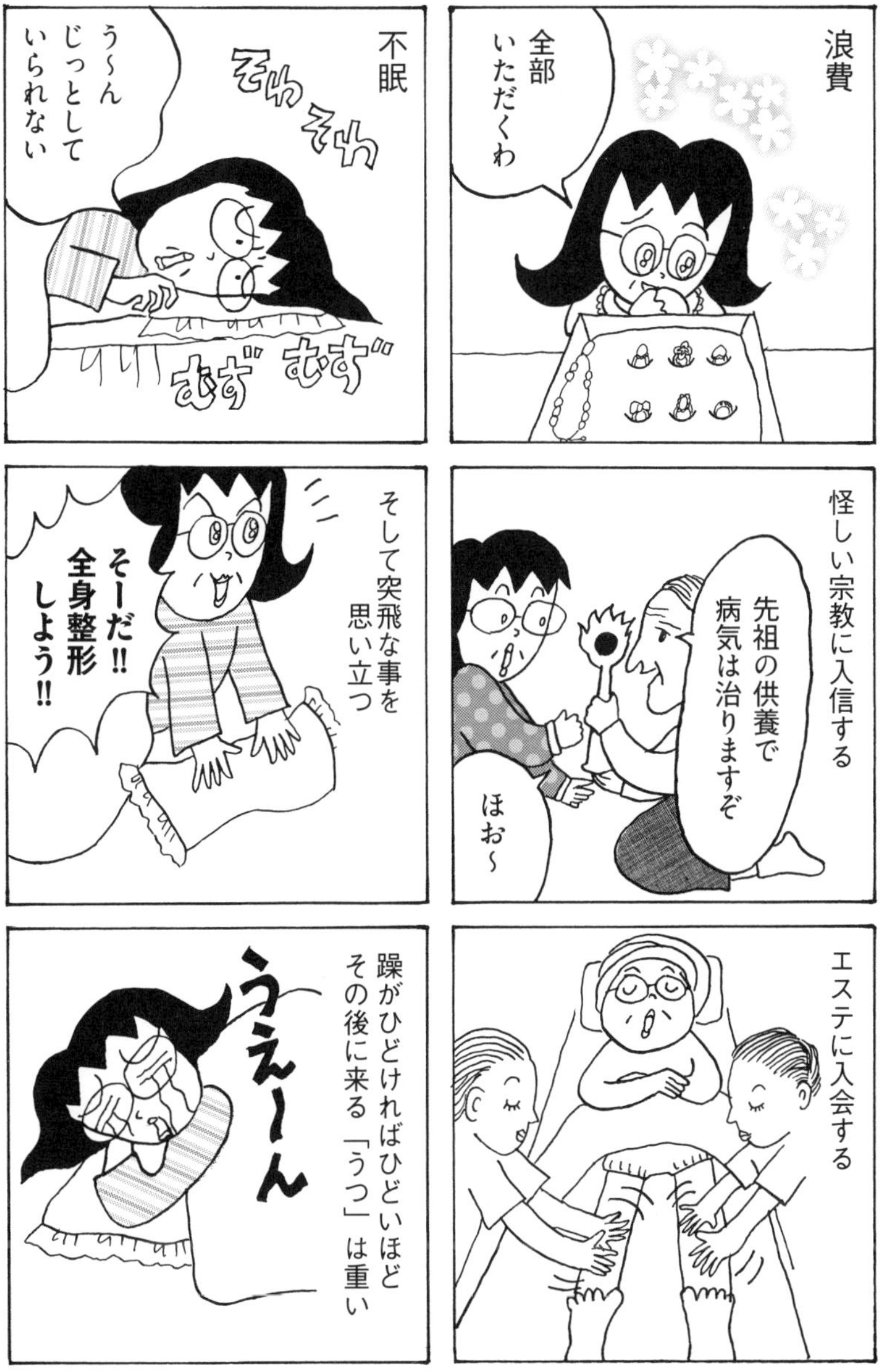
浪費
全部 いただくわ
怪しい宗教に入信する
先祖の供養で 病気は治りますぞ
ほお～
エステに入会する
不眠
う～ん じっとして いられない
そわそわ
むずむず
そして突飛な事を 思い立つ
そーだ!! 全身整形 しよう!!
躁がひどければひどいほど その後に来る「うつ」は重い
うえ～ん

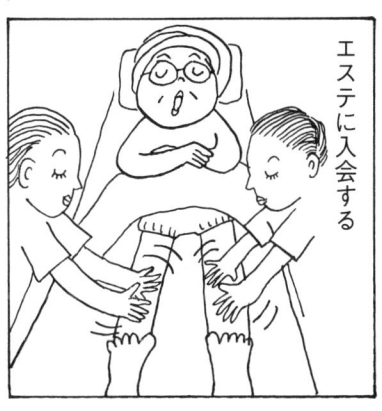

嵐の中へ

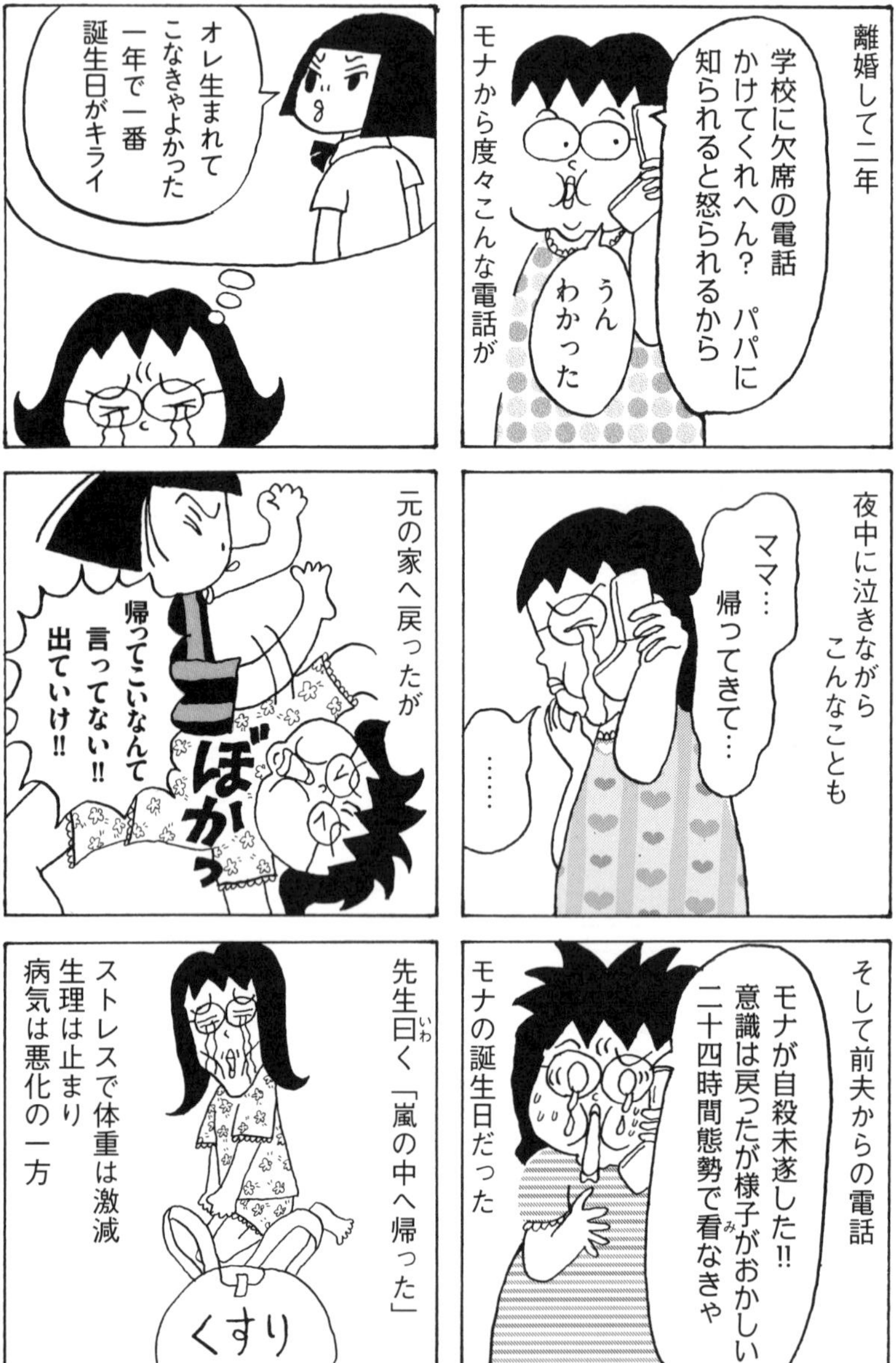
離婚して二年
学校に欠席の電話かけてくれへん？ パパに知られると怒られるから
うん わかった
モナから度々こんな電話が
夜中に泣きながらこんなことも
ママ… 帰ってきて…
……
そして前夫からの電話
モナが自殺未遂した!! 意識は戻ったが様子がおかしい 二十四時間態勢で看《み》なきゃ
モナの誕生日だった
オレ生まれてこなきゃよかった 一年で一番誕生日がキライ
元の家へ戻ったが
帰ってこいなんて言ってない!! 出ていけ!!
ぼがっ
先生曰《いわ》く「嵐の中へ帰った」
ストレスで体重は激減 生理は止まり 病気は悪化の一方
くすり

二人で通院開始

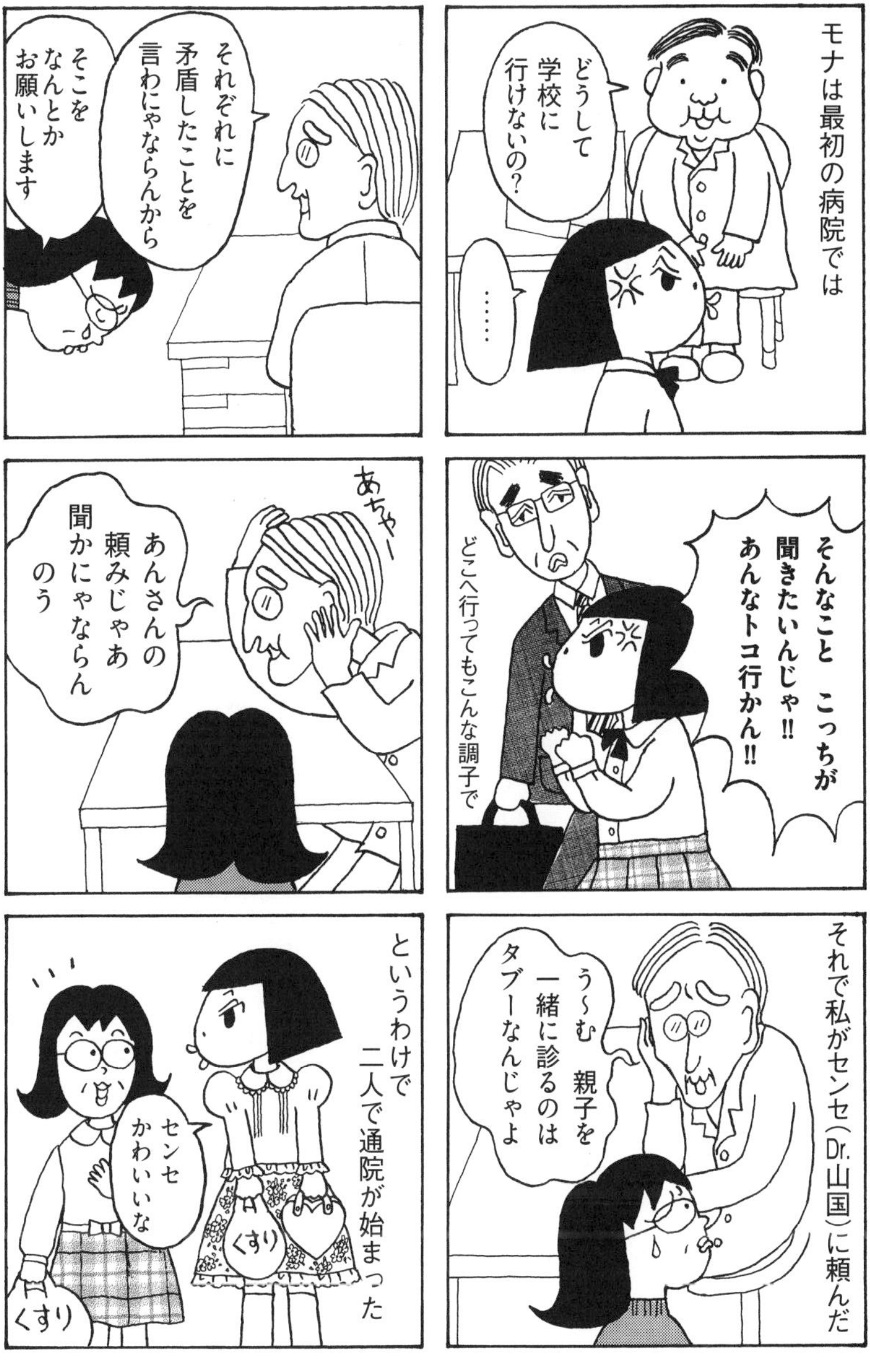

モナは最初の病院では
どうして学校に行けないの?
……
どこへ行ってもこんな調子で
そんなこと　こっちが聞きたいんじゃ!! あんなトコ行かん!!
それで私がセンセ(Dr.山国)に頼んだ
う〜む　親子を一緒に診るのはタブーなんじゃよ
それぞれに矛盾したことを言わにゃならんから
そこをなんとかお願いします
あちゃー
あんさんの頼みじゃあ聞かにゃならんのう
というわけで二人で通院が始まった
センセかわいいな
くすり
くすり

うつ病と躁うつ病

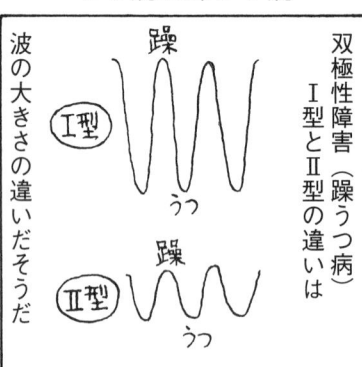

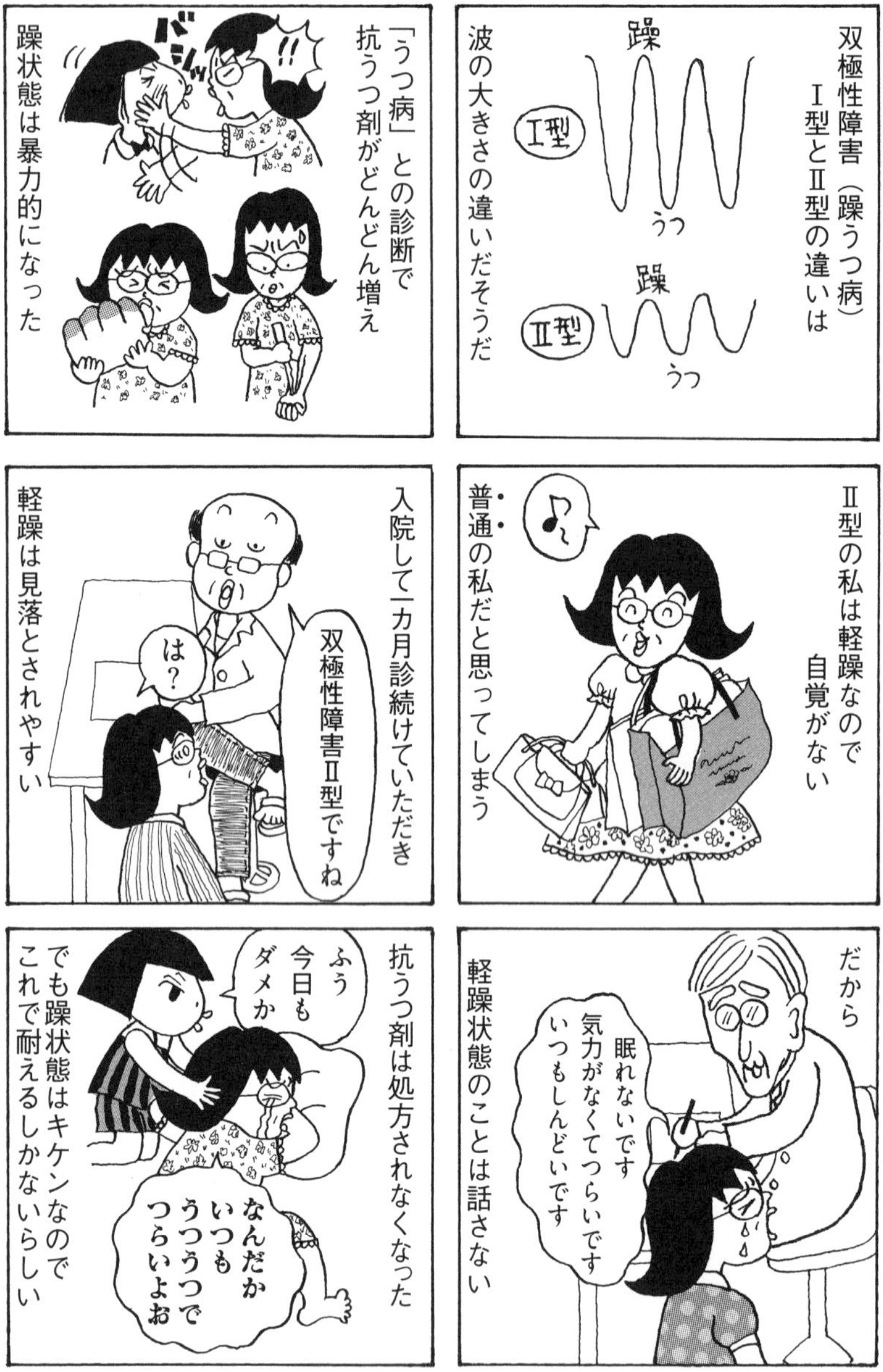

双極性障害（躁うつ病）Ⅰ型とⅡ型の違いは
躁
Ⅰ型
うつ
躁
Ⅱ型
うつ
波の大きさの違いだそうだ
Ⅱ型の私は軽躁なので自覚がない
♪
普通の私だと思ってしまう
だから
眠れないです 気力がなくてつらいです いつもしんどいです
軽躁状態のことは話さない
「うつ病」との診断で抗うつ剤がどんどん増え
!!
躁状態は暴力的になった
入院して一カ月診続けていただき
双極性障害Ⅱ型ですね
は？
軽躁は見落とされやすい
抗うつ剤は処方されなくなった
ふう 今日もダメか
なんだかいつもうつうつでつらいよお
でも躁状態はキケンなのでこれで耐えるしかないらしい

躁ウィーク①

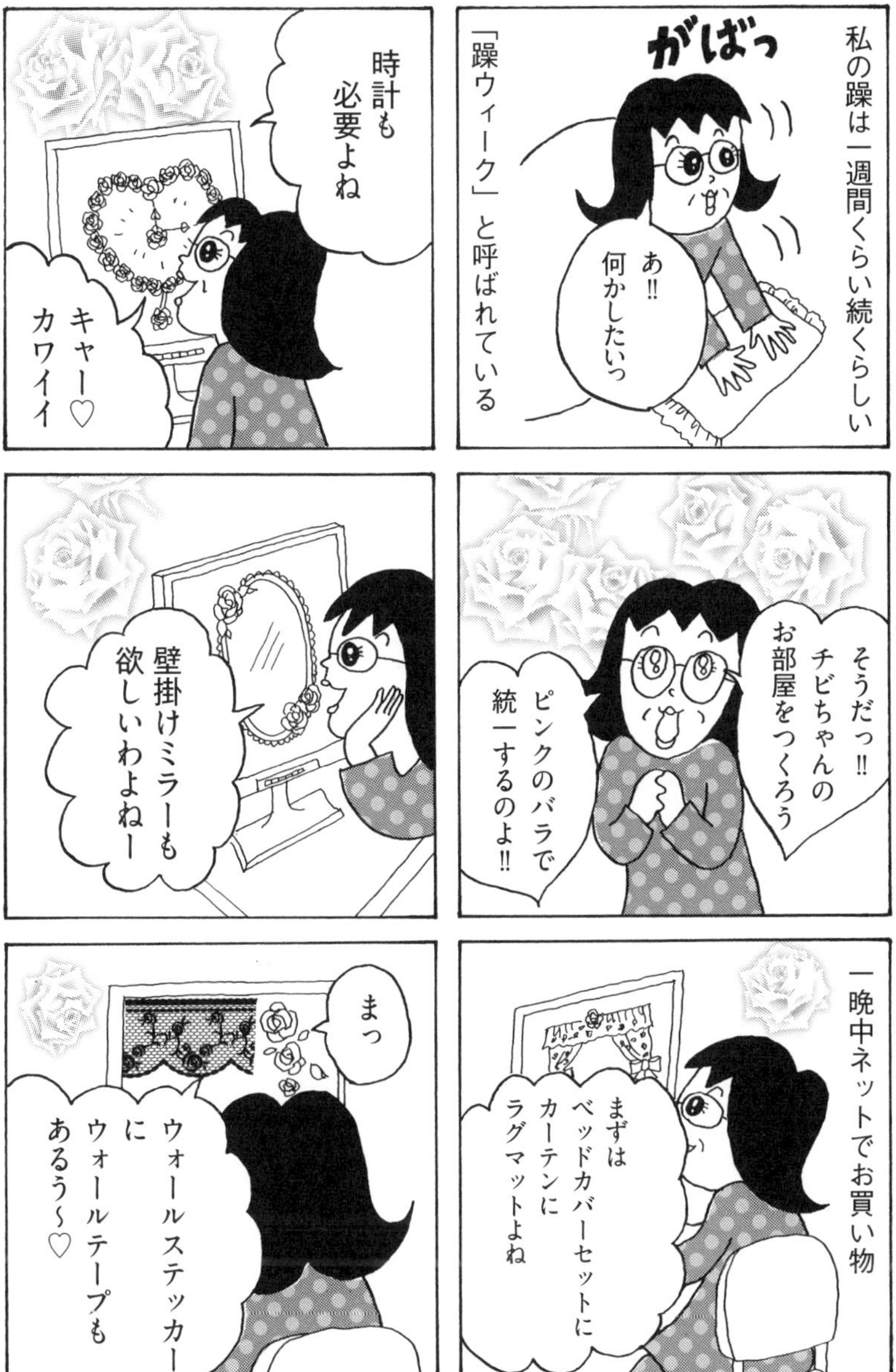

（次ページへつづく）

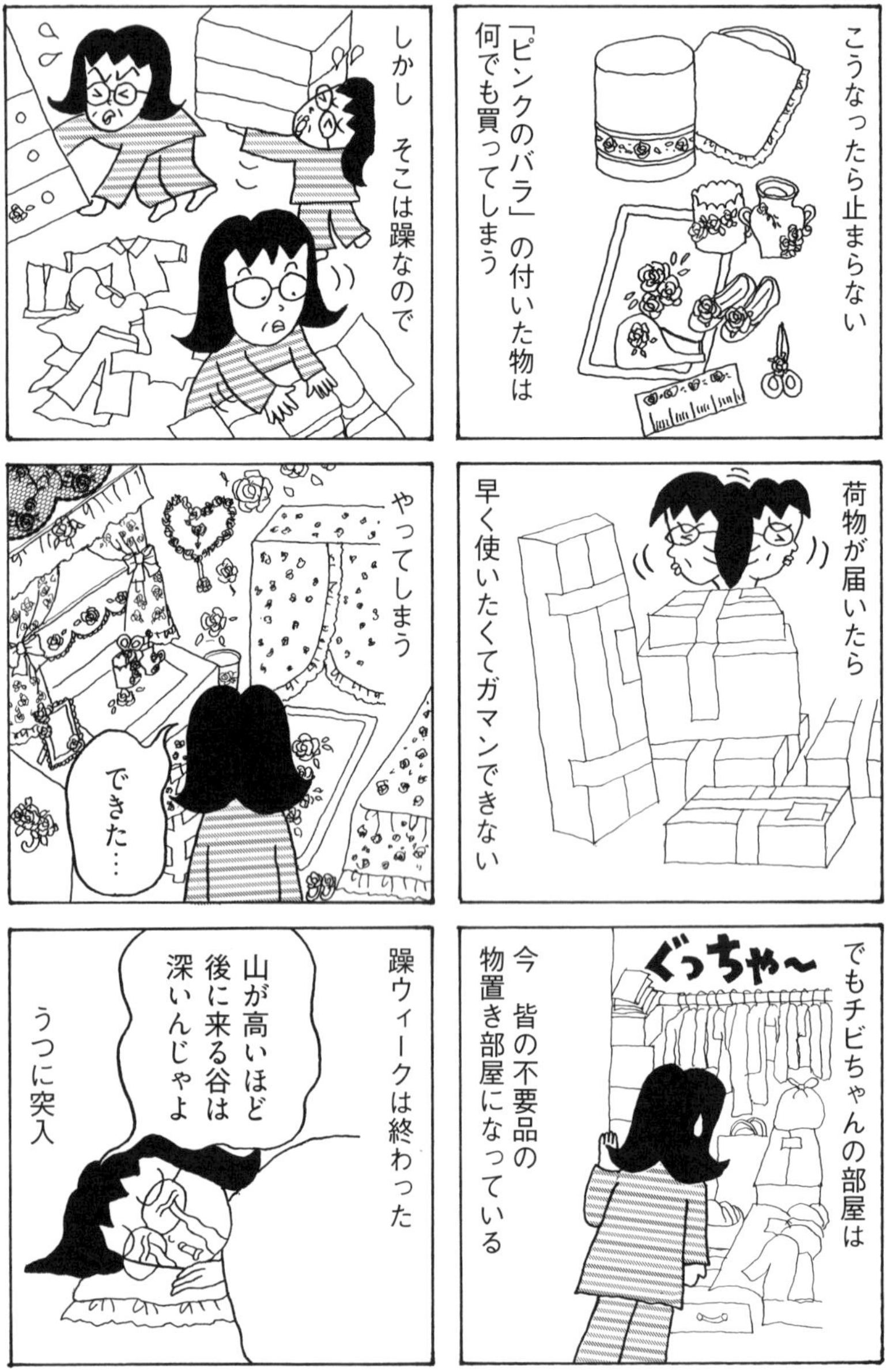
こうなったら止まらない
「ピンクのバラ」の付いた物は何でも買ってしまう
荷物が届いたら
早く使いたくてガマンできない
でもチビちゃんの部屋は
ぐっちゃ〜
今　皆の不要品の物置き部屋になっている
しかし　そこは躁なので
やってしまう
できた…
躁ウィークは終わった
山が高いほど後に来る谷は深いんじゃよ
うつに突入

躁ウィーク②

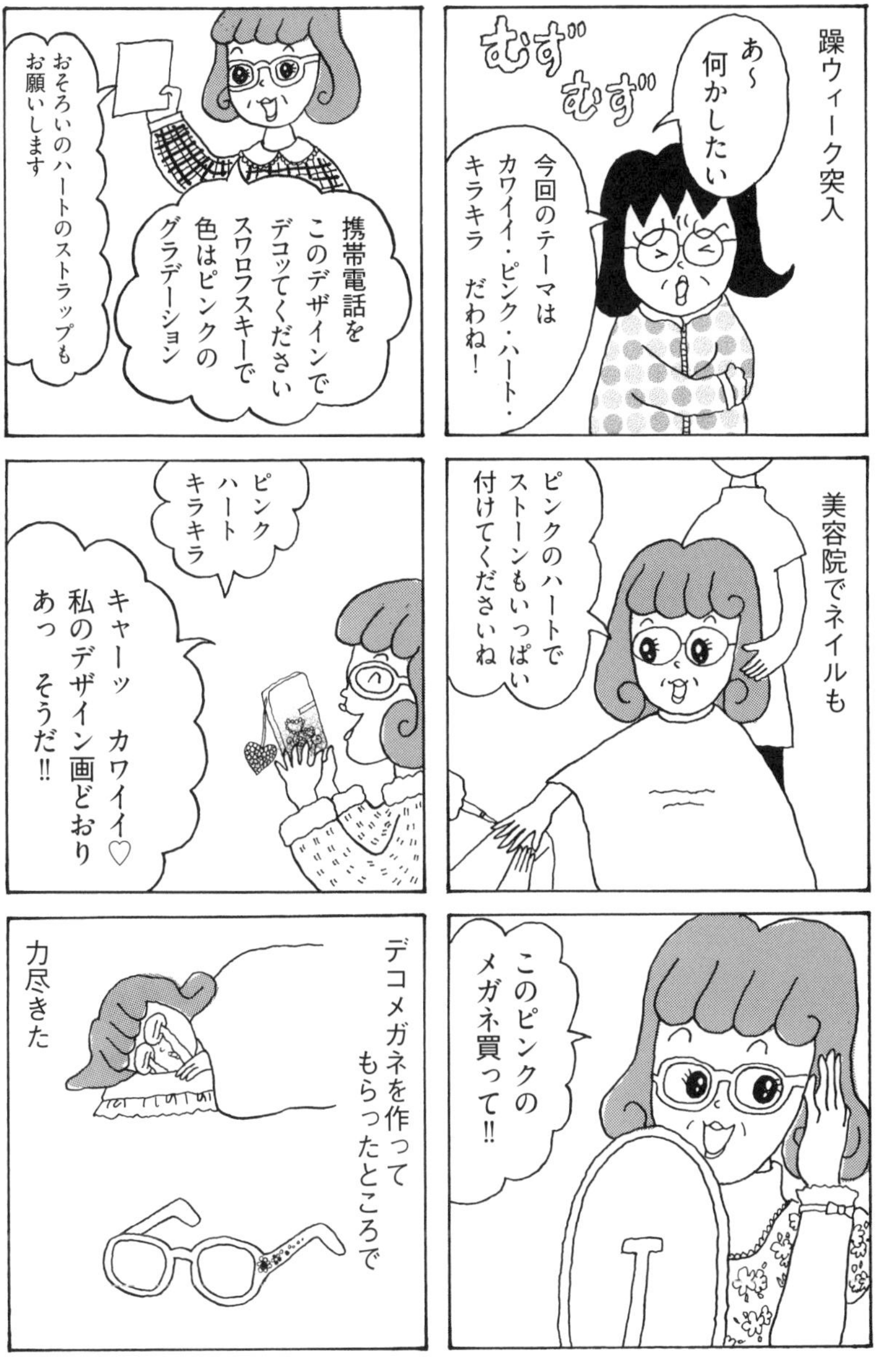
躁ウィーク突入
あ〜何かしたい
むずむず
今回のテーマはカワイイ・ピンク・ハート・キラキラ　だわね！
美容院でネイルも
ピンクのハートでストーンもいっぱい付けてくださいね
このピンクのメガネ買って!!
携帯電話をこのデザインでデコッてくださいスワロフスキーで色はピンクのグラデーション
おそろいのハートのストラップもお願いします
ピンク ハート キラキラ
キャーッ　カワイイ♡私のデザイン画どおりあっ　そうだ!!
デコメガネを作ってもらったところで
力尽きた

躁ウィーク③

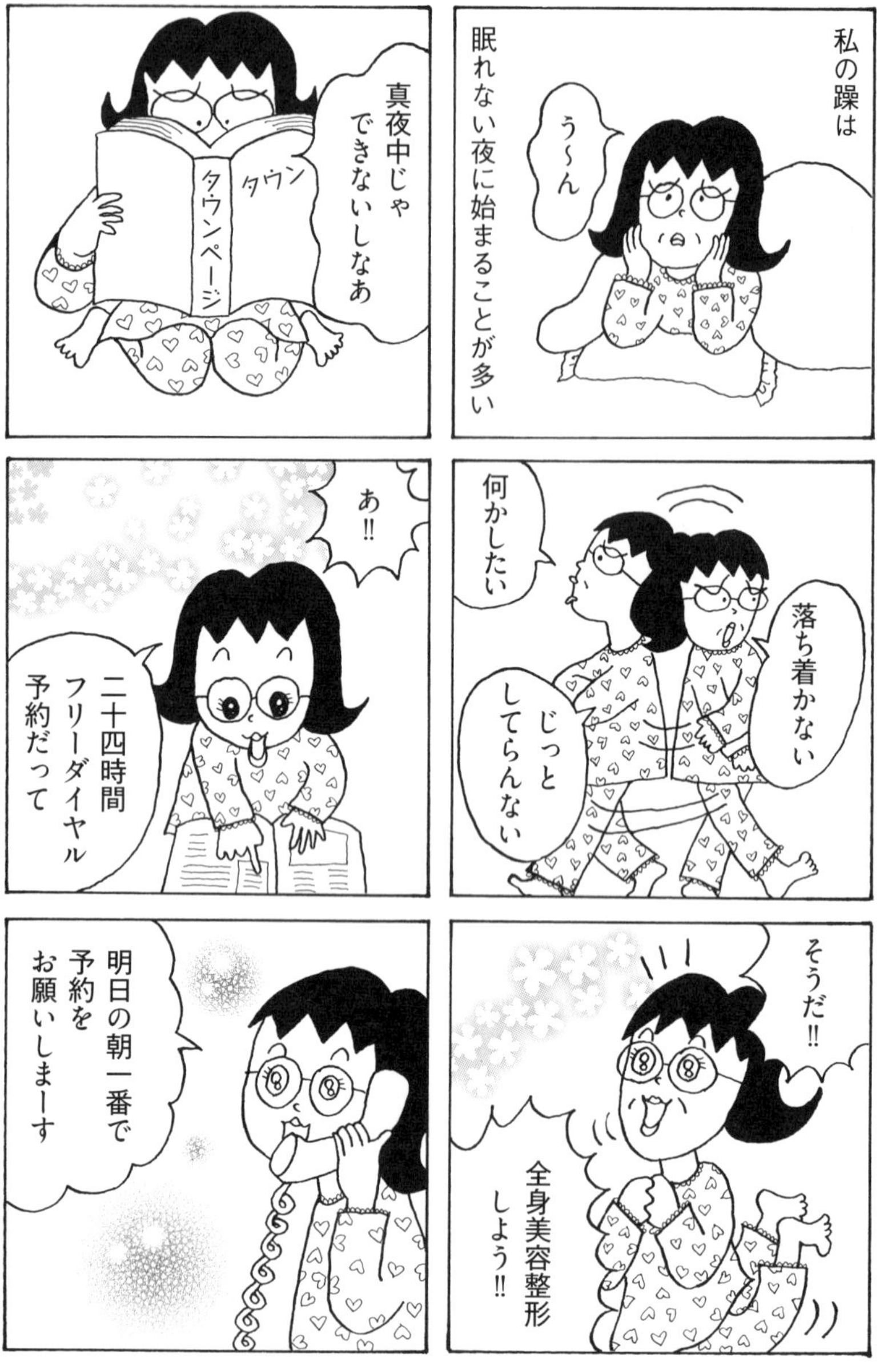
私の躁は
眠れない夜に始まることが多い
う～ん
何かしたい
落ち着かない
じっとしてらんない
そうだ!!
全身美容整形しよう!!
真夜中じゃできないしなあ
タウンページ
タウン
あ!!
二十四時間フリーダイヤル予約だって
明日の朝一番で予約をお願いしまーす

（次ページへつづく）

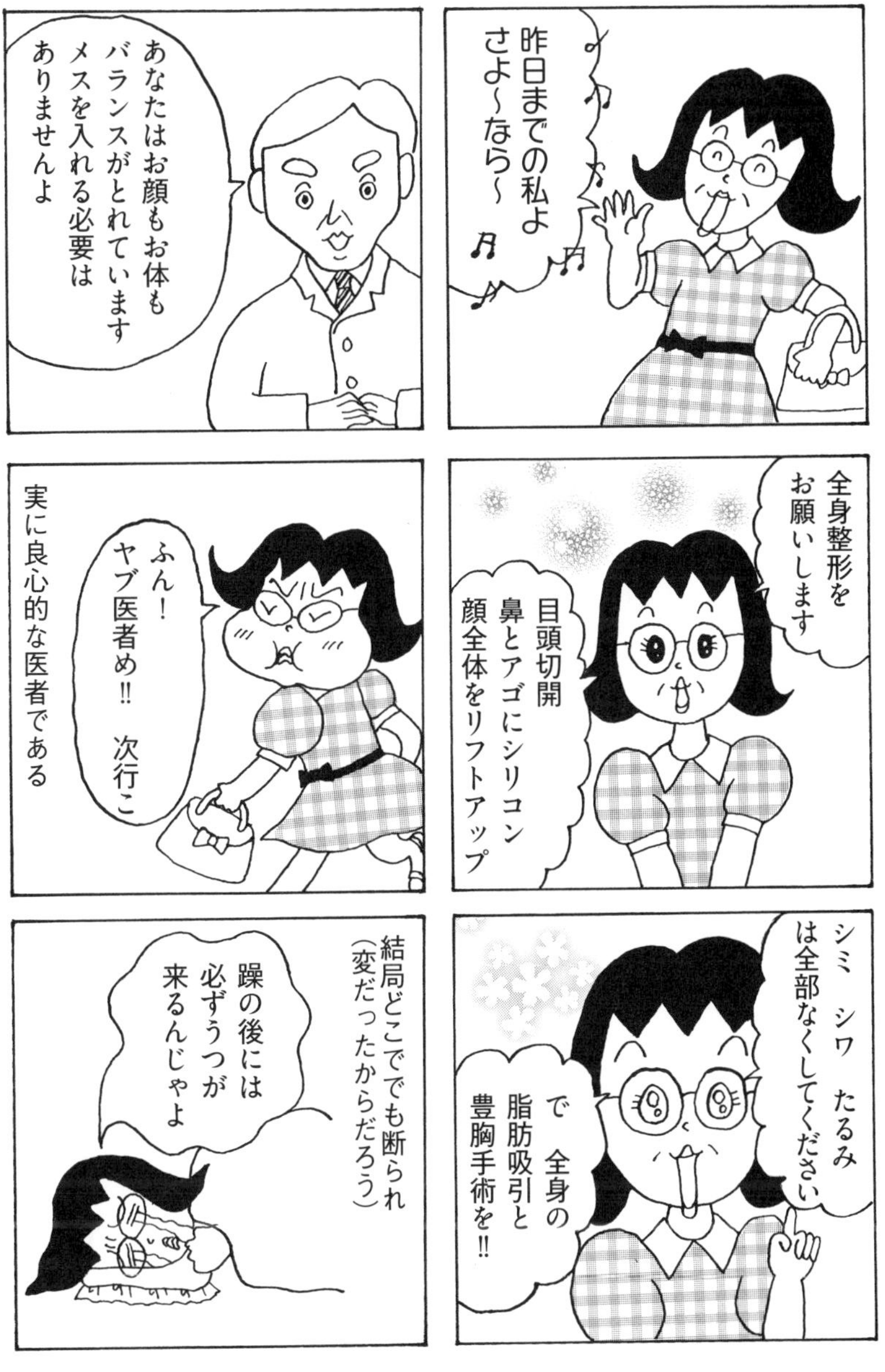
昨日までの私よ
さよ〜なら〜
あなたはお顔もお体も
バランスがとれています
メスを入れる必要は
ありませんよ
全身整形を
お願いします
目頭切開
鼻とアゴにシリコン
顔全体をリフトアップ
ふん!
ヤブ医者め!! 次行こ
実に良心的な医者である
シミ シワ たるみ
は全部なくしてください
で 全身の
脂肪吸引と
豊胸手術を!!
結局どこででも断られ
(変だったからだろう)
躁の後には
必ずうつが
来るんじゃよ

躁うつ病の悲劇

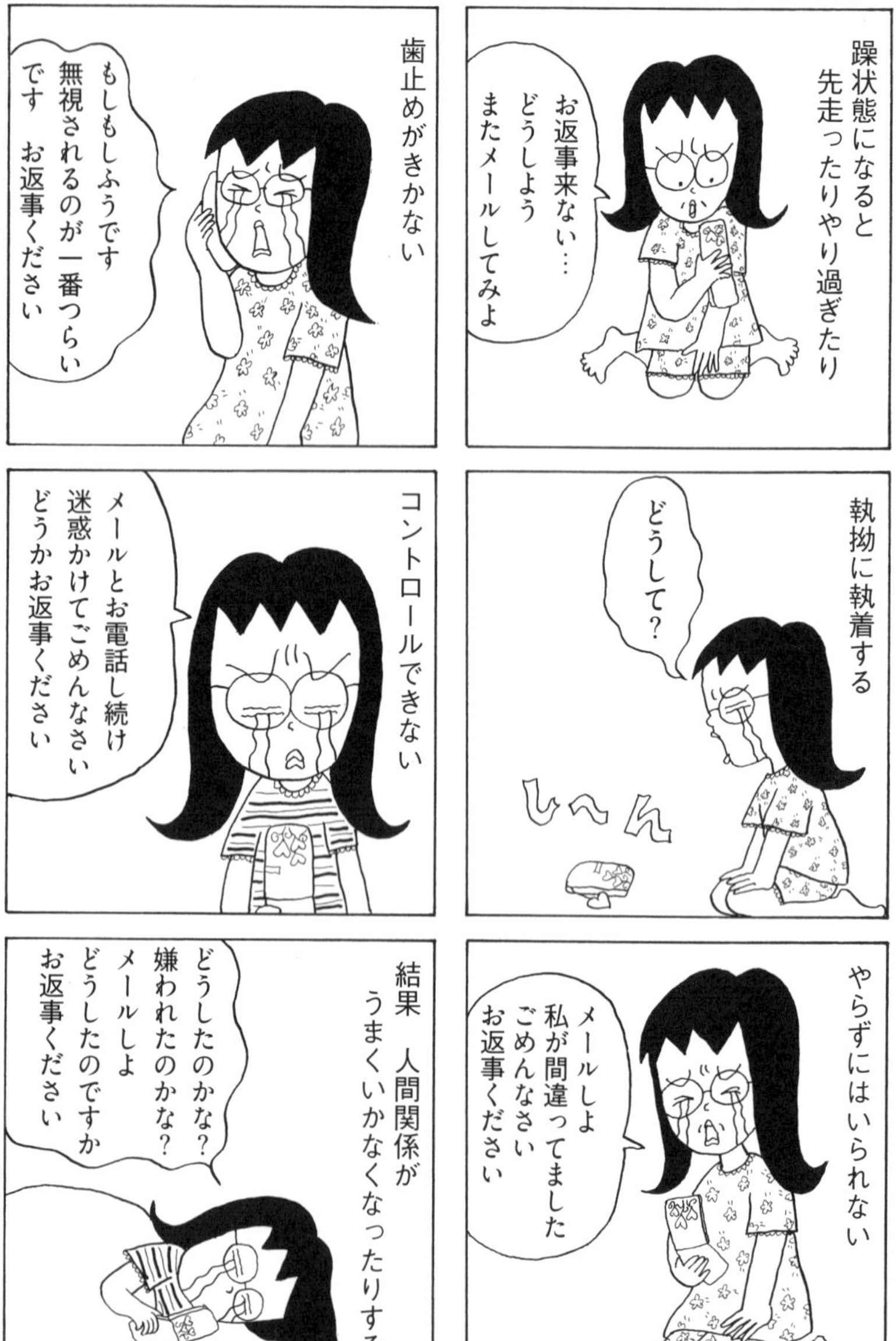
躁状態になると
先走ったりやり過ぎたり
お返事来ない…
どうしよう
またメールしてみよ
執拗に執着する
どうして？
しへん
やらずにはいられない
メールしよ
私が間違ってました
ごめんなさい
お返事ください
歯止めがきかない
もしもしふうです
無視されるのが一番つらいです　お返事ください
コントロールできない
メールとお電話し続け
迷惑かけてごめんなさい
どうかお返事ください
結果　人間関係が
うまくいかなくなったりする
どうしたのかな？
嫌われたのかな？
メールしよ
どうしたのですか
お返事ください

双極性障害Ⅱ型

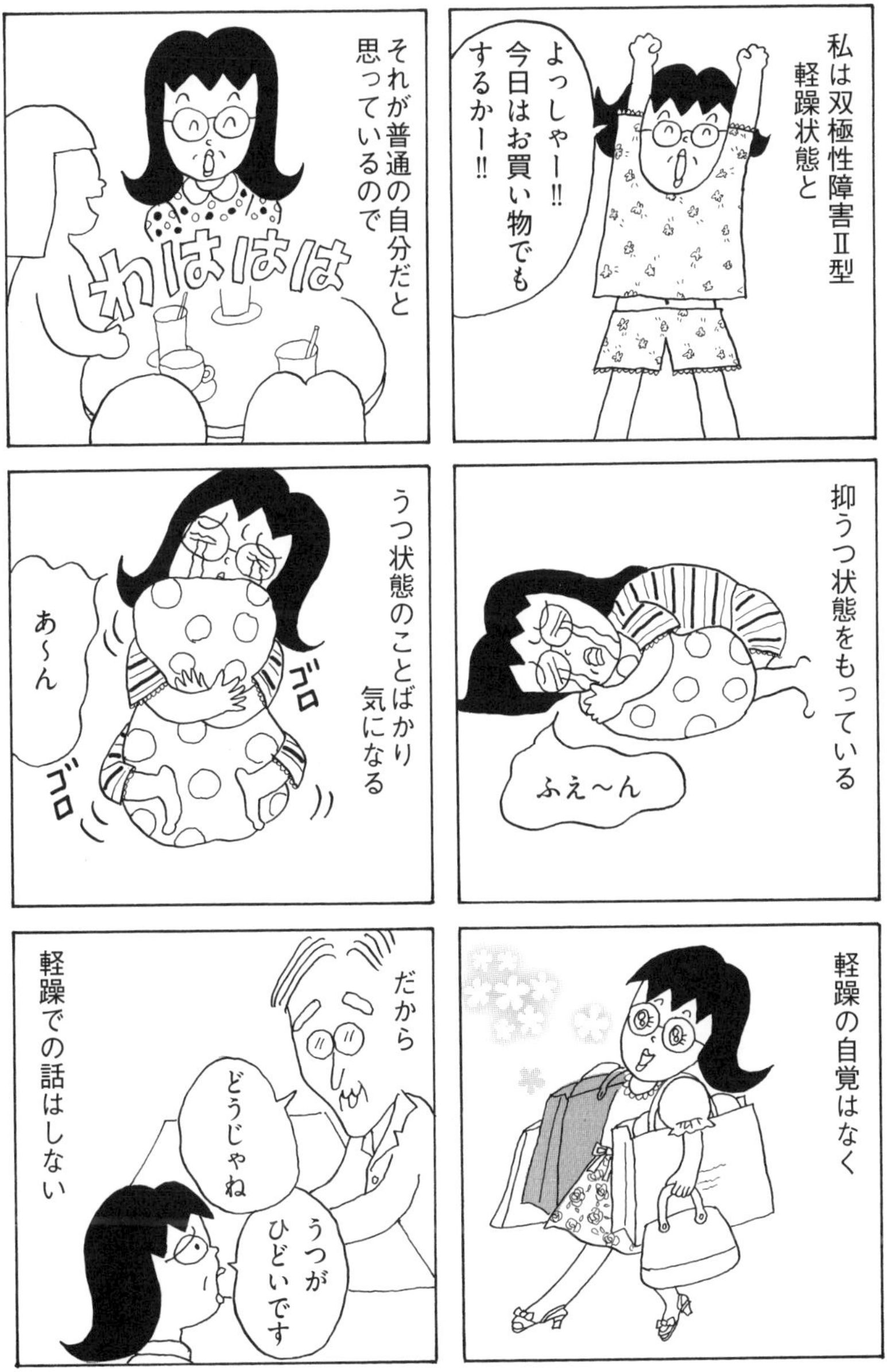

私は双極性障害Ⅱ型
軽躁状態と
よっしゃー!!
今日はお買い物でもするかー!!
それが普通の自分だと思っているので
わははは
抑うつ状態をもっている
ふえ〜ん
うつ状態のことばかり気になる
ゴロ
ゴロ
あ〜ん
軽躁の自覚はなく
だから
どうじゃね
うつがひどいです
軽躁での話はしない

躁うつ病

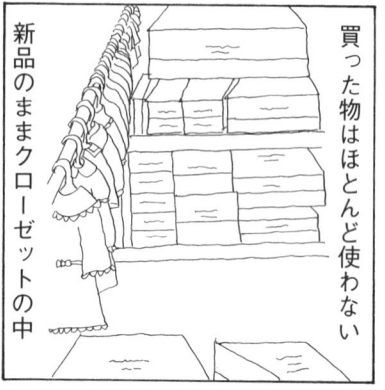

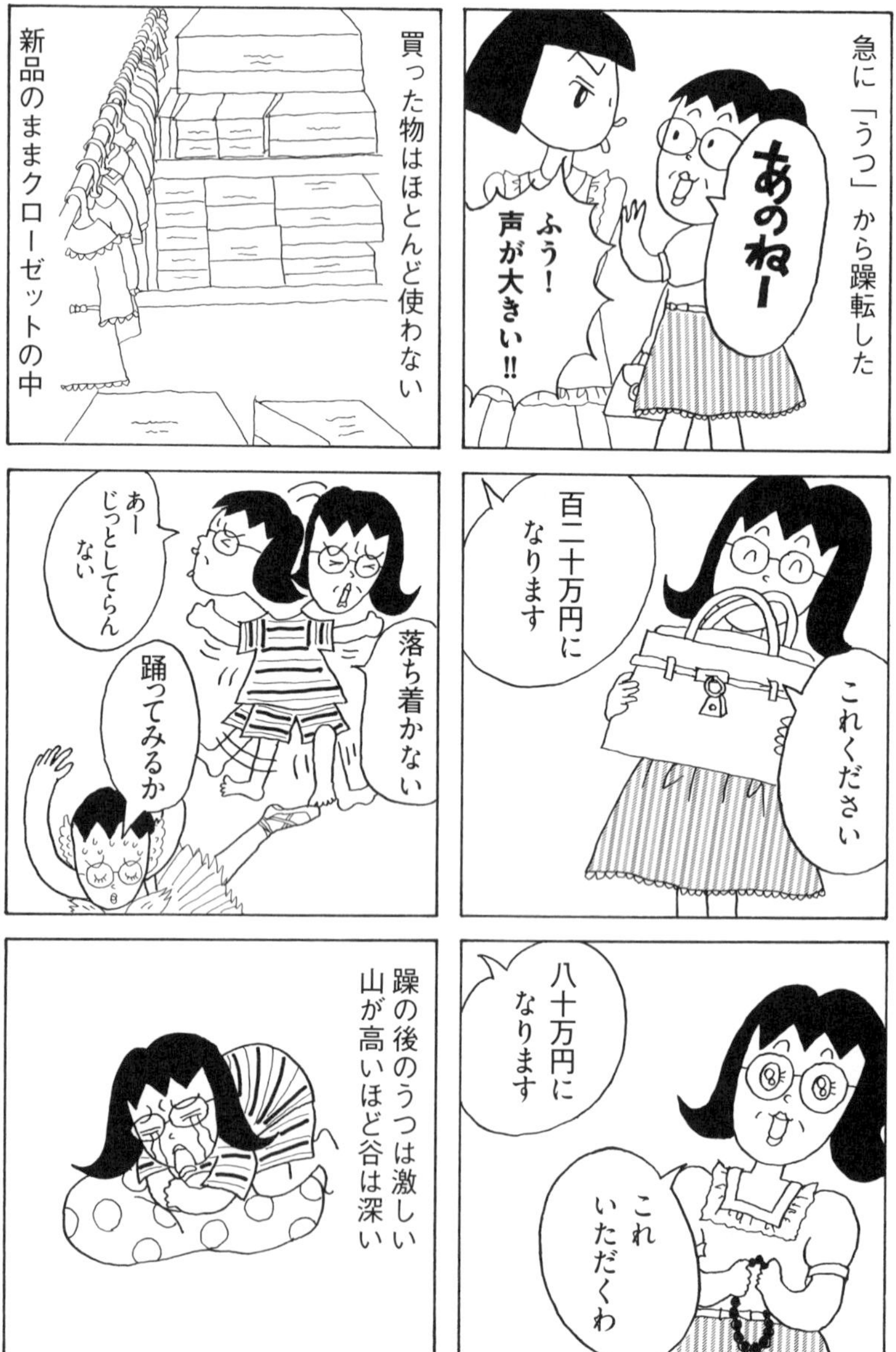

急に「うつ」から躁転した
あのねー
ふう！声が大きい!!
百二十万円になります
これください
八十万円になります
これいただくわ
買った物はほとんど使わない
新品のままクローゼットの中
落ち着かない
あーじっとしてらんない
踊ってみるか
躁の後のうつは激しい
山が高いほど谷は深い

躁うつ病と浪費と…

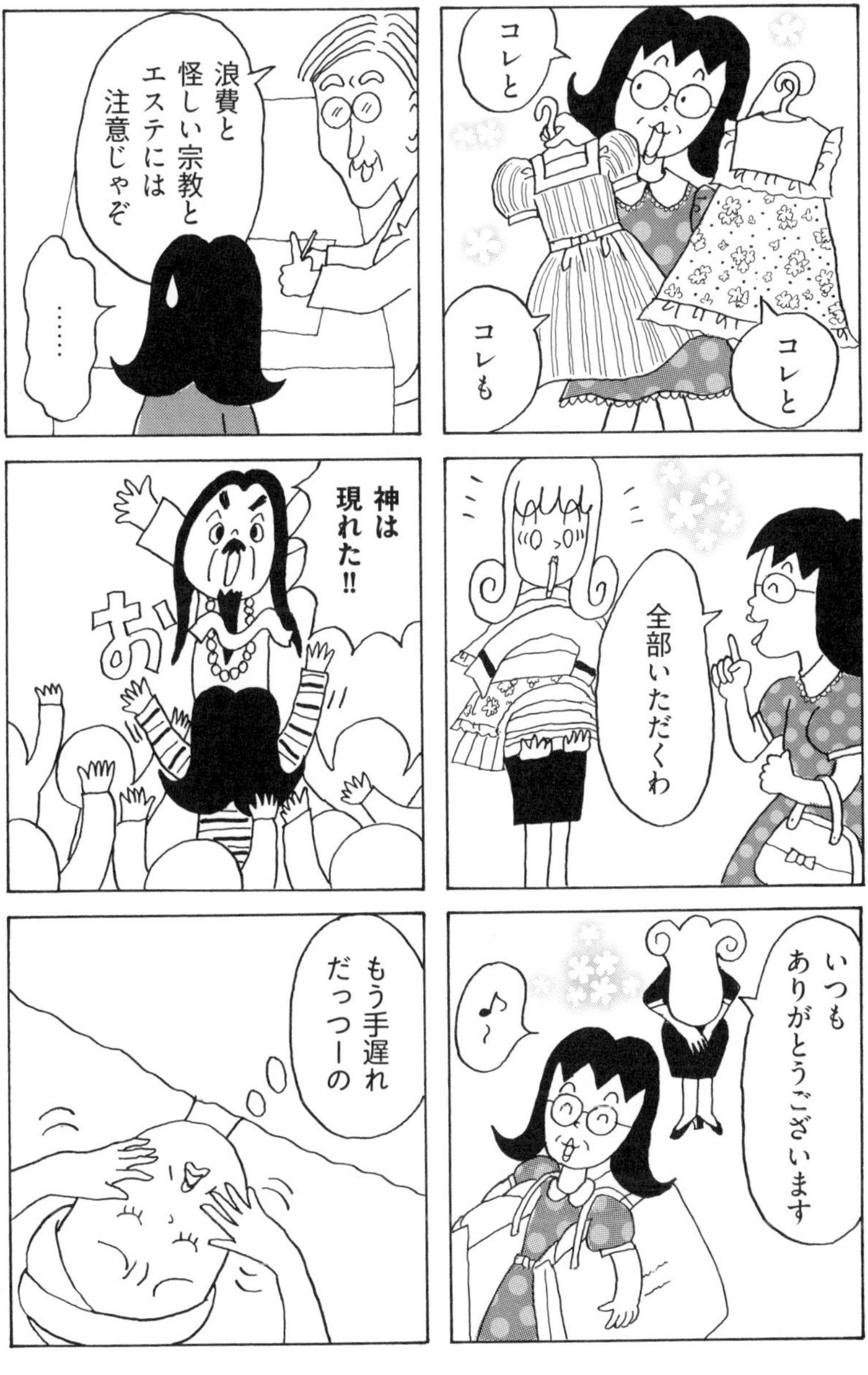
コレと
コレと
コレも
全部いただくわ
いつもありがとうございます
♪～
浪費と怪しい宗教とエステには注意じゃぞ
……
神は現れた!!
お
もう手遅れだっつーの

究極の躁状態？

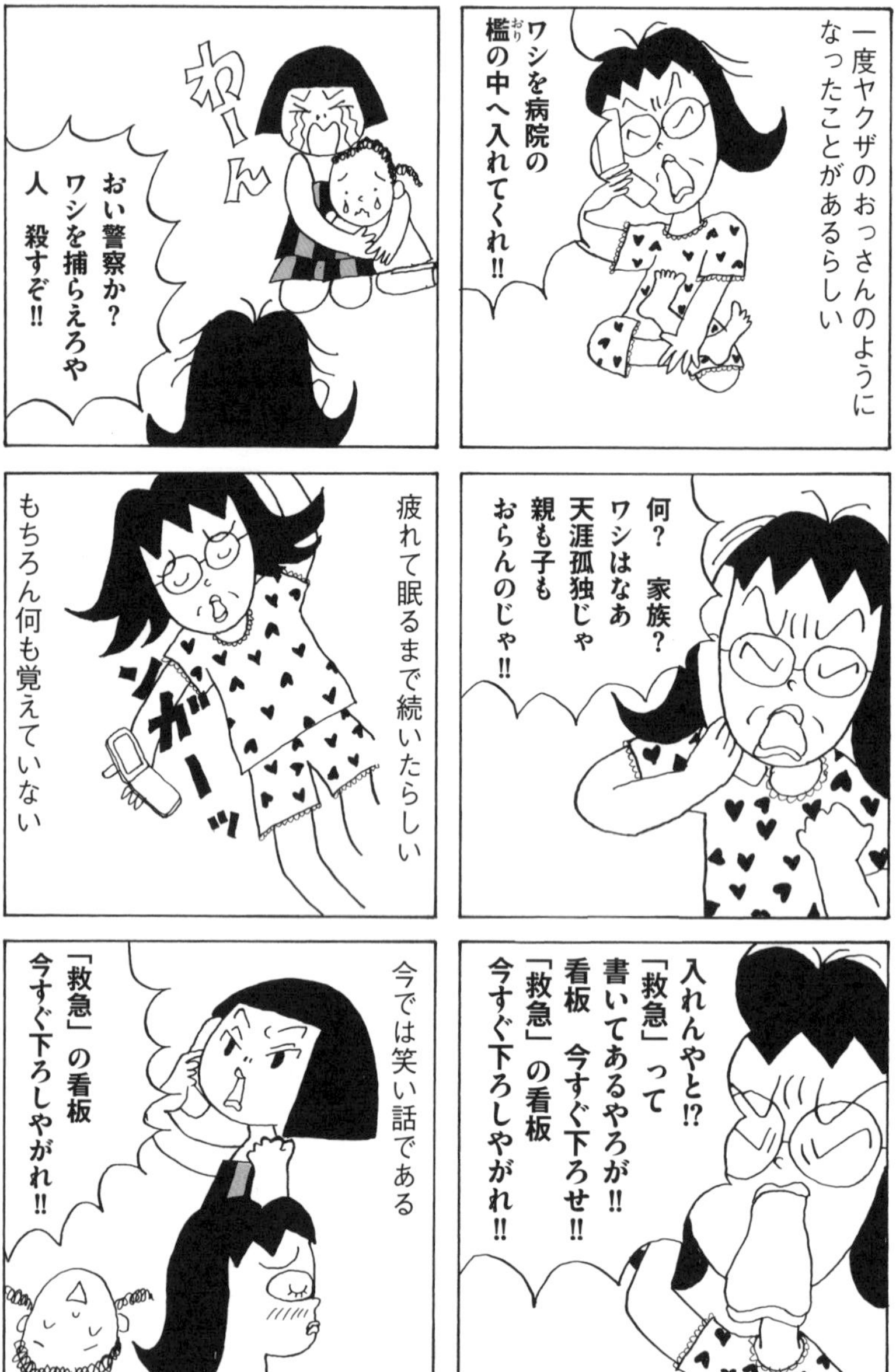

一度ヤクザのおっさんのようになったことがあるらしい
ワシを病院の檻《おり》の中へ入れてくれ!!
何？ 家族？ ワシはなぁ 天涯孤独じゃ 親も子も おらんのじゃ!!
入れんやと!? 「救急」って書いてあるやろが!! 看板 今すぐ下ろせ!! 「救急」の看板 今すぐ下ろしやがれ!!
わーん
おい警察か？ ワシを捕らえろや 人 殺すぞ!!
疲れて眠るまで続いたらしい
ンガーッ
もちろん何も覚えていない
今では笑い話である
「救急」の看板 今すぐ下ろしやがれ!!

主治医の解説

うつ病と躁うつ病、双極性障害Ⅰ型・Ⅱ型

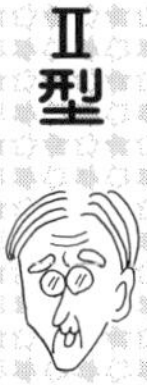

N病院精神科医
Dr.山国

うつ病はうつ状態のみが出現します。躁状態はありません。

双極性障害は、躁うつ病と言われてきましたが、最近は、双極性障害Ⅰ型、Ⅱ型と分けられるようになりました。

双極性障害Ⅰ型は躁状態とうつ状態が交互に来ます。

双極性障害Ⅱ型は軽躁状態とうつ状態が交互に来ます。

躁状態になると気分が爽快になったり、イライラしたり、眠らなくても大丈夫と思ったり、多弁になり、精力的に活動しアイデアがどんどん出てきます。55ページからの躁ウィークにあるように、寝ずにネットで買い物したり、浪費をしてしまいます。周りはこの上なく困っているにもかかわらず、本人は全く困っておらず、治療につなげるためには多大なエネルギーが必要となります。

ふうさんにも出現した**うつの症状**を挙げてみます。

・朝早く目が覚める、などの**睡眠障害**
・体がだるい、頭が働かない、などの**身体症状**（薬の副作用の両方を注意してみる必要があります）
・気分が憂うつ、さびしい、などの**気分・感情の障害**
・意欲がなくなる、興味がなくなる、などの**意欲の障害**
・考えが進まない、などの**思考・判断力の障害**
・動作が鈍くなる、身の回りのことができなくなる、などの**行動の障害**

ふうさんのように家事ができにくくなったり、仕事が思うように進まなくなったりすると、つらいものです。自分ではどうしようもなくなります。周りの援助が必要です。周囲の理解と援助があってこその回復です。

自身が万が一うつになったら、遠慮せずに専門医の門をたたき、十分休養を取り、薬を飲み、早期の回復を図りましょう。長引くとやっかいです。早めの対応が重要です。

周りにうつの方を見つけたら、親しい方から休養を勧めてください。「あなただけでなく、みんなしんどいんだ。そんな甘い考えでどうする」「皆の足を引っ張らずに、頑張って、根性で直せ」ではいけません。また、薬だけを頼りにするのも危険です。うつ病で一番心配なことは自殺企図を時に伴うことです。ふうさんのように、自分を価値のない、何もできない最低な人間、生きていても仕方ない人間としか思えなくなります。この時期に自尊心を傷つける言葉かけや激励は自殺をもたらします。注意深く見守って、自殺を予防することが、何よりも大切です。**ゆっくりと回復を待つ**ことが必要です。

「死にたい」という言葉が出たら、冗談に聞こえても、軽く考えず治療を勧めてください。病院では、絶対自殺をしない約束を結びます。この約束が自殺の大きな歯止めとなります。対応として注意することは、焦りや不安があるので、励ましたり、叱ったりすることが本人の負担を重くしがちです。「頑張らなければ」と思っても、それができないことに苦しんでいるのです。不用意に「頑張れ」と言わず、本人の苦しみを汲《く》みましょう。叱責も禁物です。思考がまとまらないときです。仕事や生活における大切なことの決断や判断は、先送りさせてください。

同時に「ゆっくり休もう」と温かい言葉かけをお願いします。
回復してくると、本人も周囲も安心してほっとしがちですが、油断は禁物です。この時期は周囲も少し距離をとるようになり、しかも本人はエネルギーが完全に戻っていないのに、つい頑張ったり、無理をしてしまうことが多いのです。その結果、無理がたたって、症状が悪化したり、自殺を引き起こしたりします。本人はもちろんつらいのですが、「元気になってきたのに、なんで」と周りの人々も大きなショックを受けます。あくまでも、じっくり、ゆっくり療養することを心がけ、主治医と連絡を取り合って、注意深く見守ることが必要です。初期にゆっくりと休養を取れば回復することの多い病気です。あせらず、ゆったりと回復していきましょう。まずは、安心して休むことができる環境を整えましょう。

高知県立精神保健福祉センターミニガイドシリーズを参考にしました。

新型うつ病や産後うつ病に関しては、156ページから解説しています。参考にしてください。

リストカット

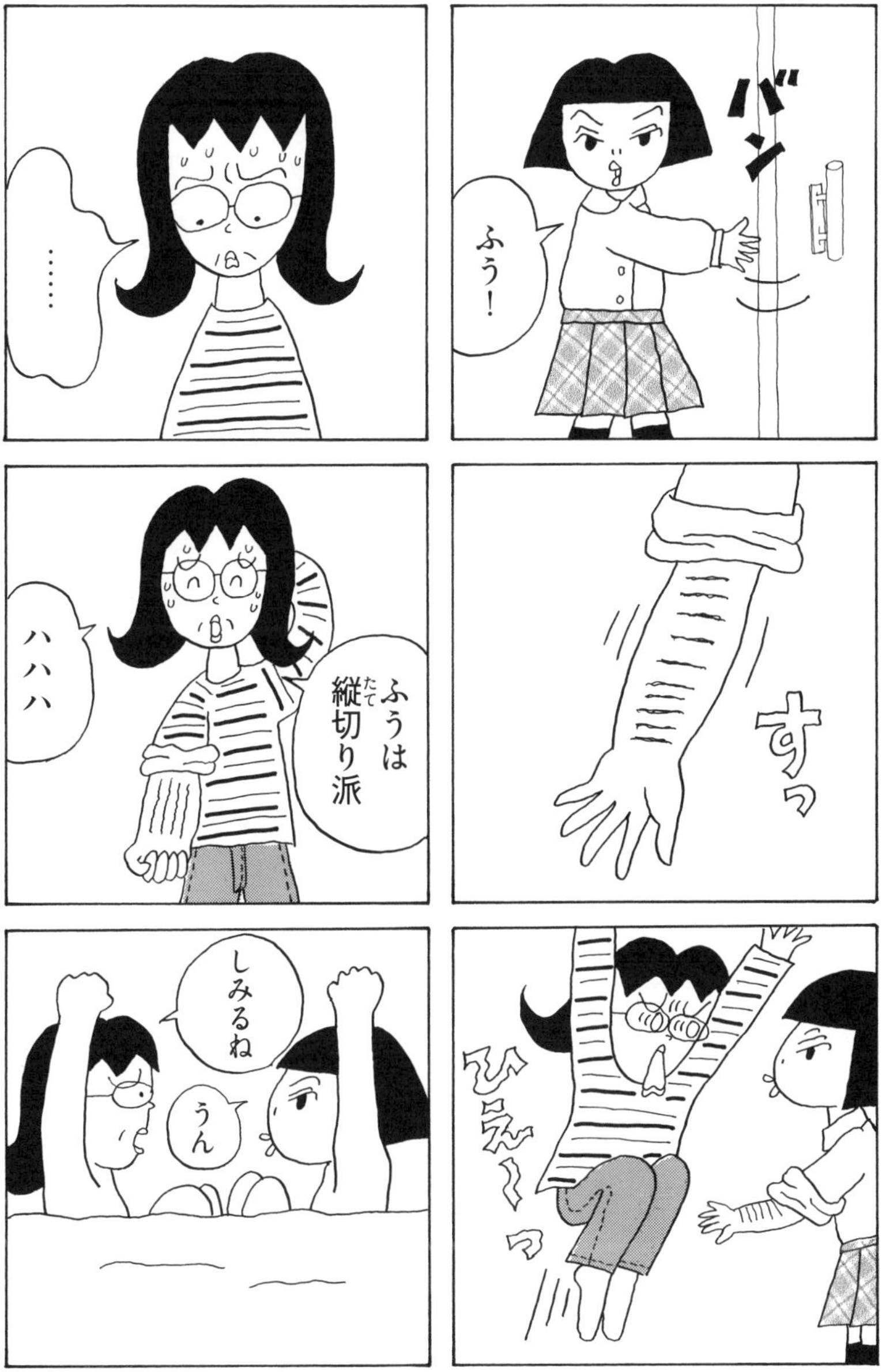

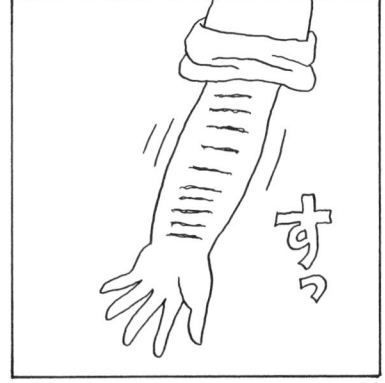

二人の日常

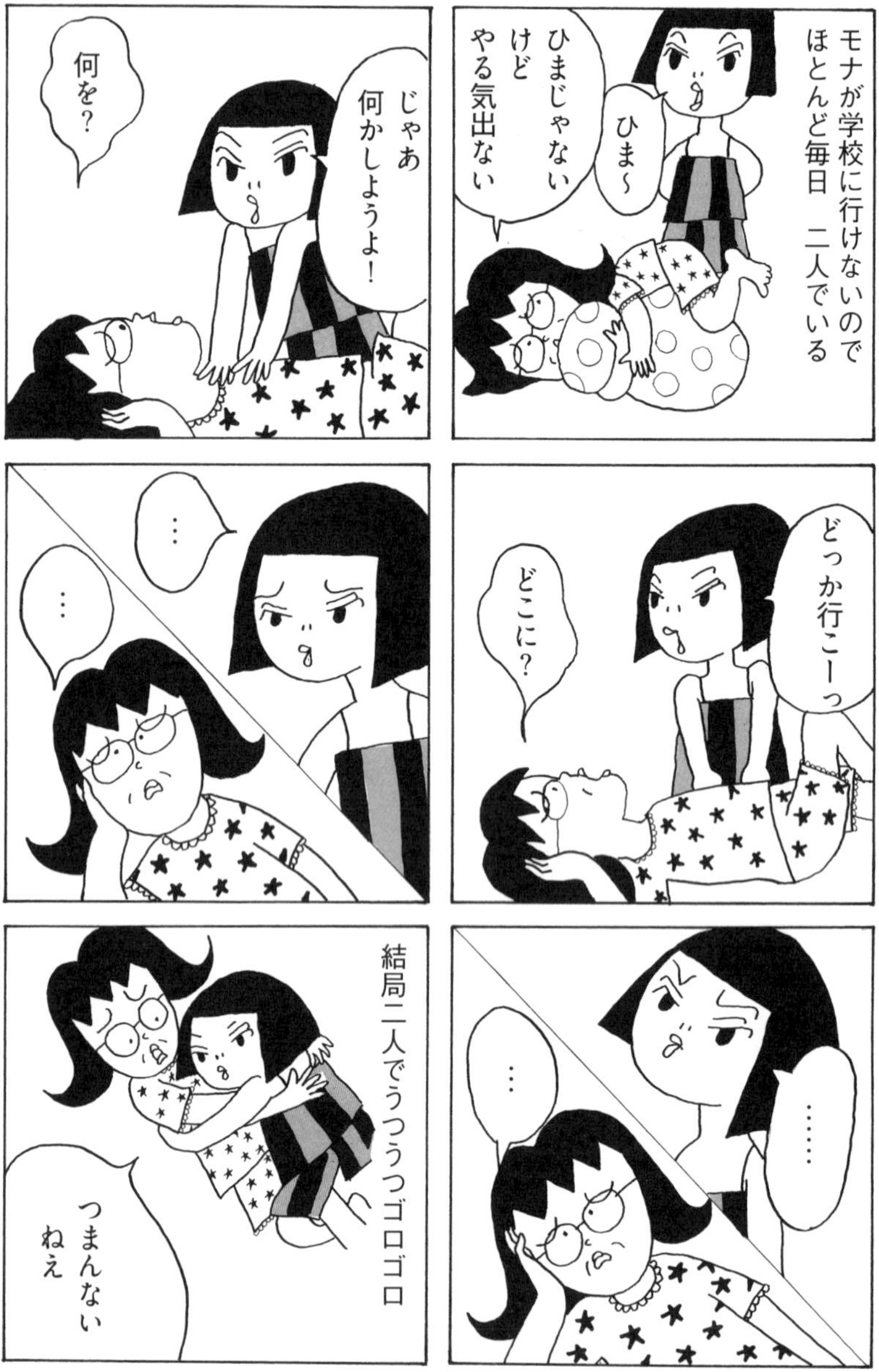
モナが学校に行けないので ほとんど毎日 二人でいる
ひま〜
ひまじゃないけど やる気出ない
じゃあ 何かしようよ!
何を?
どっか行こーっ
どこに?
…
…
……
…
結局二人でうつうつゴロゴロ
つまんないねえ

いつでも一緒

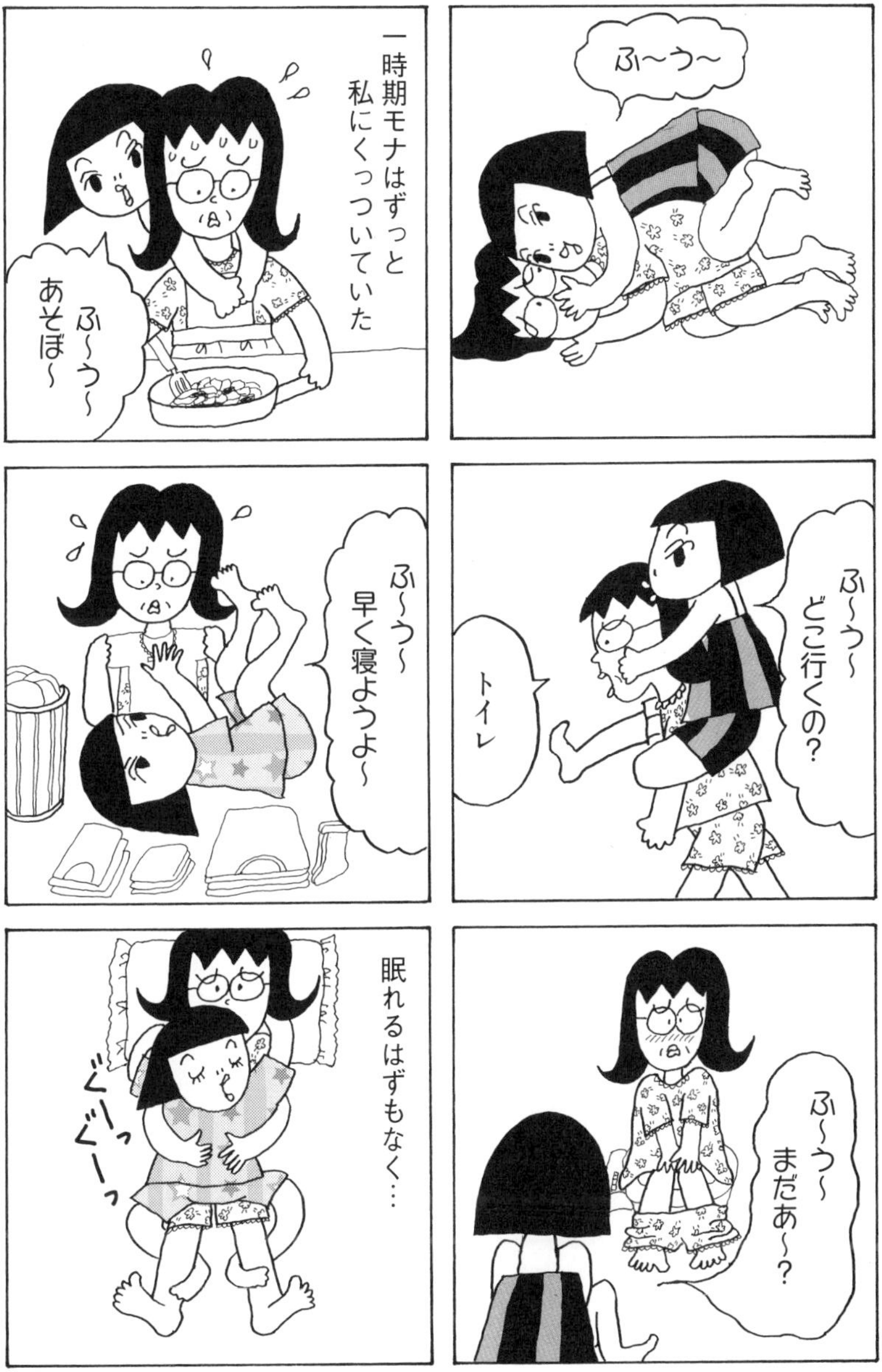

ふ〜う〜
ふ〜う〜 どこ行くの?
トイレ
ふ〜う〜 まだあ〜?
一時期モナはずっと私にくっついていた
ふ〜う〜 あそぼ〜
ふ〜う〜 早く寝ようよ〜
眠れるはずもなく…
ぐ〜っ ぐ〜っ

躁もうつも一緒にね

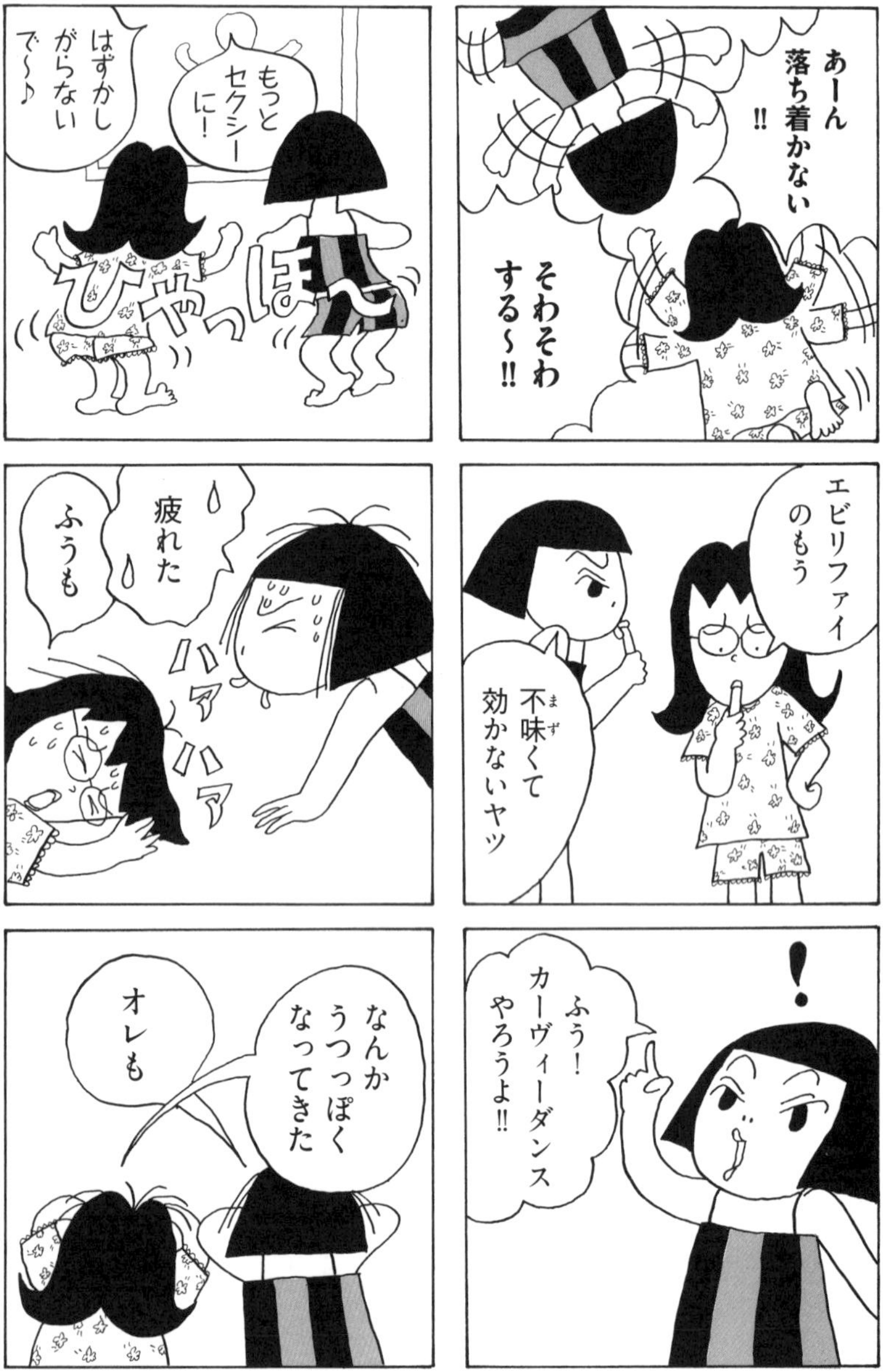
あーん落ち着かない!!
そわそわする〜!!
エビリファイのもう
不味《まず》くて効かないヤツ
!
ふう!カーヴィーダンスやろうよ!!
ひゃっほ〜
もっとセクシーに!
はずかしがらないで〜♪
疲れた
ふうも
ハァハァ
なんかうつっぽくなってきた
オレも

雨の日でもたまにはね

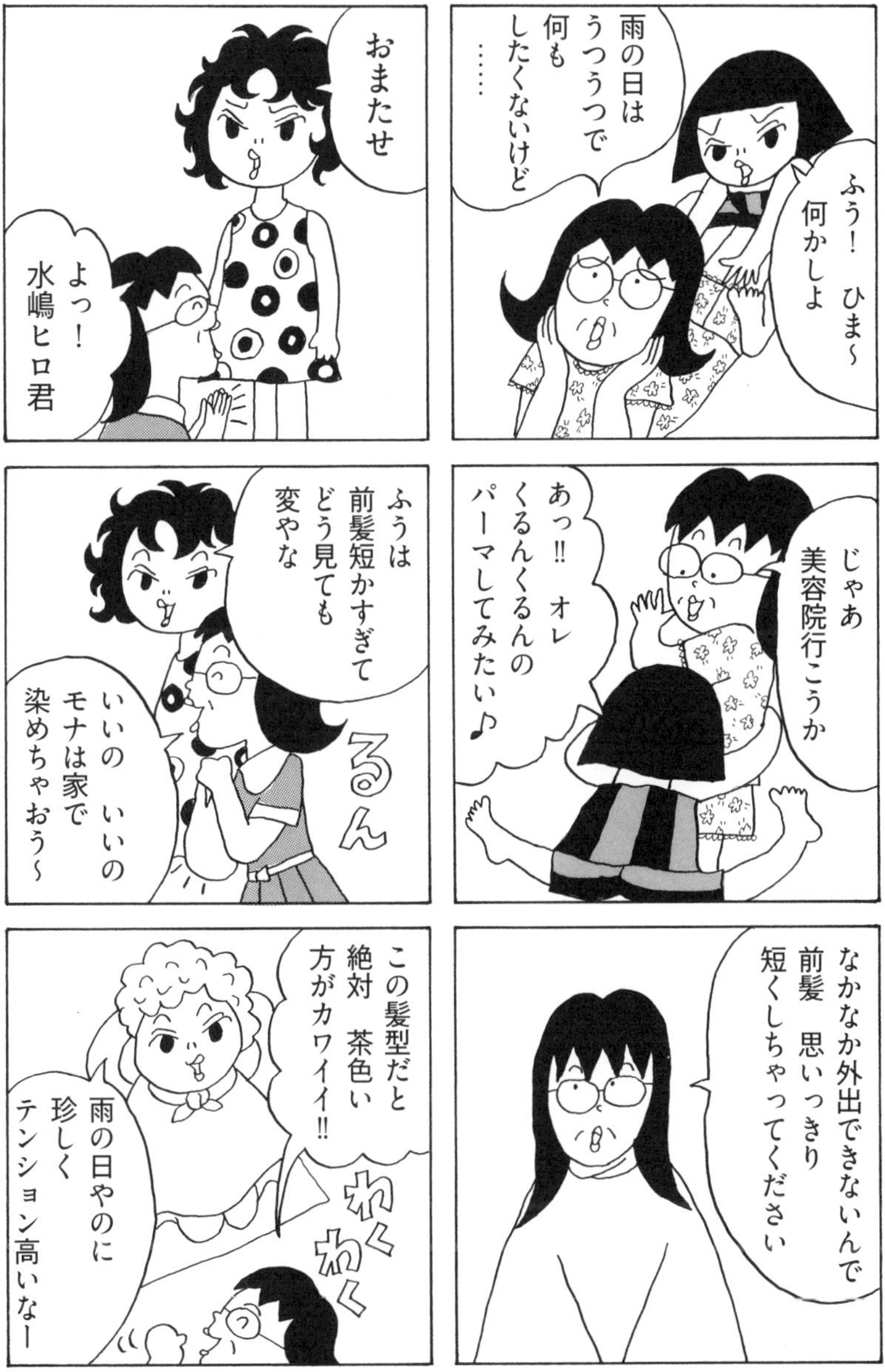

ふう！　ひま～
何かしよ
雨の日はうつうつで何もしたくないけど……
じゃあ
美容院行こうか
あっ‼　オレ
くるんくるんのパーマしてみたい♪
なかなか外出できないんで
前髪　思いっきり短くしちゃってください
おまたせ
よっ！
水嶋ヒロ君
ふうは前髪短かすぎてどう見ても変やな
るん
いいの　いいの
モナは家で染めちゃおう～
この髪型だと絶対　茶色い方がカワイイ‼
わくわく
雨の日やのに珍しくテンション高いなー

プレゼント

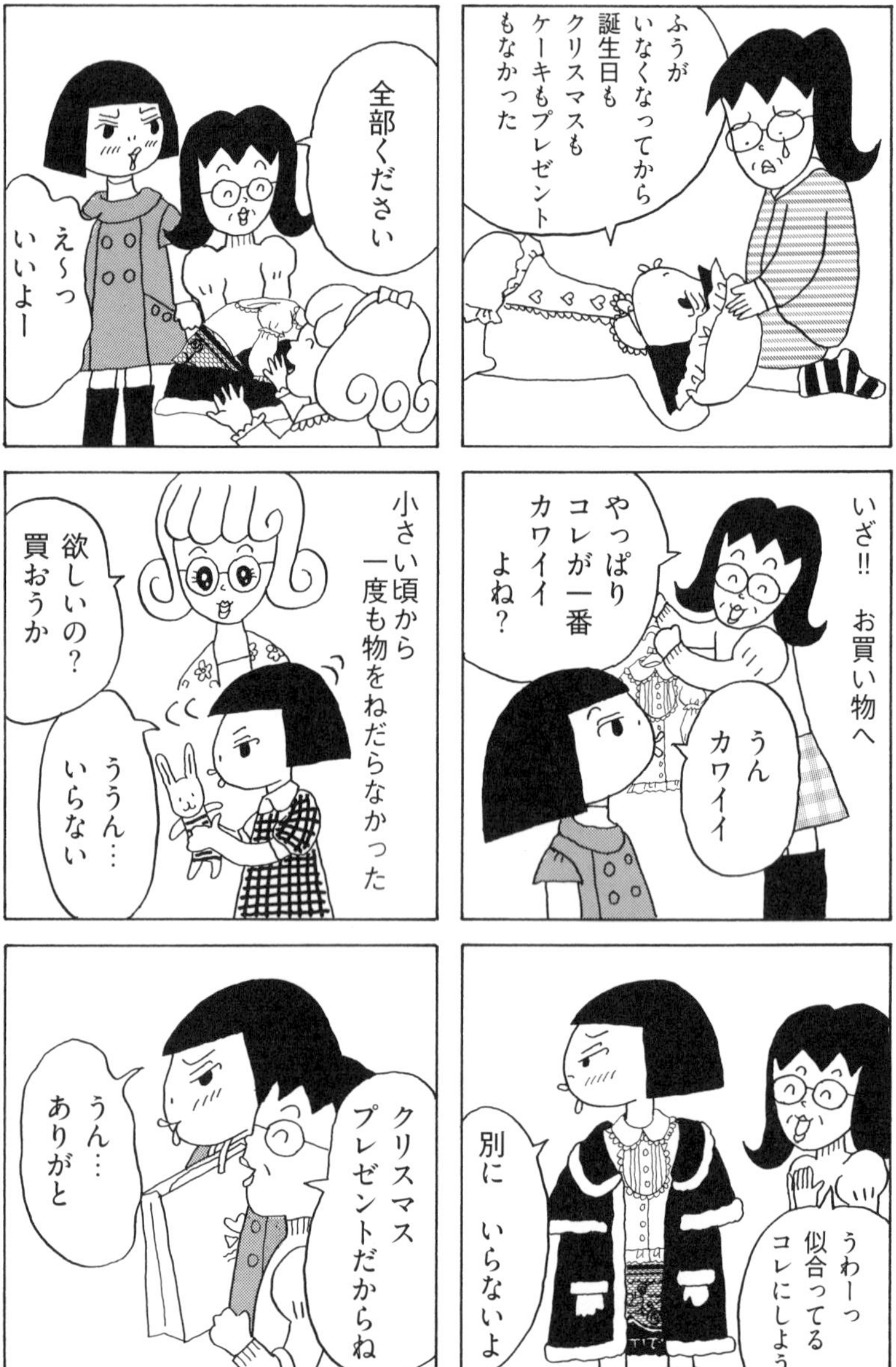
ふうがいなくなってから誕生日もクリスマスもケーキもプレゼントもなかった
いざ!! お買い物へ
やっぱりコレが一番カワイイよね？
うん カワイイ
うわーっ 似合ってる コレにしよう
別に いらないよ
全部ください
え～っ いいよー
小さい頃から一度も物をねだらなかった
欲しいの？ 買おうか
ううん… いらない
クリスマスプレゼントだからね
うん… ありがと

たばこの時間

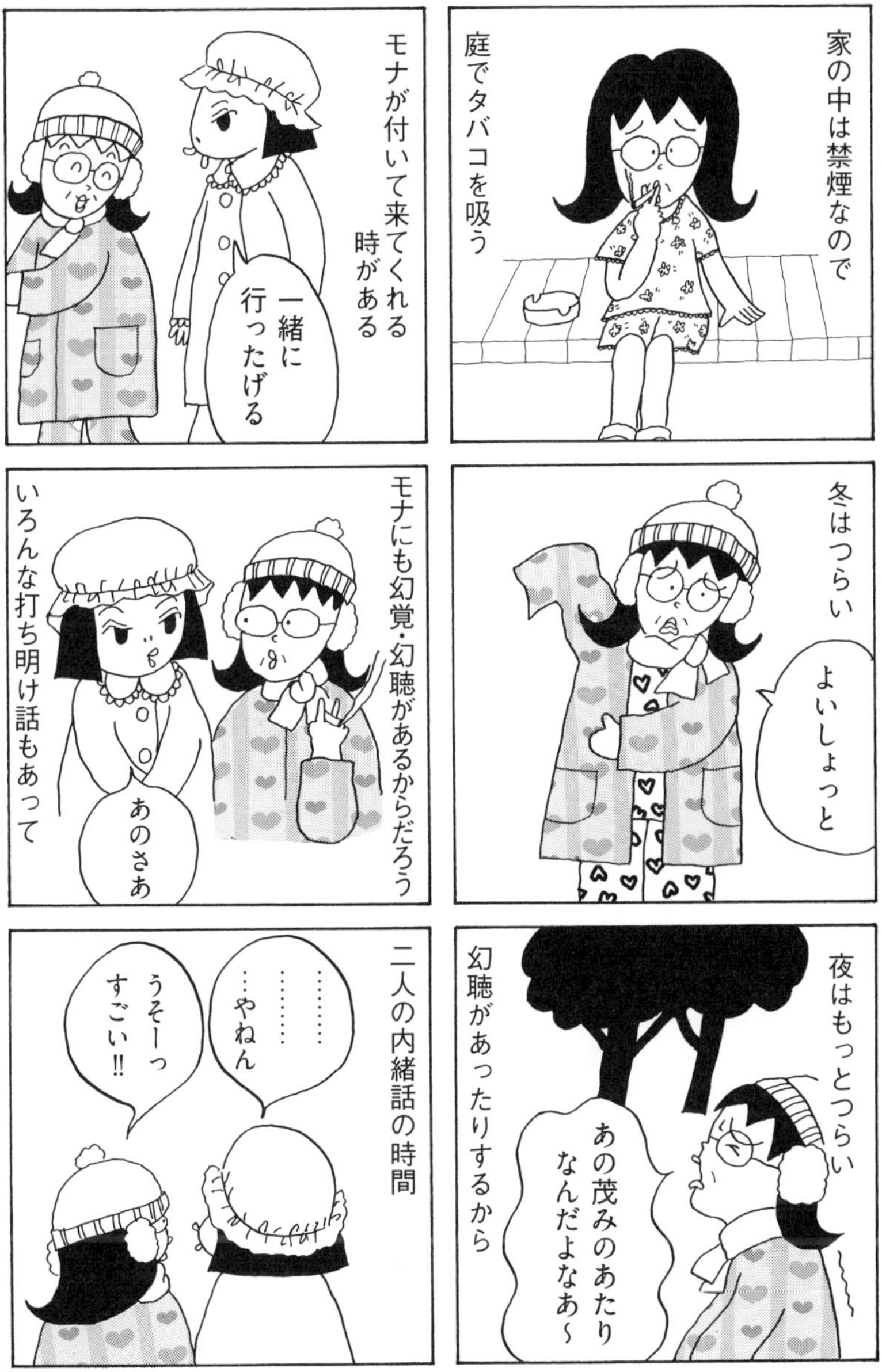

家の中は禁煙なので
庭でタバコを吸う
冬はつらい
よいしょっと
夜はもっとつらい
幻聴があったりするから
あの茂みのあたりなんだよなあ〜
モナが付いて来てくれる時がある
一緒に行ったげる
モナにも幻覚・幻聴があるからだろう
いろんな打ち明け話もあって
あのさあ
二人の内緒話の時間
………………やねん
うそーっすごい!!

なまけ病

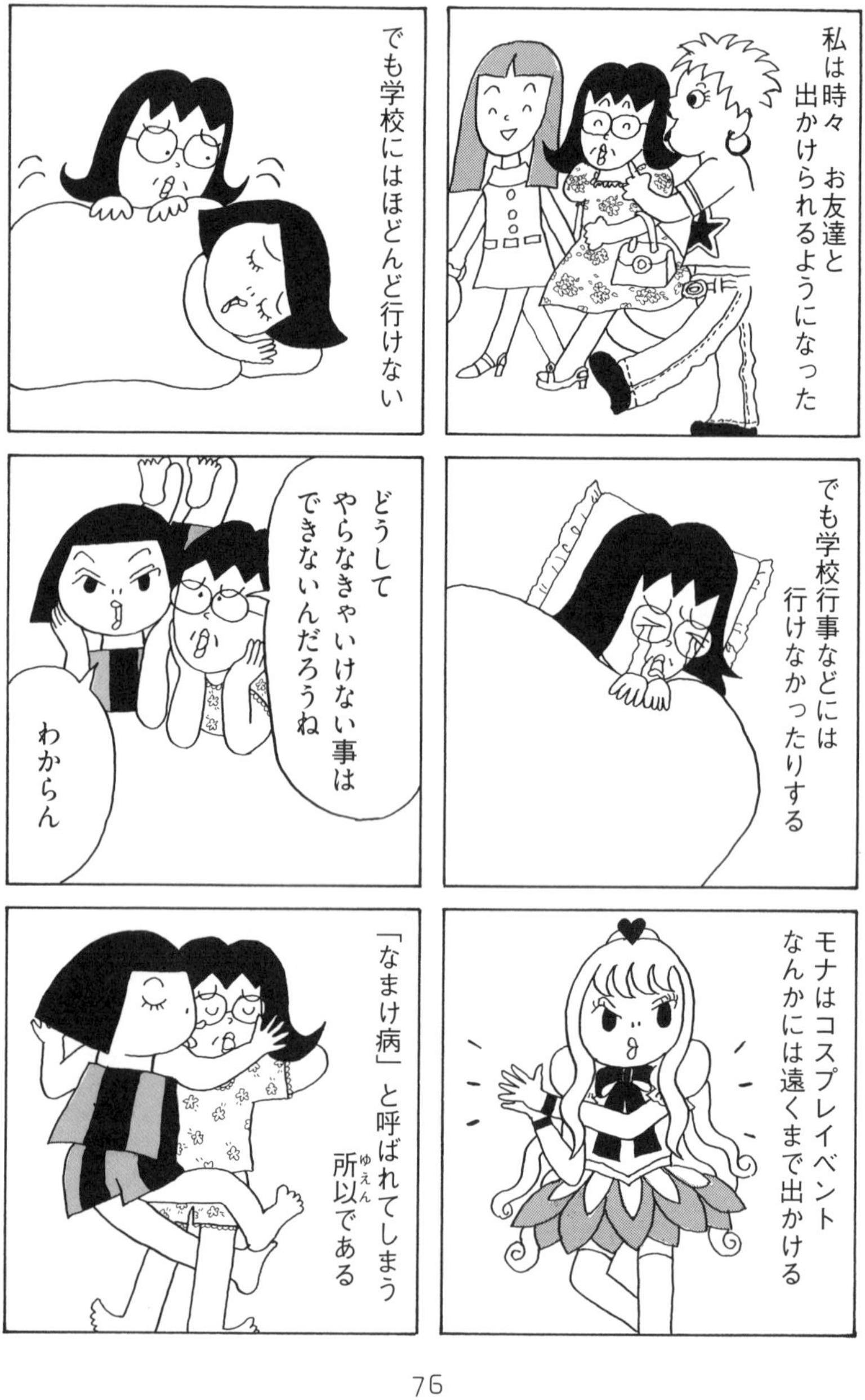
私は時々
出かけられるようになった
お友達と
でも学校行事などには
行けなかったりする
モナはコスプレイベント
なんかには遠くまで出かける
でも学校にはほどんど行けない
どうして
やらなきゃいけない事は
できないんだろうね
わからん
「なまけ病」と呼ばれてしまう
所以《ゆえん》である

私のお葬式

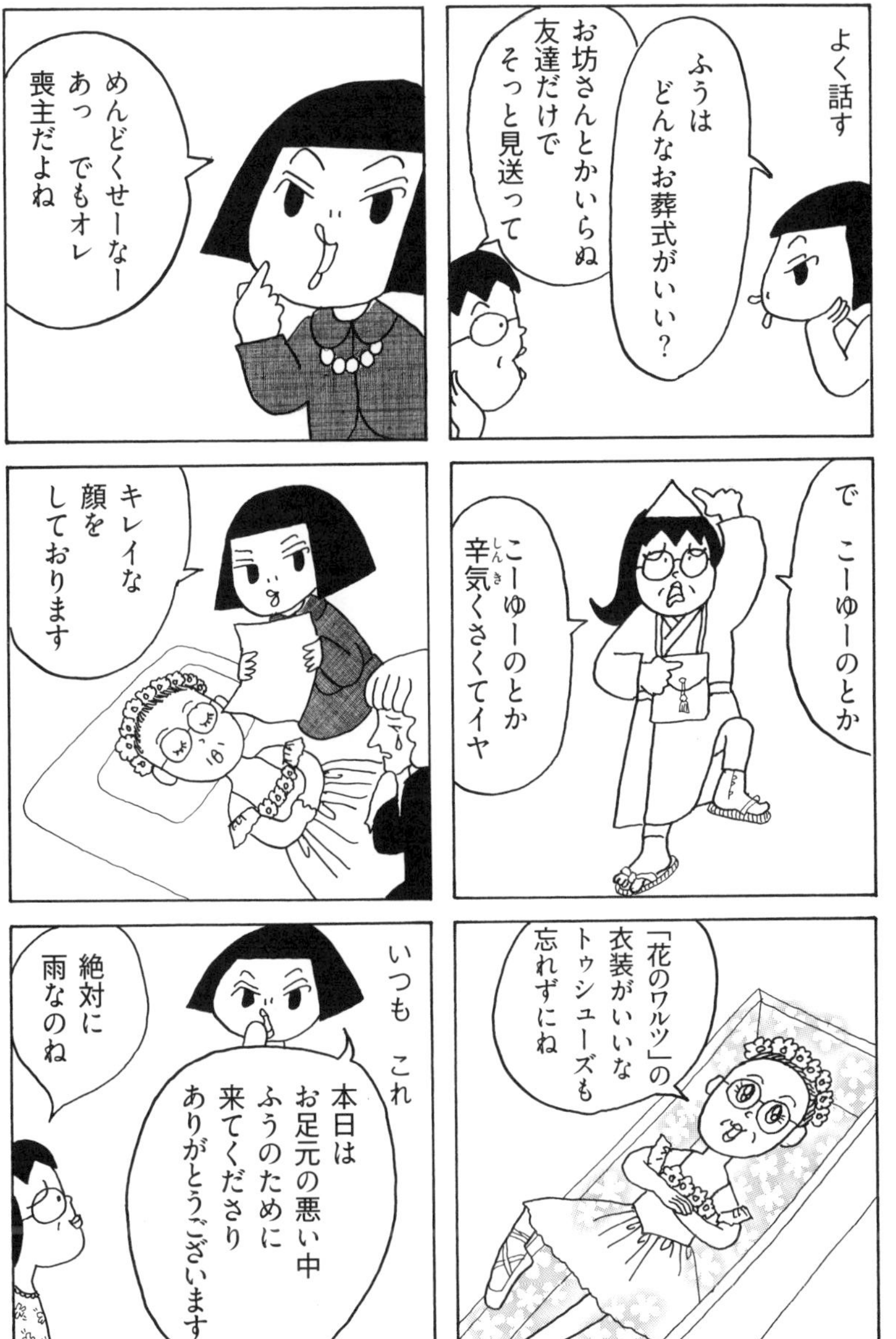
よく話す
ふうは どんなお葬式がいい？
お坊さんとかいらぬ 友達だけで そっと見送って
めんどくせーなー あっ でもオレ 喪主だよね
で こーゆーのとか
こーゆーのとか 辛気《しんき》くさくてイヤ
キレイな 顔を しております
「花のワルツ」の 衣装がいいな トゥシューズも 忘れずにね
いつも これ
本日は お足元の悪い中 ふうのために 来てくださり ありがとうございます
絶対に 雨なのね

真夜中のふたり

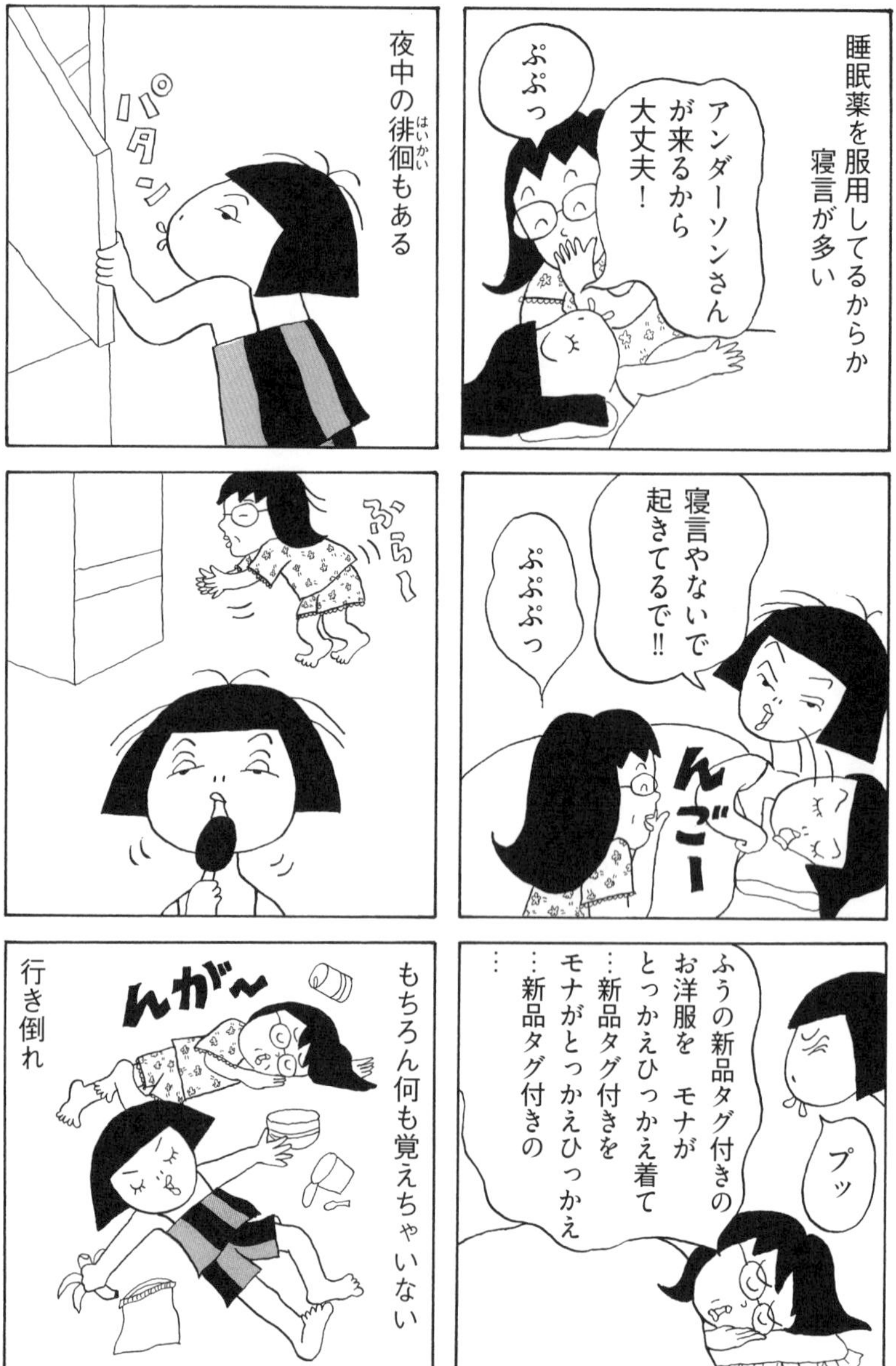

睡眠薬を服用してるからか
寝言が多い
アンダーソンさんが来るから大丈夫!
ぷぷっ
寝言やないで起きてるで!!
ぷぷぷっ
んごー
ふうの新品タグ付きのお洋服を　モナがとっかえひっかえ着て…新品タグ付きをモナがとっかえひっかえ…新品タグ付きの…
プッ
夜中の徘徊《はいかい》もある
パタン
ぷら〜
もちろん何も覚えちゃいない
行き倒れ
んが〜

自殺の方法

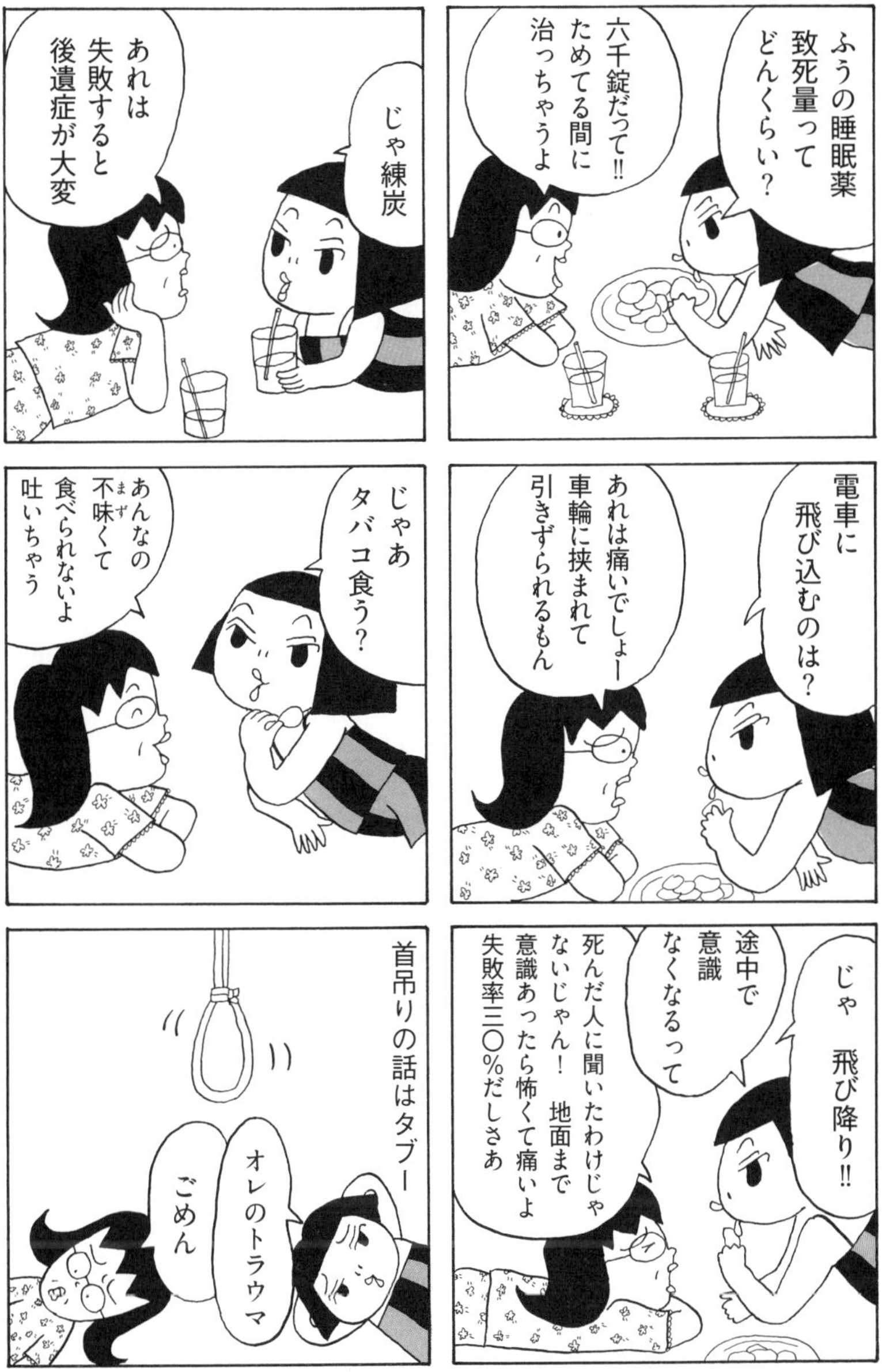
ふうの睡眠薬致死量ってどんくらい？
六千錠だって!!ためてる間に治っちゃうよ
じゃ練炭
あれは失敗すると後遺症が大変
電車に飛び込むのは？
あれは痛いでしょー車輪に挟まれて引きずられるもん
じゃあタバコ食う？
あんなの不味《まず》くて食べられないよ吐いちゃう
じゃ 飛び降り!!
途中で意識なくなるって
死んだ人に聞いたわけじゃないじゃん！ 地面まで意識あったら怖くて痛いよ失敗率三〇％だしさあ
首吊りの話はタブー
オレのトラウマ
ごめん

診断テスト

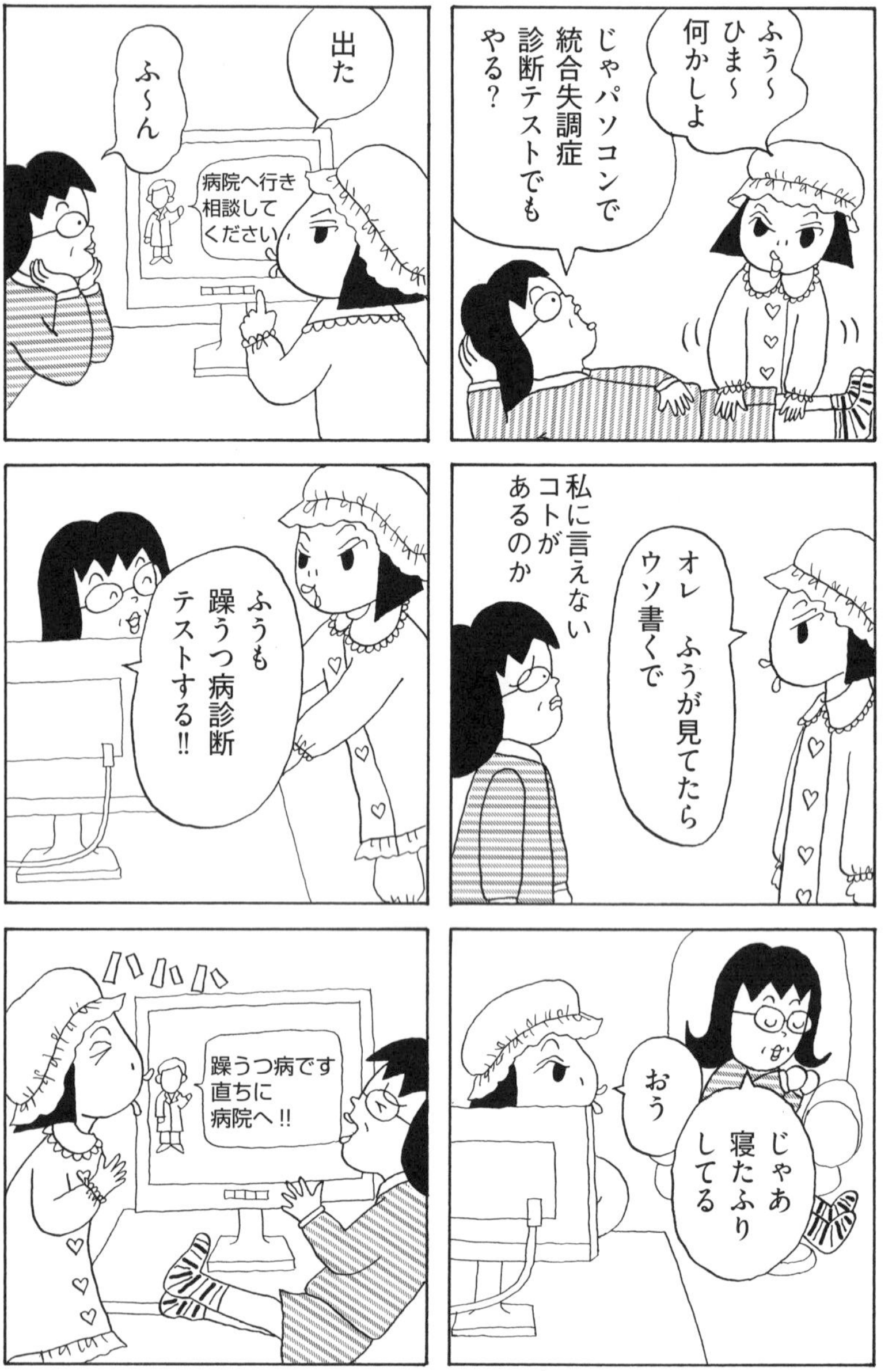
ふう～ ひま～ 何かしよ
じゃパソコンで統合失調症診断テストでもやる？
出た
病院へ行き相談してください
ふ～ん
オレ ふうが見てたらウソ書くで
私に言えないコトがあるのか
ふうも躁うつ病診断テストする!!
じゃあ寝たふりしてる
おう
躁うつ病です 直ちに病院へ!!

主治医の解説

統合失調症と双極性障害（躁うつ病）の違い

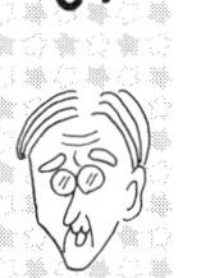

N病院精神科医
Dr.山国

統合失調症は、数種の病型があります。ここでは、典型的な症状のみ挙げます。**陽性症状**《ようせいしょうじょう》（165ページ参照）として、幻聴、妄想が主で、**陰性症状**《いんせいしょうじょう》（165ページ参照）として、表情がなく、無為・自閉的生活を送るようになります。

双極性障害は気分障害のひとつで、躁状態とうつ状態が出現します。

このように、基本的には随分と差があるのですが、統合失調症に躁状態が出現したり、双極性障害に妄想が伴ったりすることもあります。統合失調症には**抗精神病薬**、双極性障害には**気分安定薬**が通常は用いられるのですが、最近は双極性障害に対し抗精神病薬（例えば、**エビリファイ**〔一般名：アリピプラゾール。躁症状に効果があります〕は保険適用を取得、**ジプレキサ**〔一般名：オランザピン。躁症状とうつ症状を改善する作用をあわせもちます〕も保険適用を取得）も用いられるようになりました。

嬉しかったコト

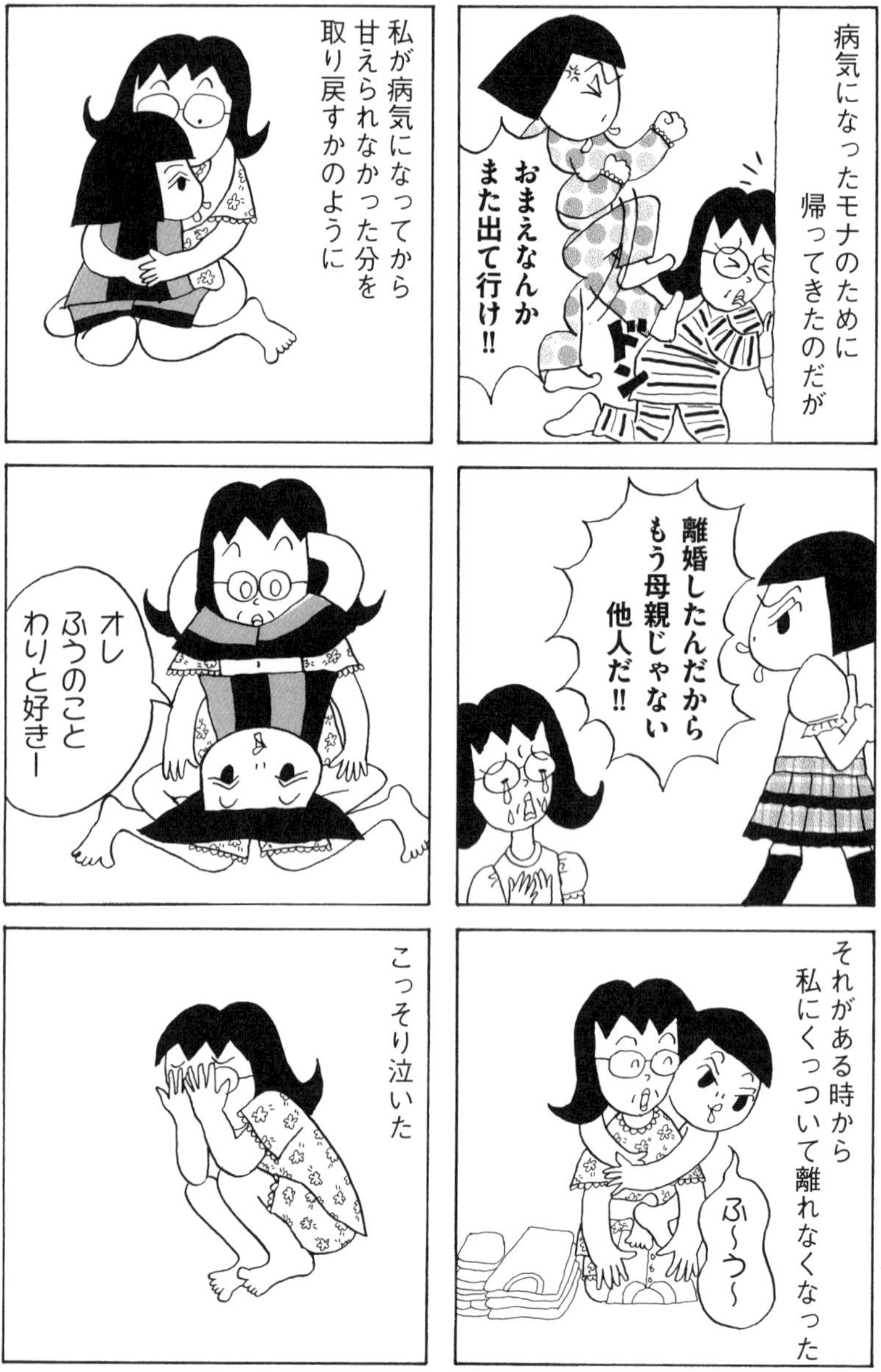

病気になったモナのために帰ってきたのだが
おまえなんかまた出て行け!!
ドン
離婚したんだからもう母親じゃない他人だ!!
それがある時から私にくっついて離れなくなった
ふ〜う〜
私が病気になってから甘えられなかった分を取り戻すかのように
オレふうのことわりと好きー
こっそり泣いた

カメと私

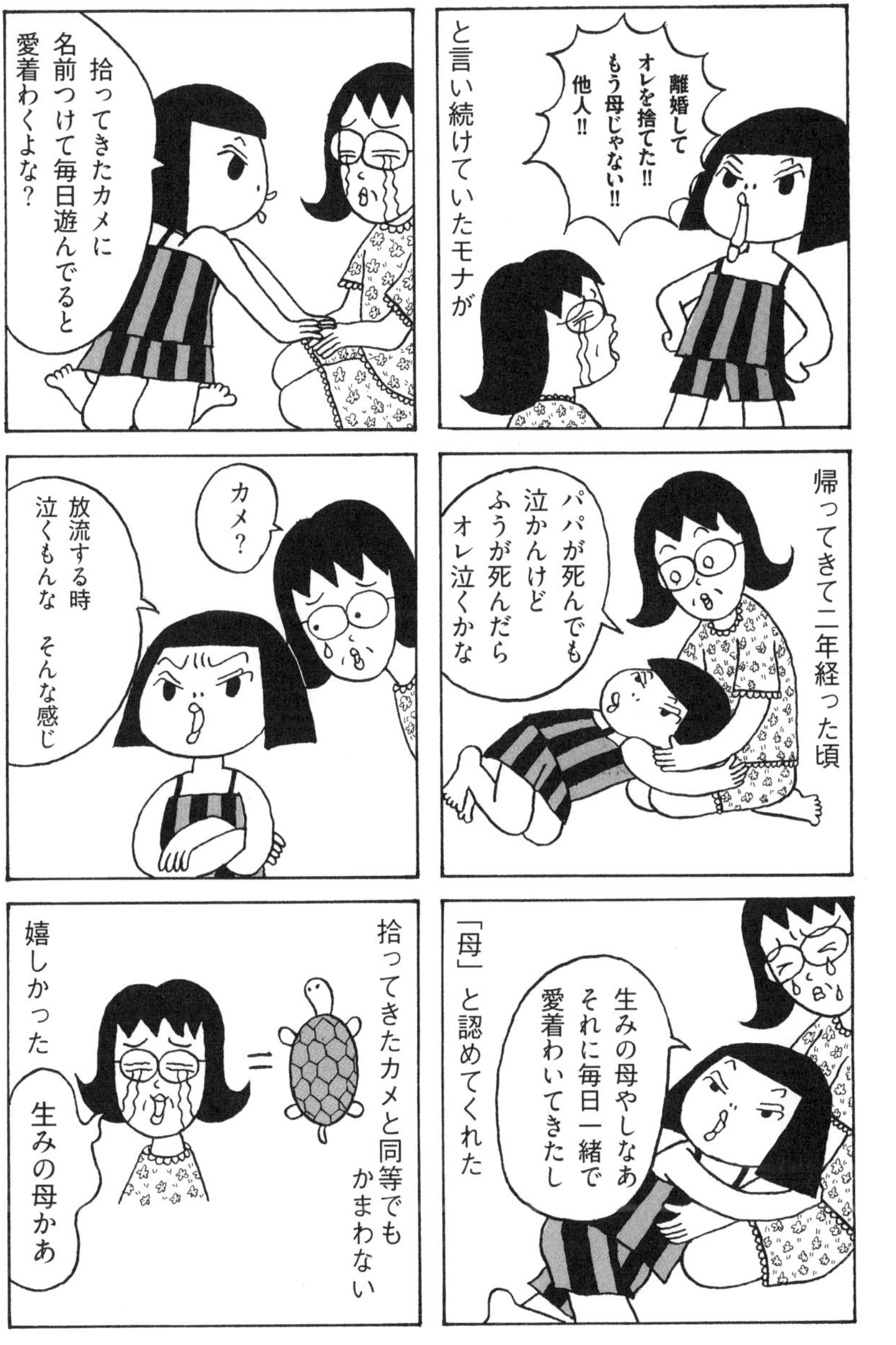

離婚して
オレを捨てた!!
もう母じゃない!!
他人!!
と言い続けていたモナが
帰ってきて二年経った頃
パパが死んでも
泣かんけど
ふうが死んだら
オレ泣くかな
生みの母やしなぁ
それに毎日一緒で
愛着わいてきたし
「母」と認めてくれた
拾ってきたカメに
名前つけて毎日遊んでると
愛着わくよな?
カメ?
放流する時
泣くもんな　そんな感じ
拾ってきたカメと同等でも
かまわない
嬉しかった
生みの母かぁ

賭け

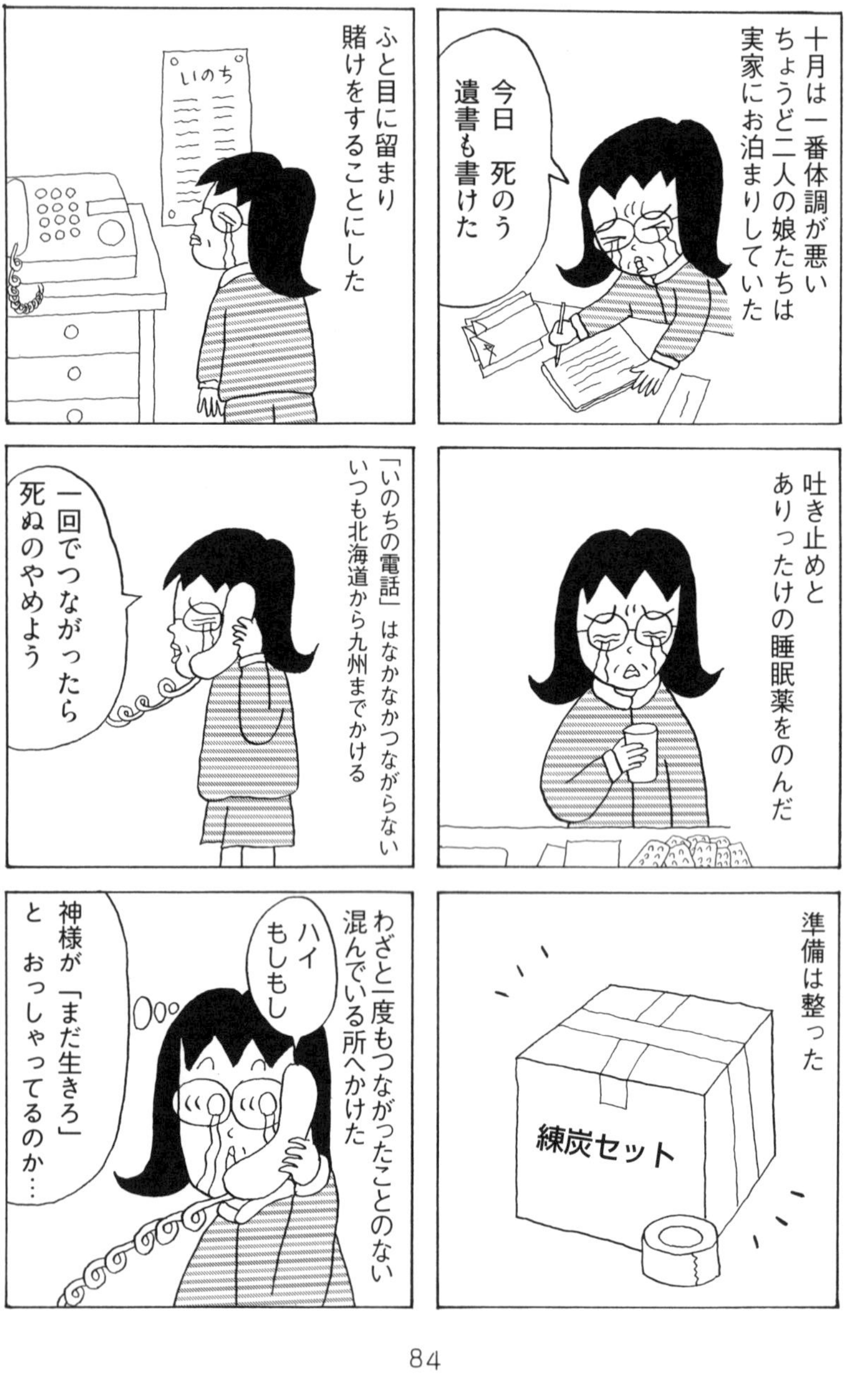
十月は一番体調が悪い
ちょうど二人の娘たちは
実家にお泊まりしていた
今日 死のう
遺書も書けた
吐き止めと
ありったけの睡眠薬をのんだ
準備は整った
練炭セット
ふと目に留まり
賭けをすることにした
いのち
「いのちの電話」はなかなかつながらない
いつも北海道から九州までかける
一回でつながったら
死ぬのやめよう
わざと一度もつながったことのない
混んでいる所へかけた
ハイ
もしもし
神様が「まだ生きろ」
と おっしゃってるのか…

磁気刺激療法

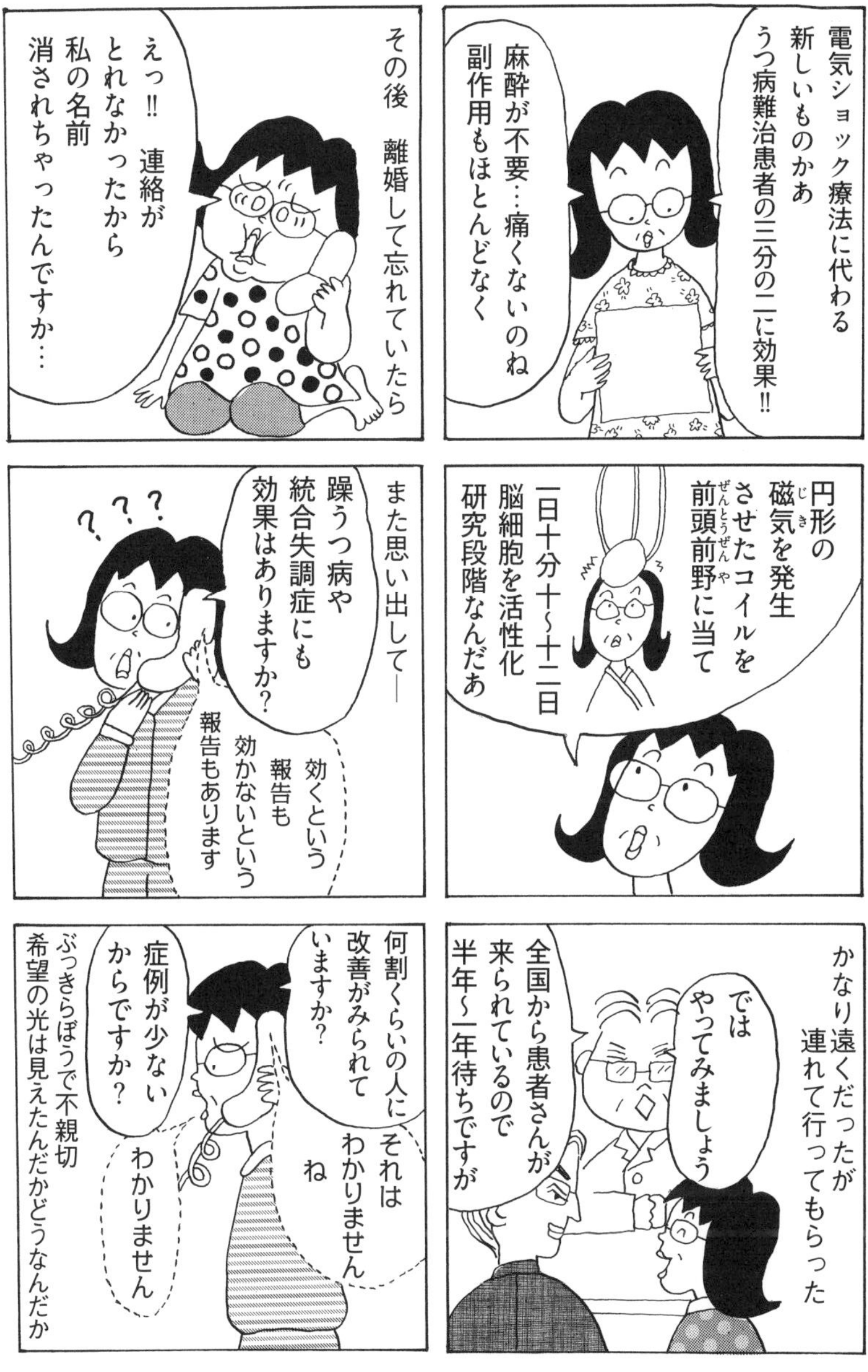

電気ショック療法に代わる新しいものかぁ
うつ病難治患者の三分の二に効果!!
麻酔が不要…痛くないのね 副作用もほとんどなく
円形の磁気《じき》を発生させたコイルを前頭前野《ぜんとうぜんや》に当て
一日十分 十~十二日 脳細胞を活性化 研究段階なんだぁ
かなり遠くだったが連れて行ってもらった
全国から患者さんが来られているので半年~一年待ちですが
ではやってみましょう
その後 離婚して忘れていたら
えっ!! 連絡がとれなかったから私の名前消されちゃったんですか…
また思い出して——
躁うつ病や統合失調症にも効果はありますか?
効くという報告も効かないという報告もあります
何割くらいの人に改善がみられていますか?
それはわかりませんね
症例が少ないからですか?
わかりません
ぶっきらぼうで不親切 希望の光は見えたんだかどうなんだか

主治医の解説

磁気刺激療法

磁気刺激法は正確には、**反復性《はんぷくせい》経頭蓋《けいとうがい》磁気《じき》刺激法《しげきほう》**（rTMS）といいます。

磁気エネルギーを用いて脳の局所を電気刺激する方法です。日本では、保険適用は承認されていませんが、研究的に用いられています。脳の検査、パーキンソン病や脳梗塞《のうこうそく》、慢性疼痛、うつ病、躁うつ病などの患者さんの治療にも研究的に用いられています。

rTMSは安全で副作用が少なく、薬物療法の効果が十分でないうつ病の患者さんを対象として薬物療法と同等の有効性があるといわれています。アメリカやカナダ、オーストラリアなどでは既にうつ病に対する治療法として保険適用の対象となっています。日本では、実施機関は少なく、宣伝も多くはなされておらず、研究段階の域を脱していません。

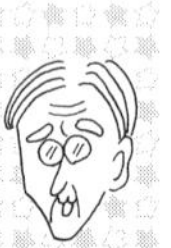

N病院精神科医
Dr.山国

薬の副作用②

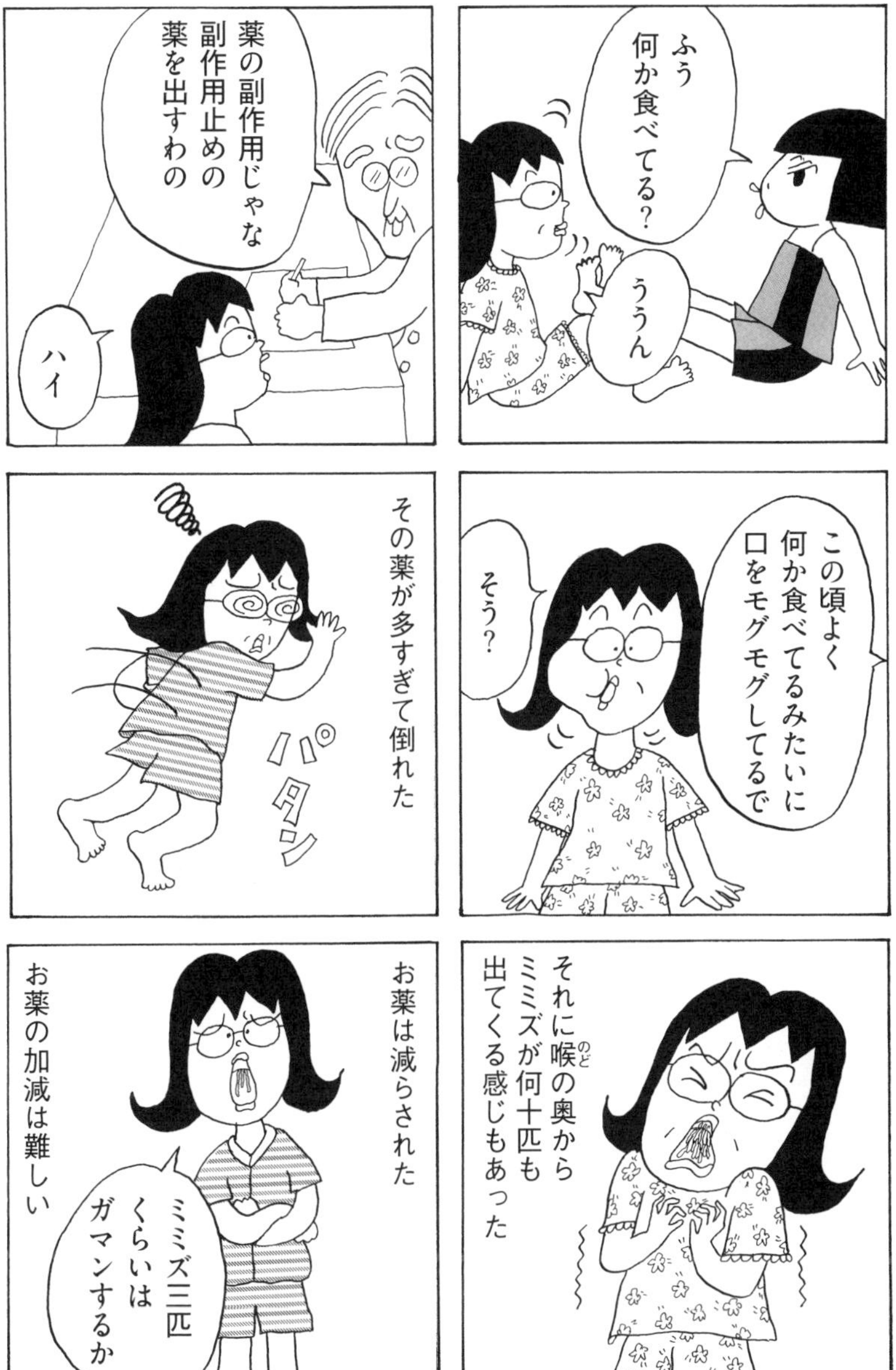

ふう
何か食べてる?
ううん
この頃よく何か食べてるみたいに口をモグモグしてるで
そう?
それに喉《のど》の奥からミミズが何十匹も出てくる感じもあった
薬の副作用じゃな
副作用止めの薬を出すわの
ハイ
その薬が多すぎて倒れた
パタン
お薬は減らされた
ミミズ三匹くらいはガマンするか
お薬の加減は難しい

主治医の解説

薬の副作用②

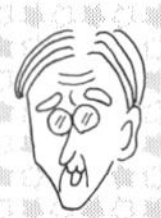

N病院精神科医
Dr.山国

抗精神病薬は、もともとは統合失調症の薬ですが、双極性障害にも効果があることが分かり、保険適用を取得した薬剤も現れました。そのため、しばしば双極性障害の患者さんにも抗精神病薬が処方されるようになりました。

抗精神病薬では、口をもぐもぐする副作用があります。その際、副作用止めが必要なときがありますが、副作用止めにも、別の副作用があります。副作用止めにより生活に障害が現れた場合は、薬を減量する必要があります。副作用がない薬が理想ですが、個人差もあり、副作用が避けられないこともあります。その場合、薬を中止することもあります。

薬を中止できないくらい、元々の症状が重い場合は、副作用が少ない薬を選択していきます。漫画では適切な量を見つけていくエピソードが描かれています。

多くの場合、生活していくうえでの工夫が必要になり、家族をはじめとする支援者の力が重要になります。

変身

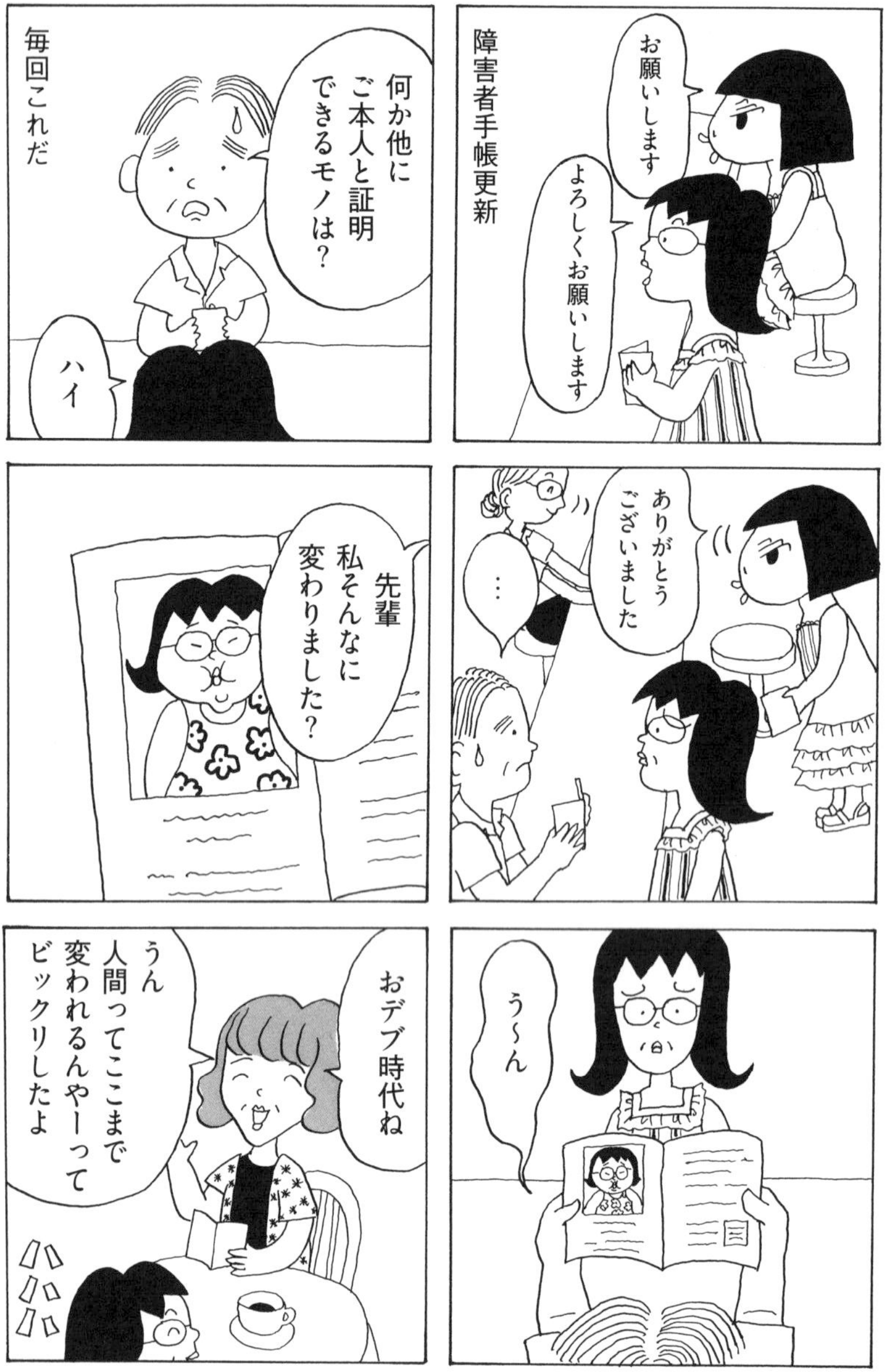
障害者手帳更新
お願いします
よろしくお願いします
何か他にご本人と証明できるモノは?
ハイ
毎回これだ
ありがとうございました
…
先輩私そんなに変わりました?
う〜ん
おデブ時代ね
うん人間ってここまで変われるんやーってビックリしたよ
ハハハ

自殺計画

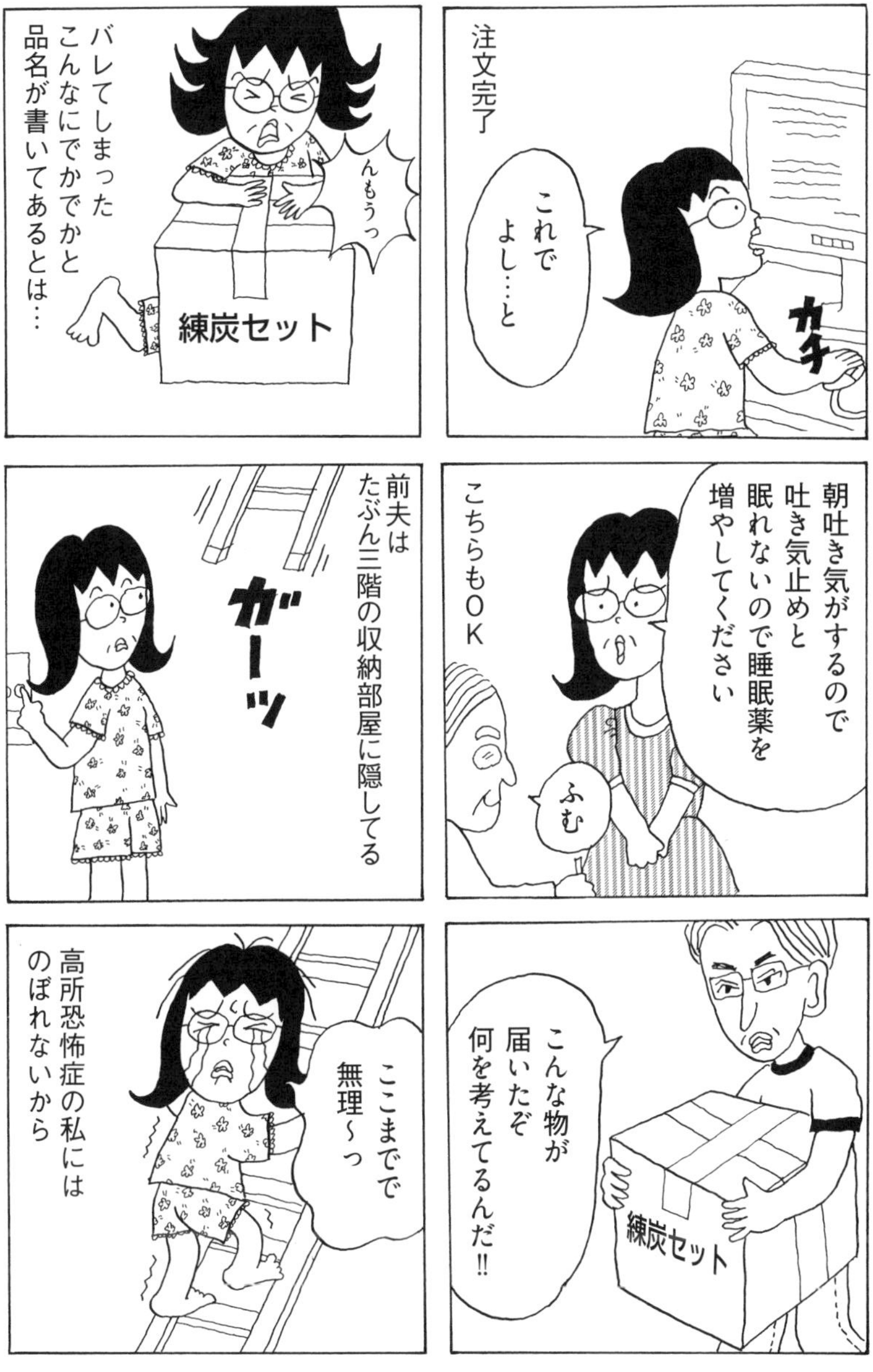
注文完了
これでよし…と
カチ
朝吐き気がするので吐き気止めと眠れないので睡眠薬を増やしてください
こちらもOK
ふむ
こんな物が届いたぞ何を考えてるんだ!!
練炭セット
バレてしまったこんなにでかでかと品名が書いてあるとは…
んもうっ
練炭セット
前夫はたぶん三階の収納部屋に隠してる
ガーッ
高所恐怖症の私にはのぼれないから
ここまでで無理～っ

私の幻覚

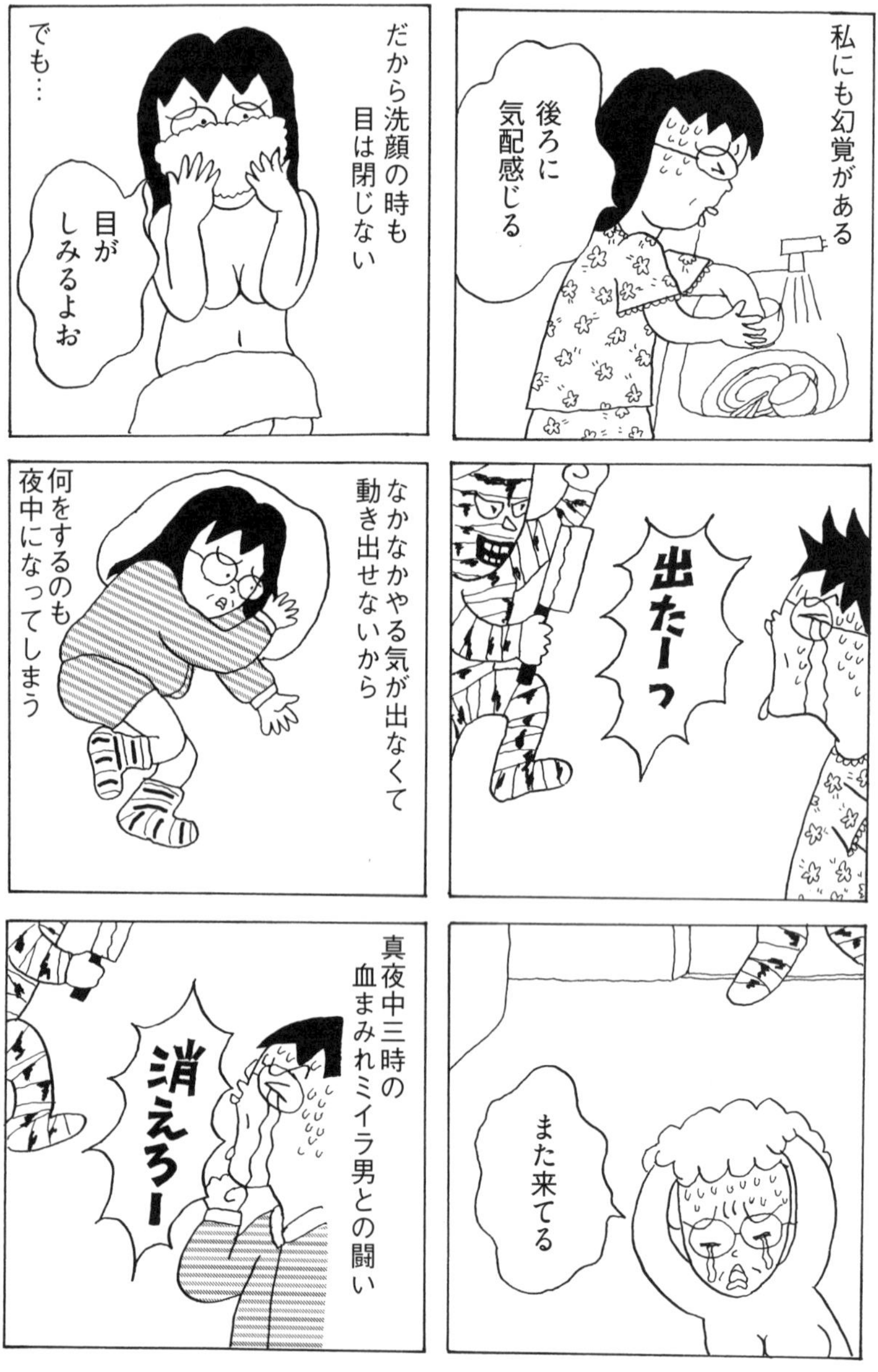
私にも幻覚がある
後ろに気配感じる
出たーっ
また来てる
だから洗顔の時も目は閉じない
でも…
目がしみるよお
なかなかやる気が出なくて動き出せないから
何をするのも夜中になってしまう
真夜中三時の血まみれミイラ男との闘い
消えろー

発作

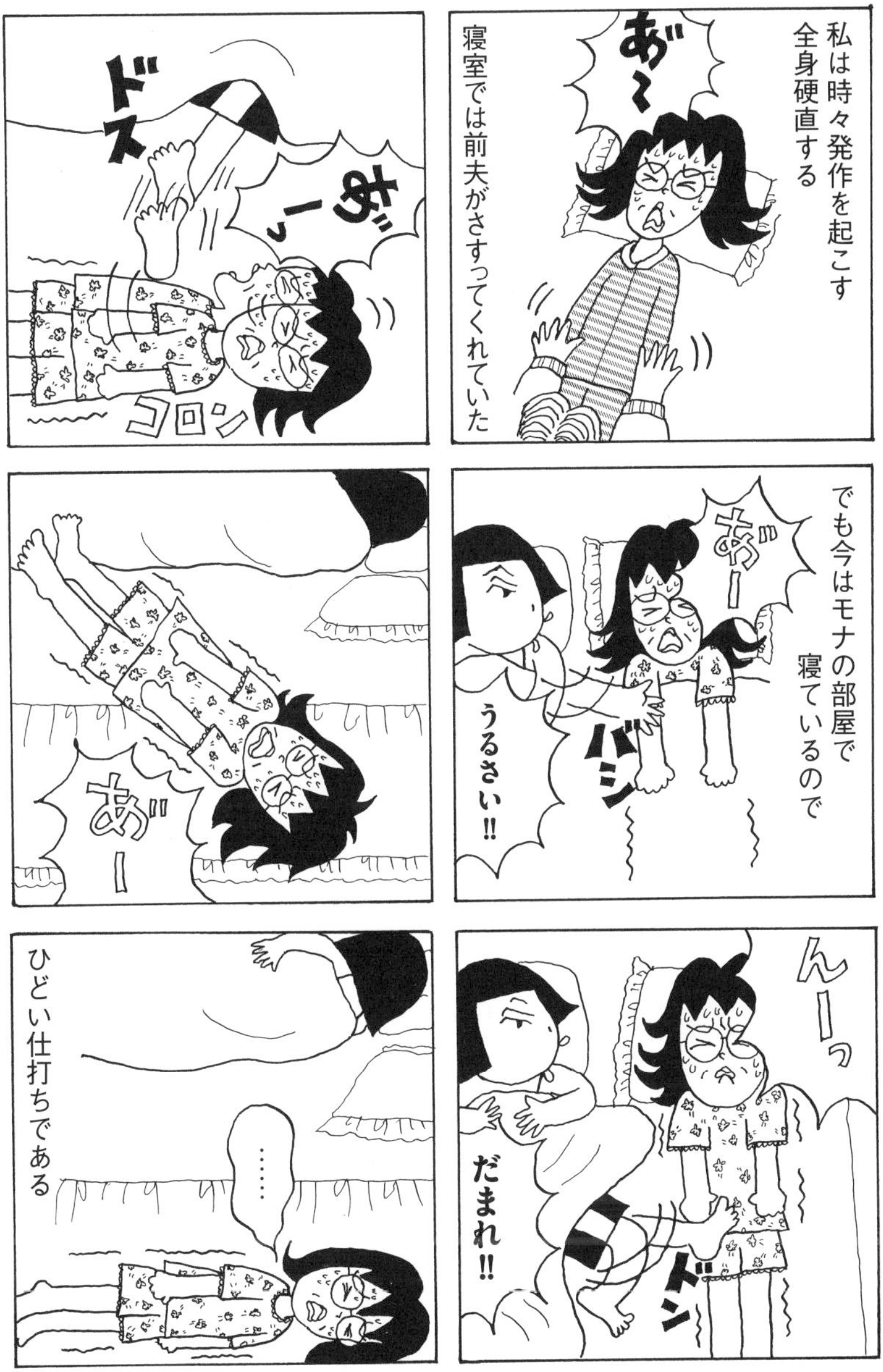

私は時々発作を起こす
全身硬直する
あ゛〜
寝室では前夫がさすってくれていた
でも今はモナの部屋で
寝ているので
あ゛ー
バシ
うるさい!!
んーっ
ドン
だまれ!!
ドス
あ゛ー
コロン
あ゛ー
……
ひどい仕打ちである

記憶混濁

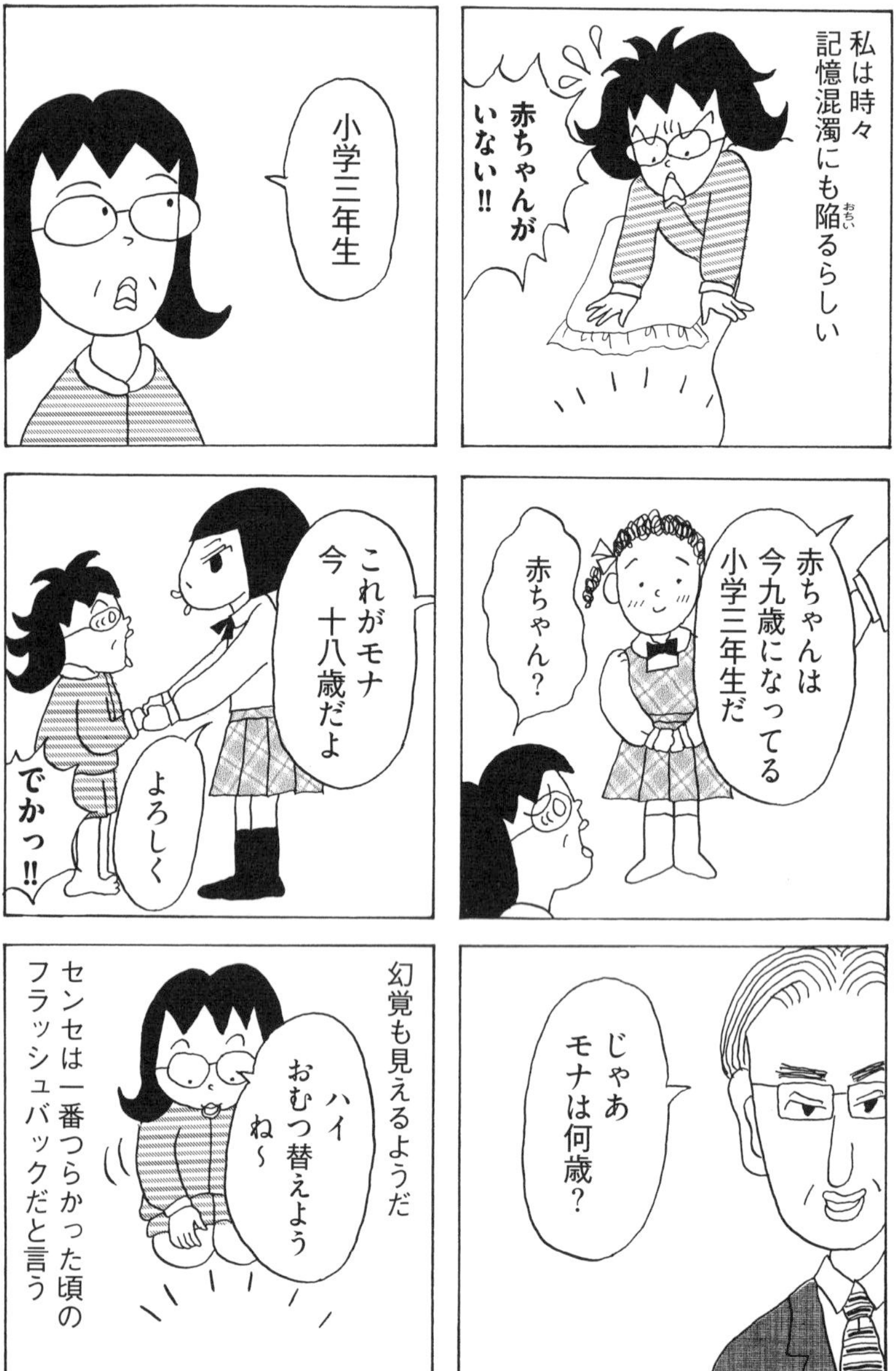
私は時々
記憶混濁にも陥《おちい》るらしい
赤ちゃんがいない!!
赤ちゃんは今九歳になってる小学三年生だ
赤ちゃん?
じゃあモナは何歳?
小学三年生
これがモナ 今 十八歳だよ
よろしく
でかっ!!
幻覚も見えるようだ
ハイ おむつ替えようね～
センセは一番つらかった頃のフラッシュバックだと言う

記憶喪失？

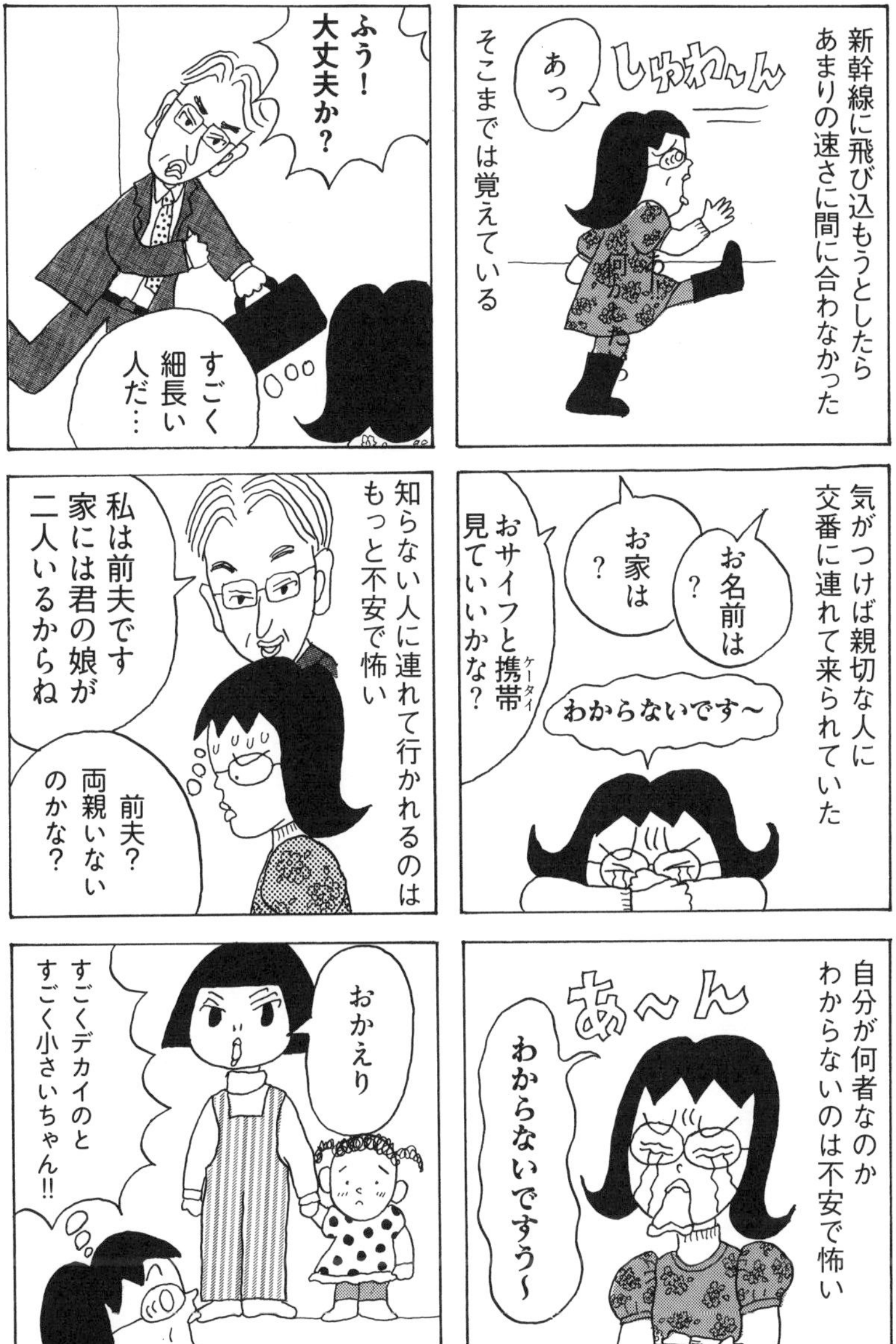
新幹線に飛び込もうとしたら
あまりの速さに間に合わなかった
しゅわ～ん
あっ
そこまでは覚えている
気がつけば親切な人に
交番に連れて来られていた
お名前は？
お家は？
おサイフと携帯《ケータイ》
見ていいかな？
わからないです～
自分が何者なのか
わからないのは不安で怖い
あ～ん
わからないですぅ～
ふう！
大丈夫か？
すごく細長い人だ…
知らない人に連れて行かれるのは
もっと不安で怖い
私は前夫です
家には君の娘が
二人いるからね
前夫？
両親いない
のかな？
おかえり
すごくデカイのと
すごく小さいちゃん!!

初めての救急車

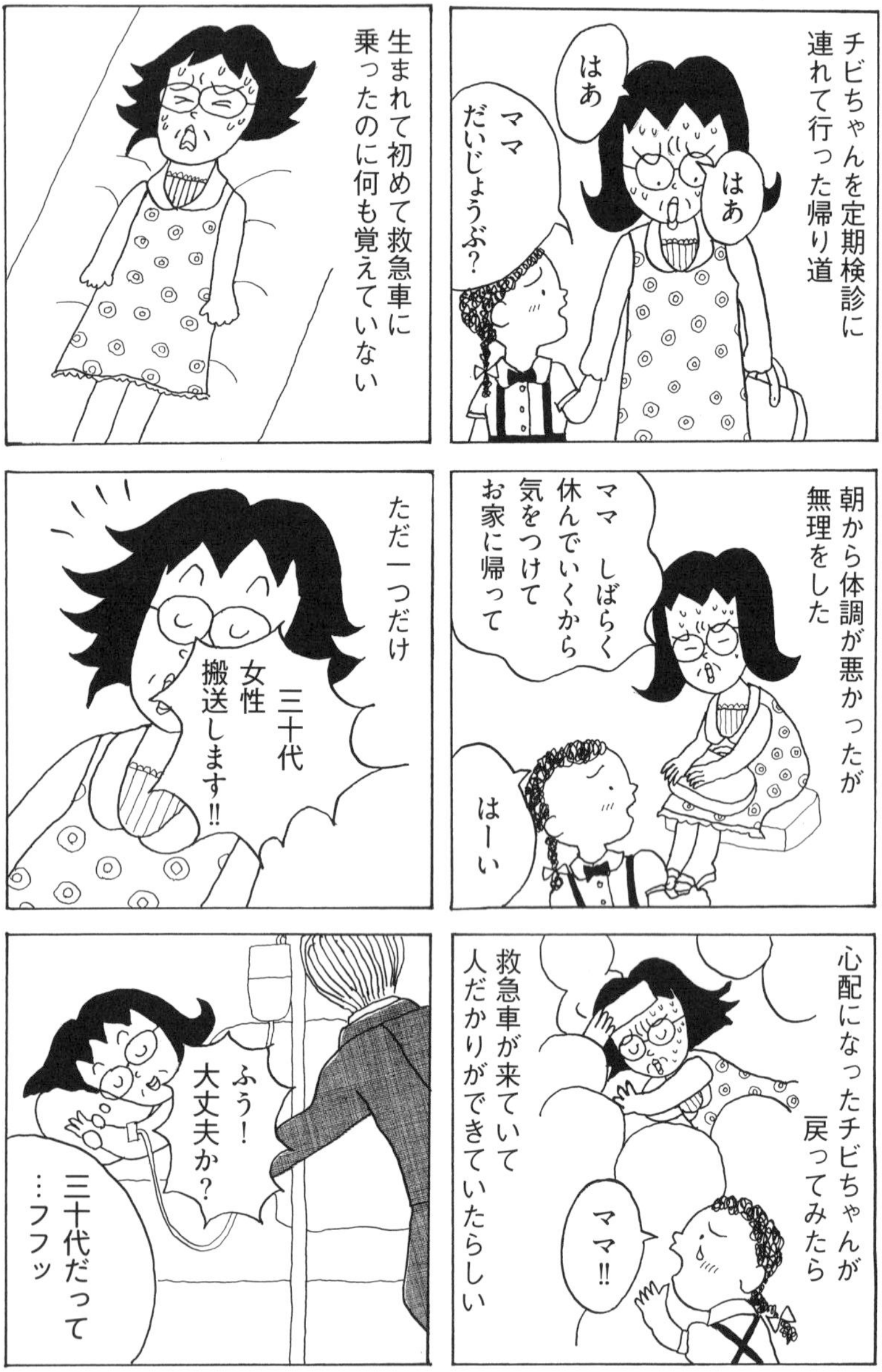
チビちゃんを定期検診に連れて行った帰り道
はあ
はあ
ママ だいじょうぶ?
朝から体調が悪かったが無理をした
ママ しばらく休んでいくから気をつけてお家に帰って
はーい
心配になったチビちゃんが戻ってみたら
救急車が来ていて人だかりができていたらしい
ママ!!
生まれて初めて救急車に乗ったのに何も覚えていない
ただ一つだけ
三十代女性搬送します!!
ふう! 大丈夫か?
三十代だって…フフッ

真矢《マヤ》先生

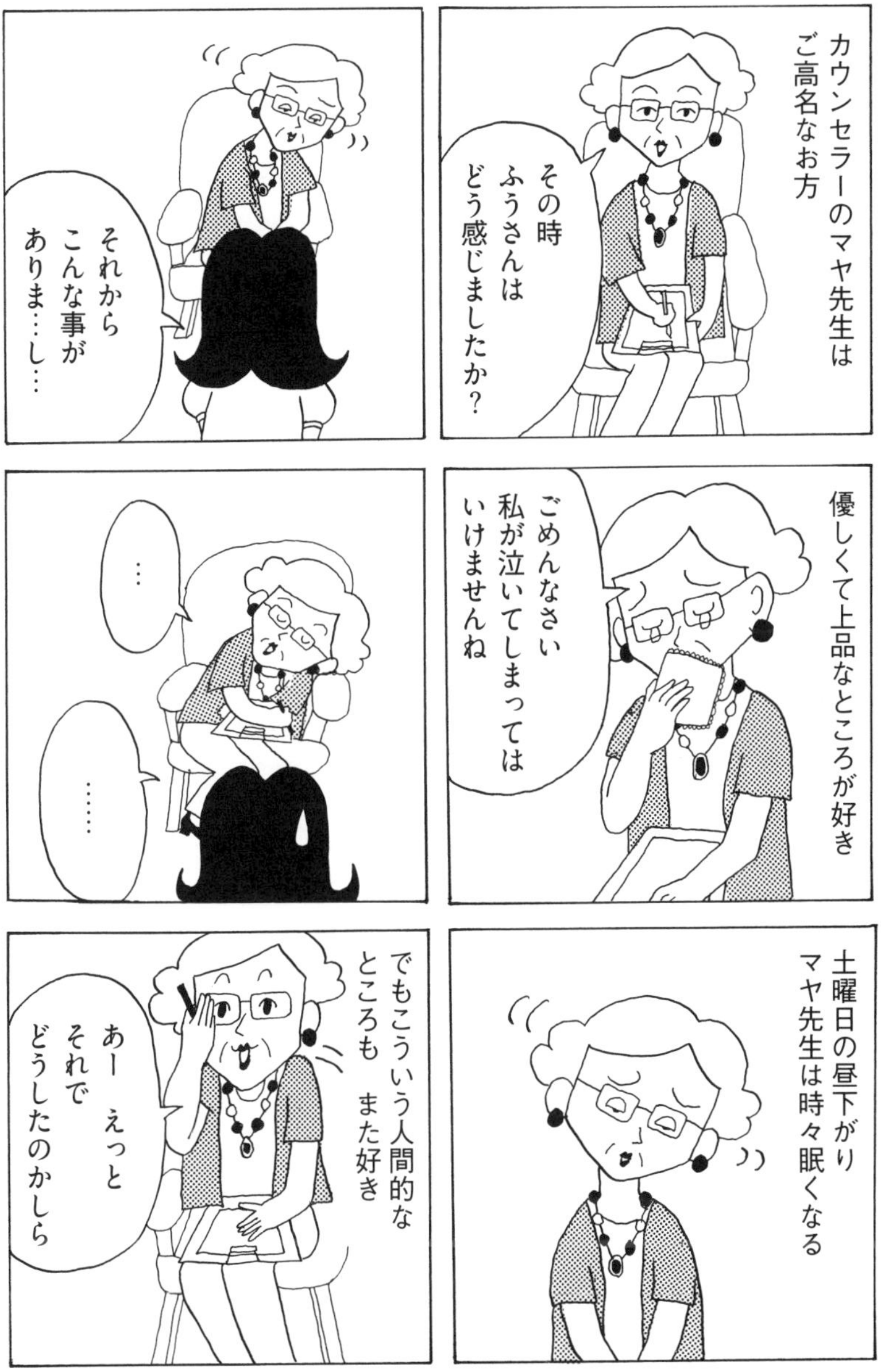

カウンセラーのマヤ先生は
ご高名なお方
その時
ふうさんは
どう感じましたか?
優しくて上品なところが好き
ごめんなさい
私が泣いてしまっては
いけませんね
土曜日の昼下がり
マヤ先生は時々眠くなる
それから
こんな事が
ありま…し…
…
……
でもこういう人間的な
ところも　また好き
あー　えっと
それで
どうしたのかしら

心の叫び

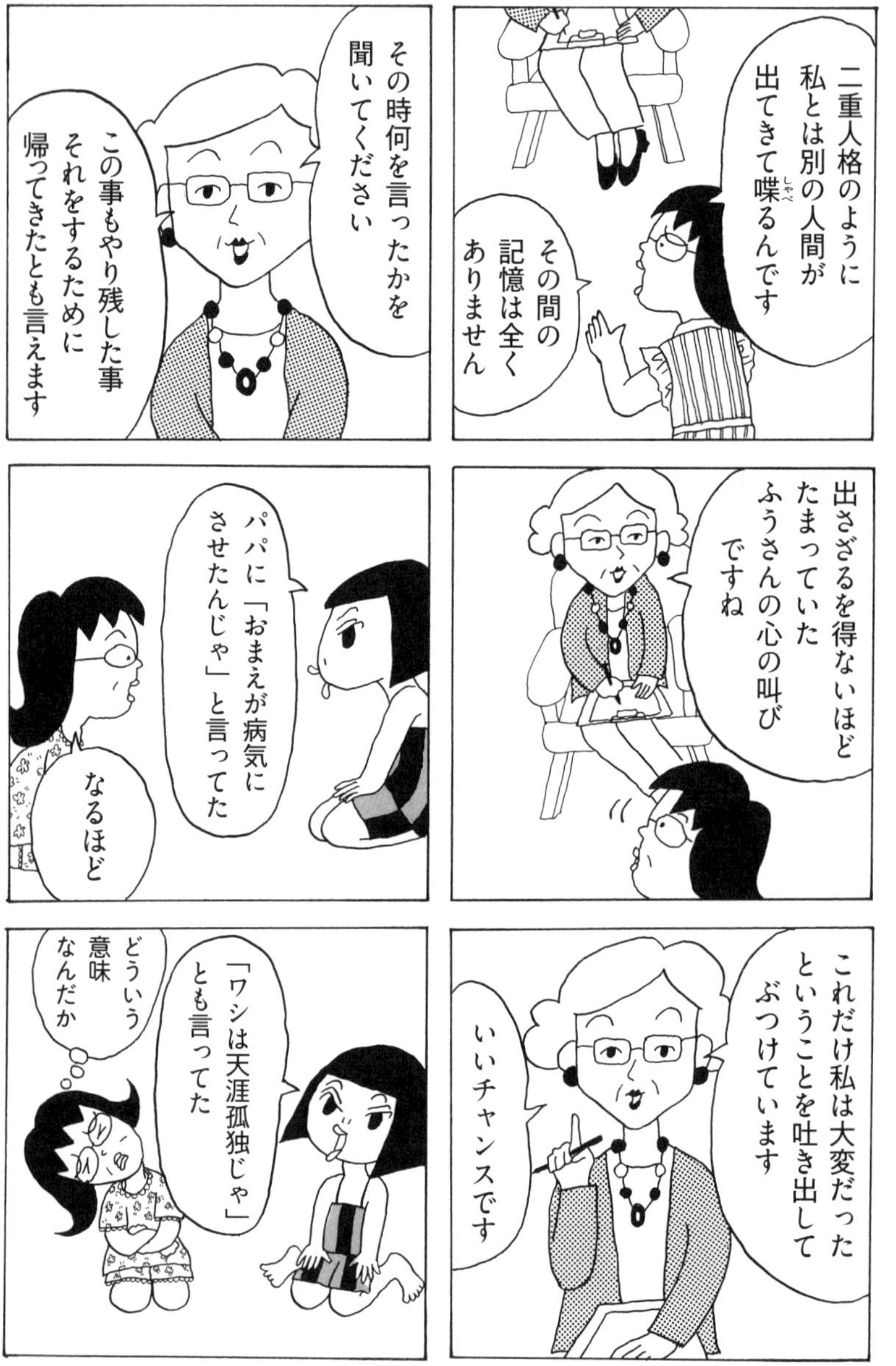

二重人格のように私とは別の人間が出てきて喋《しゃべ》るんです
その間の記憶は全くありません
その時何を言ったかを聞いてください
この事もやり残した事それをするために帰ってきたとも言えます
出さざるを得ないほどたまっていたふうさんの心の叫びですね
パパに「おまえが病気にさせたんじゃ」と言ってた
なるほど
これだけ私は大変だったということを吐き出してぶつけています
いいチャンスです
「ワシは天涯孤独じゃ」とも言ってた
どういう意味なんだか

代弁

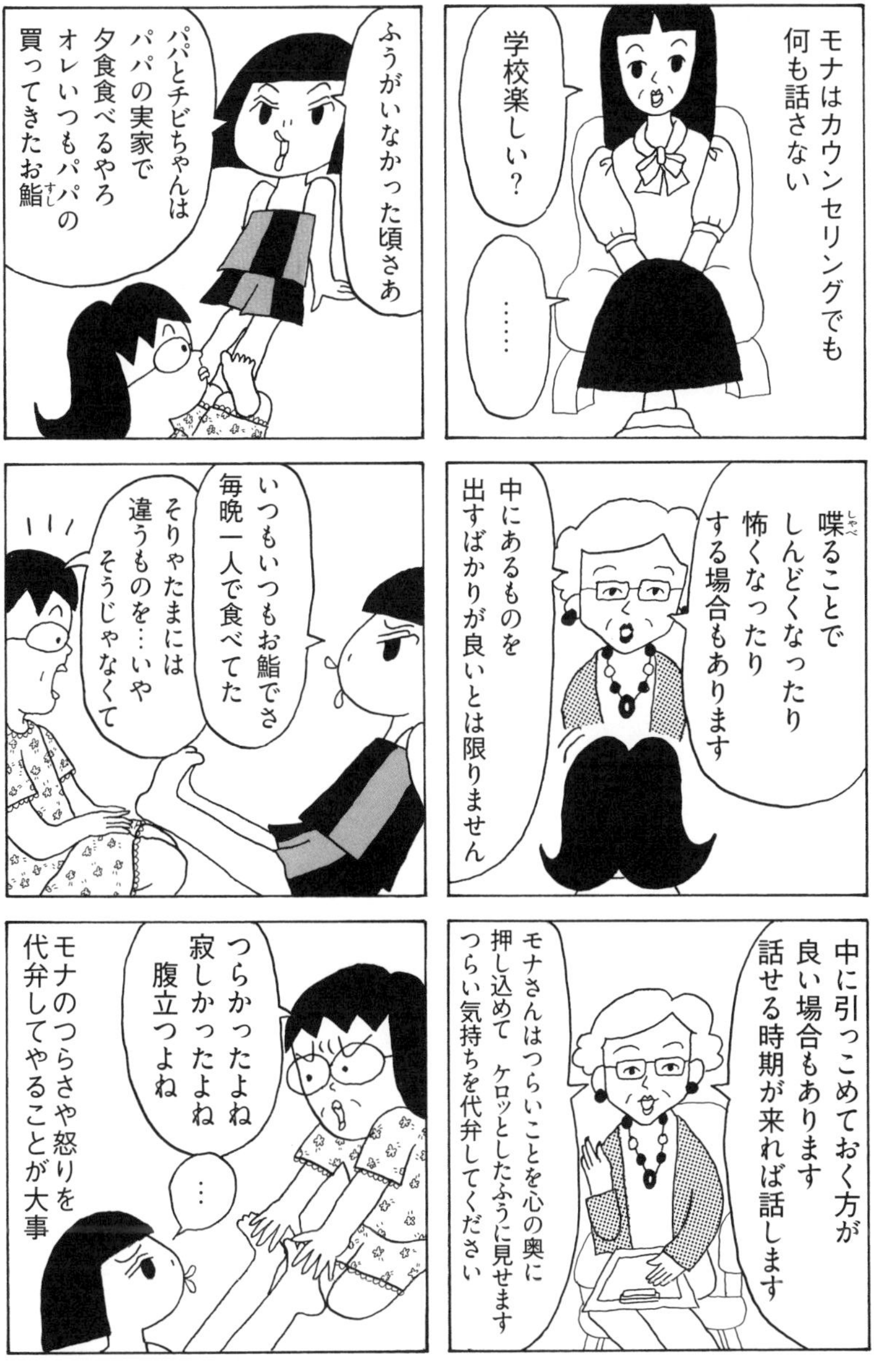
モナはカウンセリングでも何も話さない
学校楽しい？
……
喋《しゃべ》ることでしんどくなったり怖くなったりする場合もあります
中にあるものを出すばかりが良いとは限りません
中に引っこめておく方が良い場合もあります話せる時期が来れば話します
モナさんはつらいことを心の奥に押し込めて　ケロッとしたふうに見せますつらい気持ちを代弁してください
ふうがいなかった頃さあ
パパとチビちゃんはパパの実家で夕食食べるやろオレいつもパパの買ってきたお鮨《すし》
いつもいつもお鮨でさ毎晩一人で食べてた
そりゃたまには違うものを…いやそうじゃなくて
つらかったよね寂しかったよね腹立つよね
…
モナのつらさや怒りを代弁してやることが大事

存在の確認

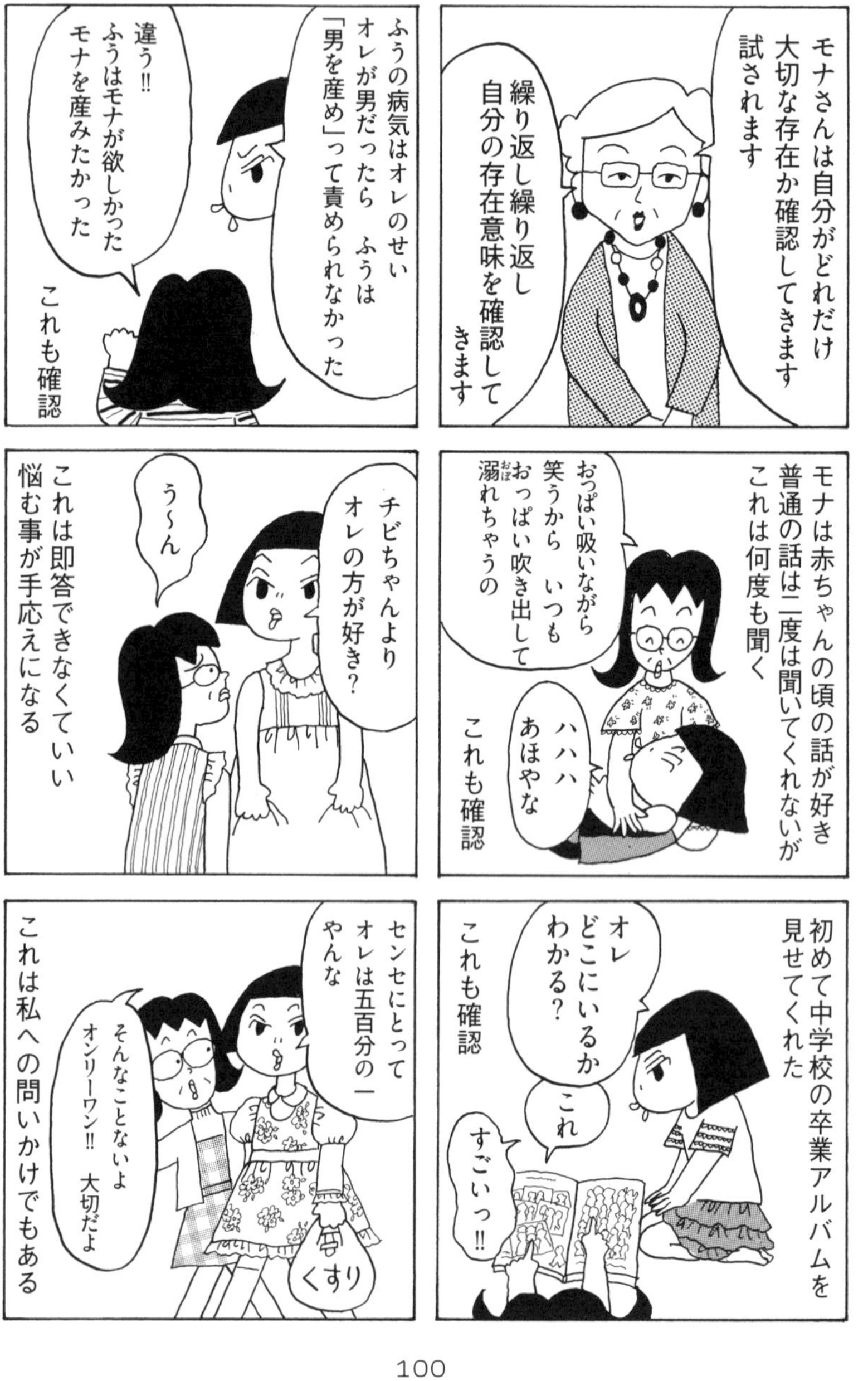
モナさんは自分がどれだけ大切な存在か確認してきます試されます
繰り返し繰り返し自分の存在意味を確認してきます
ふうの病気はオレのせい オレが男だったら ふうは「男を産め」って責められなかった
違う!! ふうはモナが欲しかった モナを産みたかった
これも確認
モナは赤ちゃんの頃の話が好き 普通の話は二度は聞いてくれないが これは何度も聞く
おっぱい吸いながら笑うから いつもおっぱい吹き出して溺《おぼ》れちゃうの
ハハハ あほやな
これも確認
チビちゃんより オレの方が好き?
う〜ん
これは即答できなくていい 悩む事が手応えになる
初めて中学校の卒業アルバムを見せてくれた
オレ どこにいるか わかる?
これ
すごいっ!!
これも確認
センセにとって オレは五百分の一 やんな
そんなことないよ オンリーワン!! 大切だよ
くすり
これは私への問いかけでもある

いい母

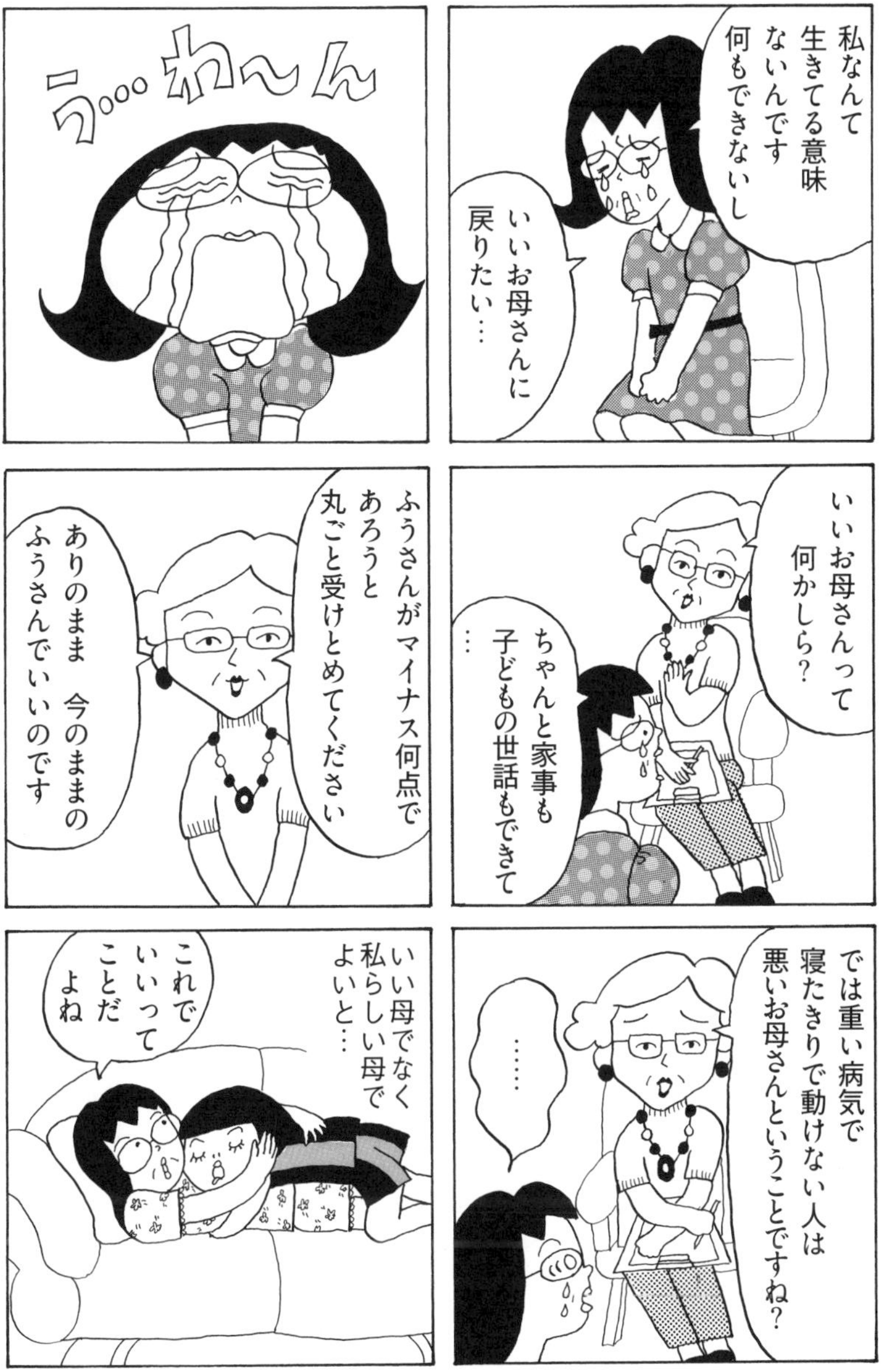

私なんて生きてる意味ないんです 何もできないし
いいお母さんに戻りたい…
いいお母さんって何かしら?
ちゃんと家事も子どもの世話もできて…
では重い病気で寝たきりで動けない人は悪いお母さんということですね?
……
う…わ〜ん
ふうさんがマイナス何点であろうと丸ごと受けとめてください
ありのまま 今のままのふうさんでいいのです
いい母でなく私らしい母でよいと…
これでいいってことだよね

白黒思考

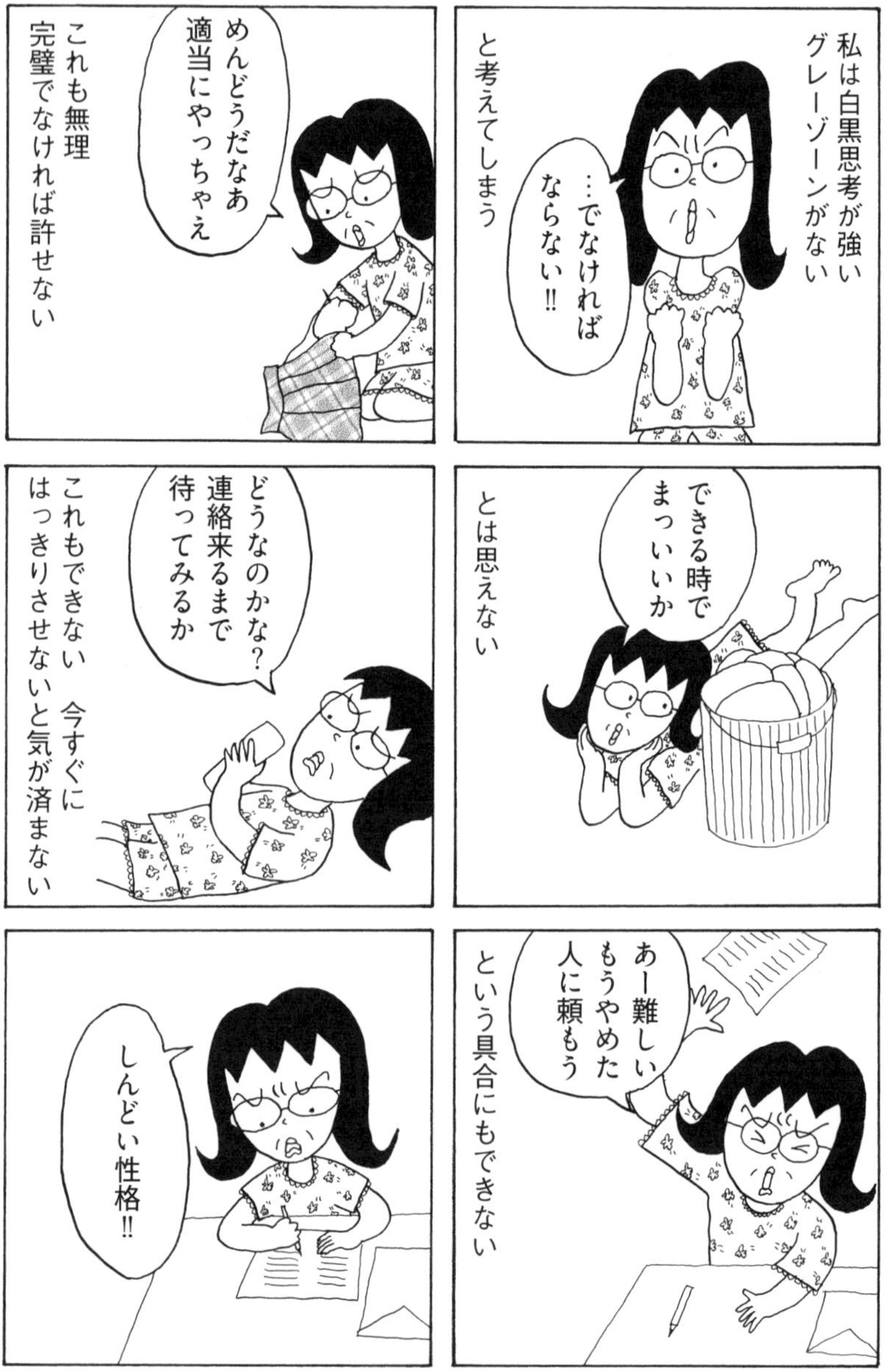
私は白黒思考が強い
グレーゾーンがない
…でなければならない!!
と考えてしまう
めんどうだなあ
適当にやっちゃえ
これも無理
完璧でなければ許せない
できる時でまっいいか
とは思えない
どうなのかな?
連絡来るまで待ってみるか
これもできない 今すぐにはっきりさせないと気が済まない
あー難しい
もうやめた
人に頼もう
という具合にもできない
しんどい性格!!

チビちゃん

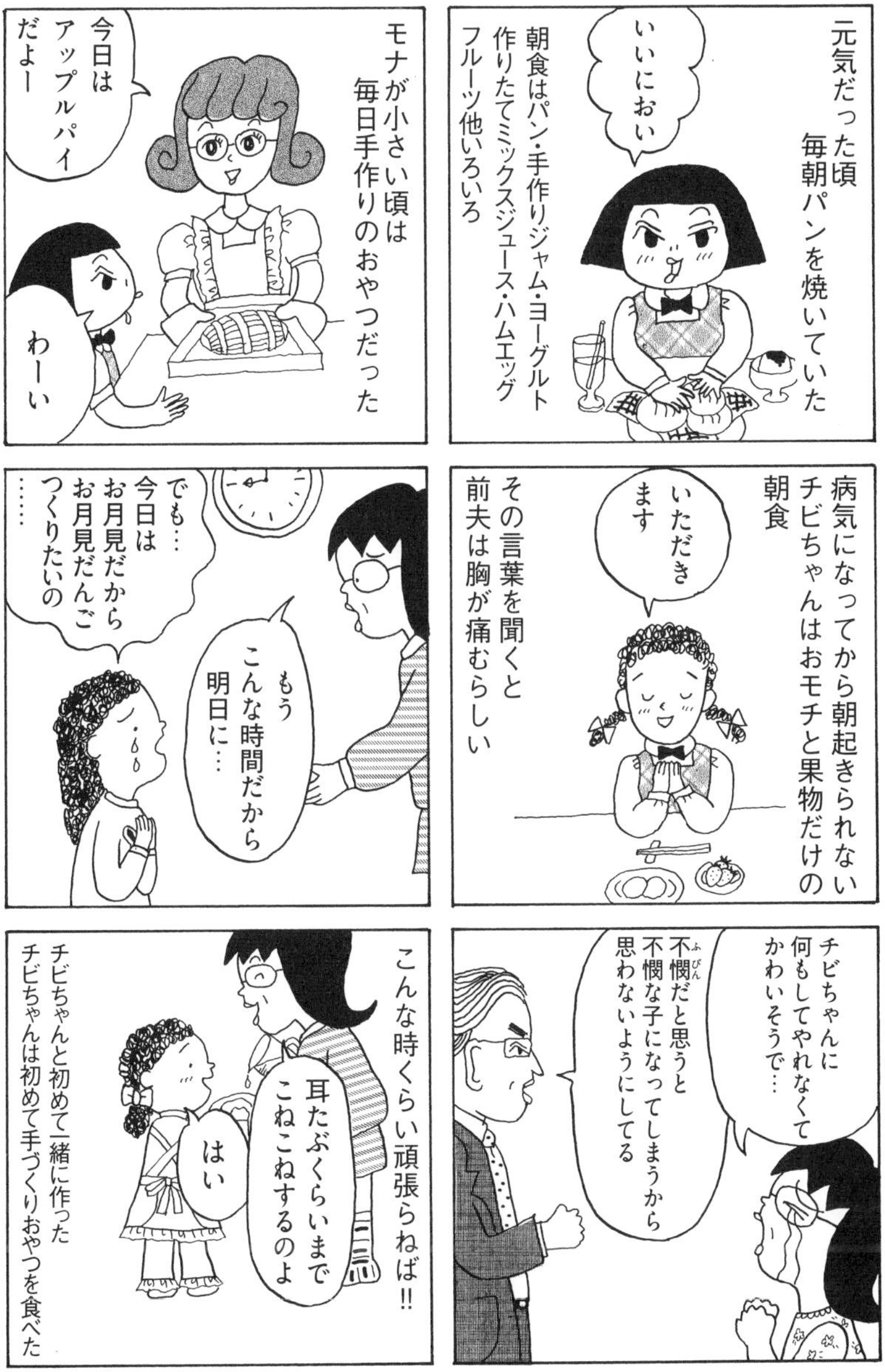
元気だった頃 毎朝パンを焼いていた
いいにおい
朝食はパン・手作りジャム・ヨーグルト 作りたてミックスジュース・ハムエッグ フルーツ他いろいろ
病気になってから朝起きられないチビちゃんはおモチと果物だけの 朝食
いただきます
その言葉を聞くと 前夫は胸が痛むらしい
チビちゃんに 何もしてやれなくて かわいそうで…
不憫《ふびん》だと思うと 不憫な子になってしまうから 思わないようにしてる
モナが小さい頃は 毎日手作りのおやつだった
今日は アップルパイ だよー
わーぃ
もう こんな時間だから 明日に…
でも… 今日は お月見だから お月見だんご つくりたいの ……
こんな時くらい頑張らねば!!
耳たぶくらいまで こねこねするのよ
はい
チビちゃんと初めて一緒に作った チビちゃんは初めて手づくりおやつを食べた

東京ディズニーランドへ！

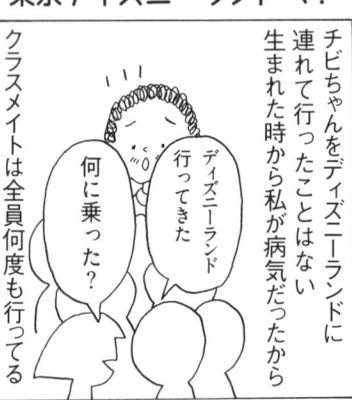

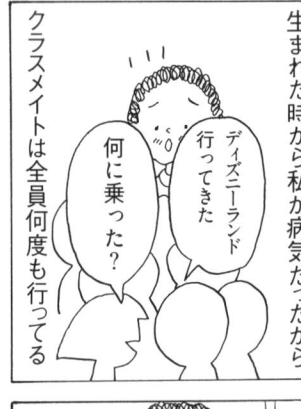

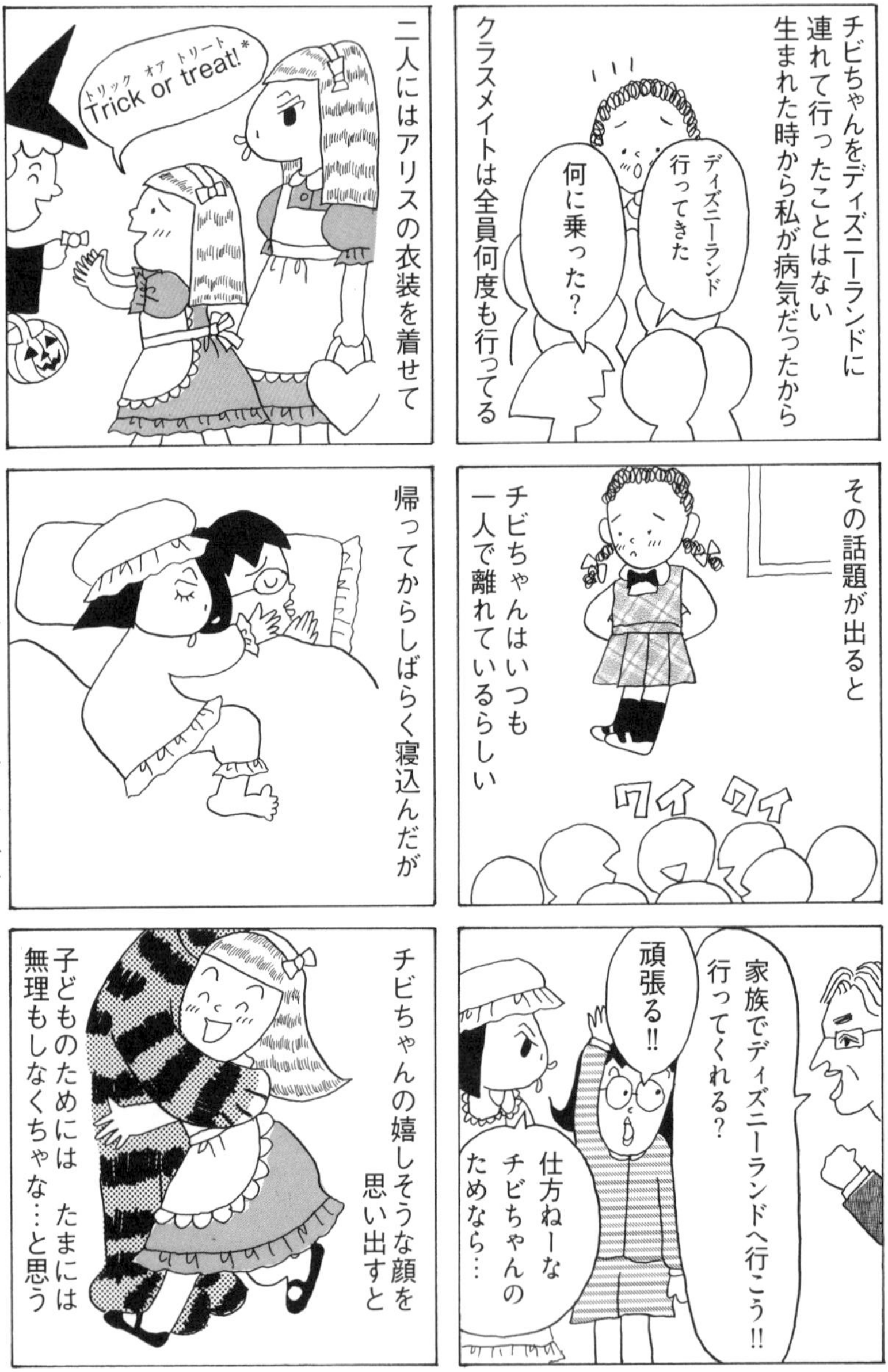

＊ハロウィンで子どもがお菓子をねだるセリフ。「お菓子をくれなきゃ、いたずらするぞ」

前夫の変貌

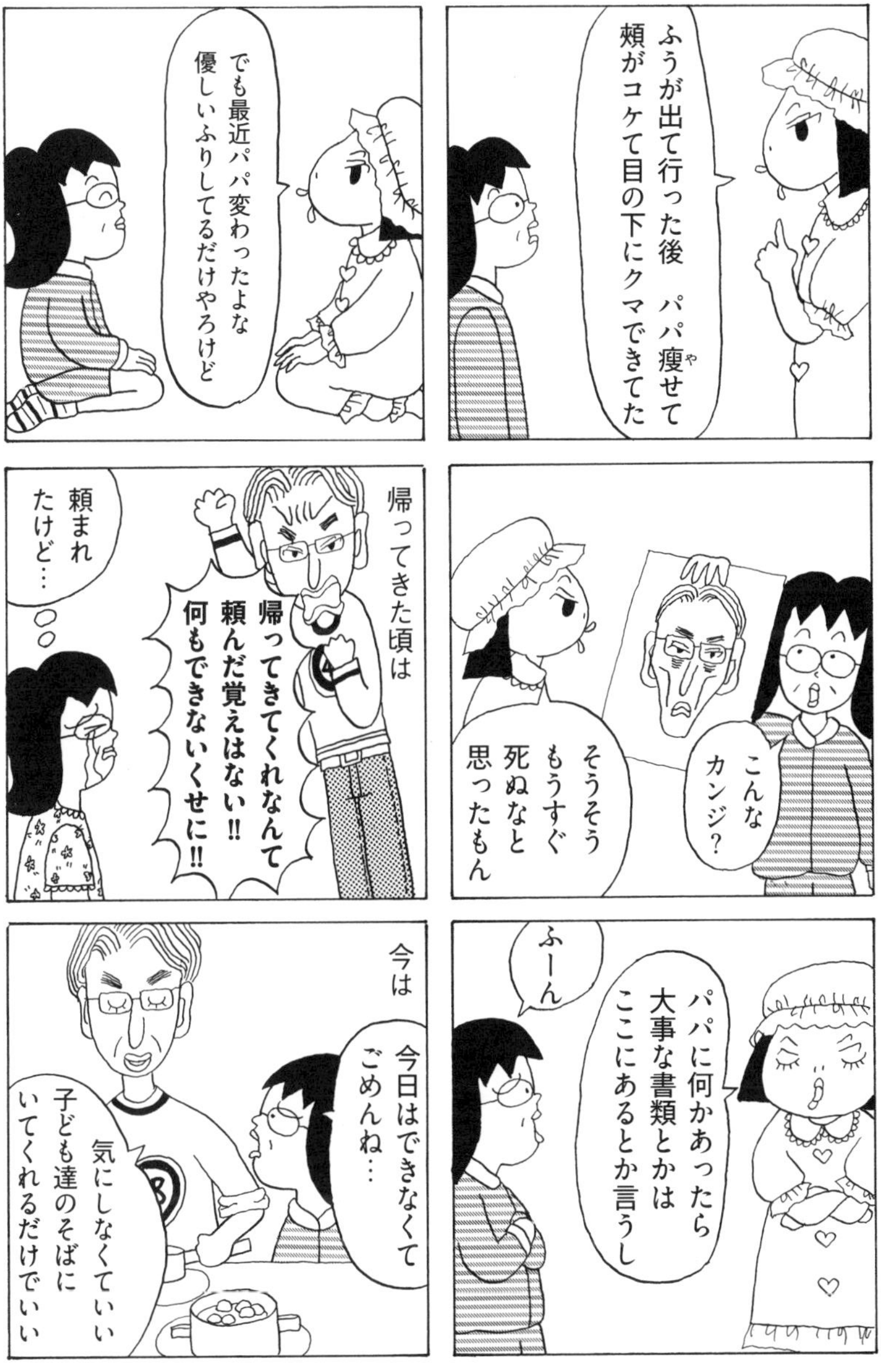
ふうが出て行った後 パパ痩《や》せて頬がコケて目の下にクマできてた
こんなカンジ？
そうそう もうすぐ死ぬなと思ったもん
パパに何かあったら大事な書類とかはここにあるとか言うし
ふーん
でも最近パパ変わったよな 優しいふりしてるだけやろけど
帰ってきた頃は
帰ってきてくれなんて頼んだ覚えはない‼ 何もできないくせに‼
頼まれたけど…
今は
今日はできなくてごめんね…
気にしなくていい 子ども達のそばにいてくれるだけでいい

前夫号泣！

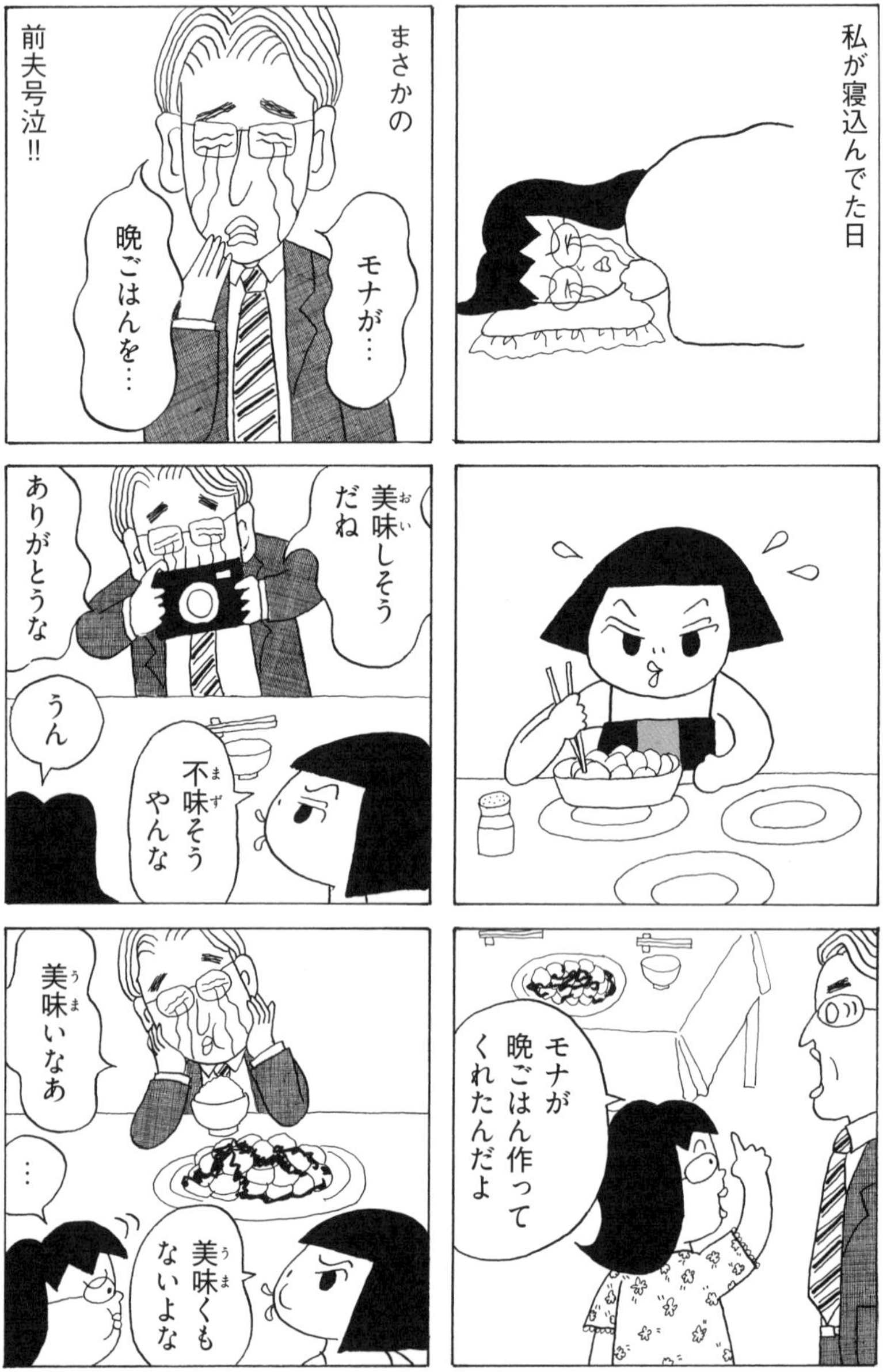
私が寝込んでた日
モナが晩ごはん作ってくれたんだよ
まさかの前夫号泣!!
モナが…
晩ごはんを…
美味《おい》しそうだね
ありがとうな
うん
不味《まず》そうやんな
美味《うま》いなあ
…
美味《うま》くもないよな

罪悪感

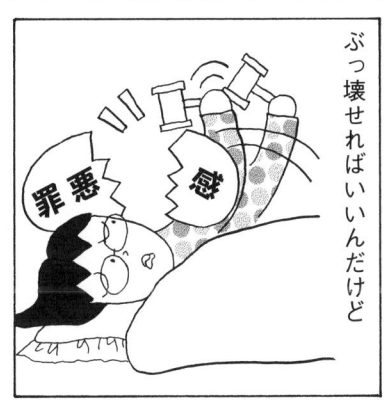

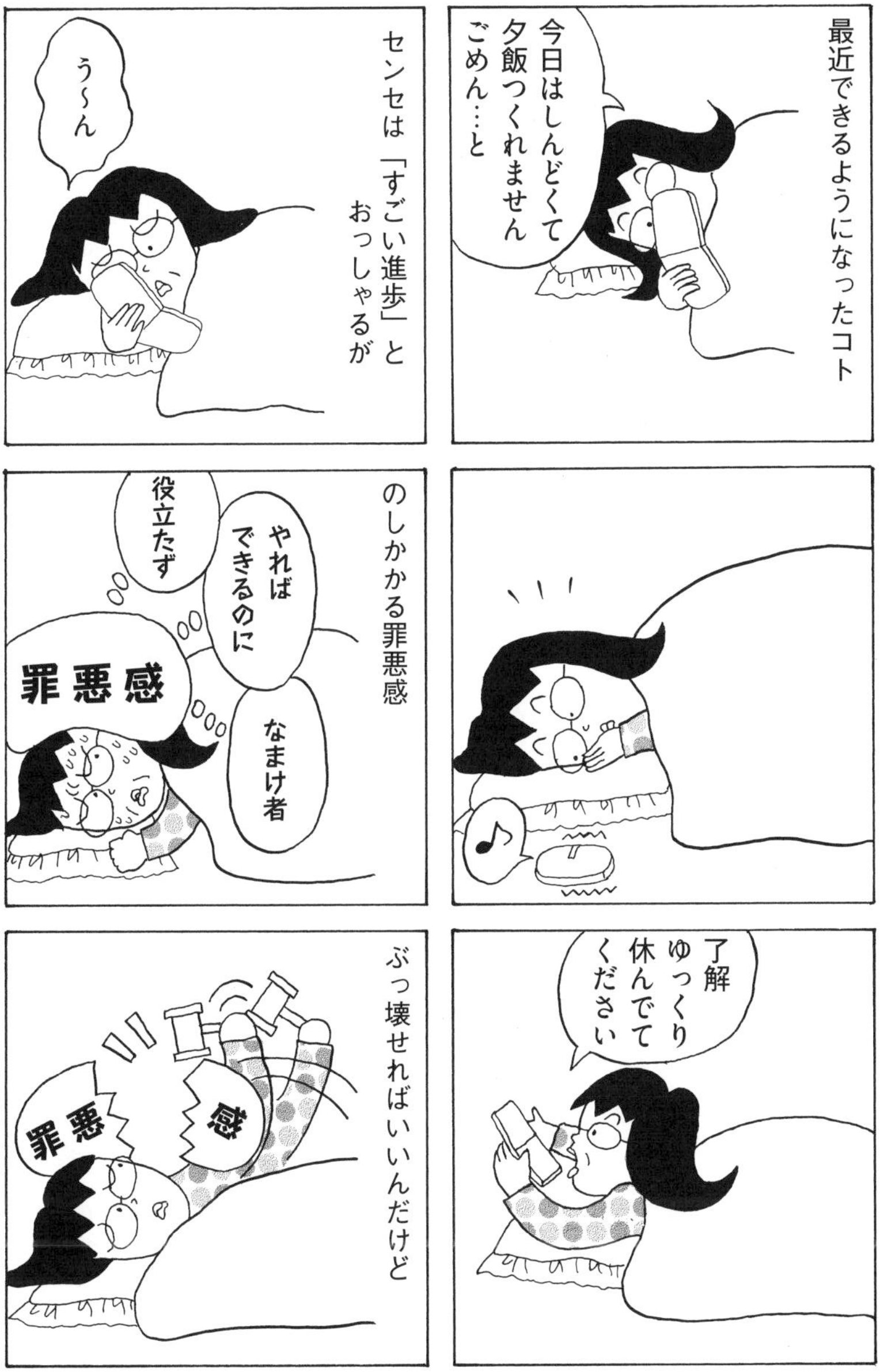
最近できるようになったコト
今日はしんどくて夕飯つくれませんごめん…と
了解ゆっくり休んでてください
センセは「すごい進歩」とおっしゃるが
う~ん
のしかかる罪悪感
役立たず
やればできるのに
罪悪感
なまけ者
ぶっ壊せればいいんだけど
罪悪感

最近の前夫

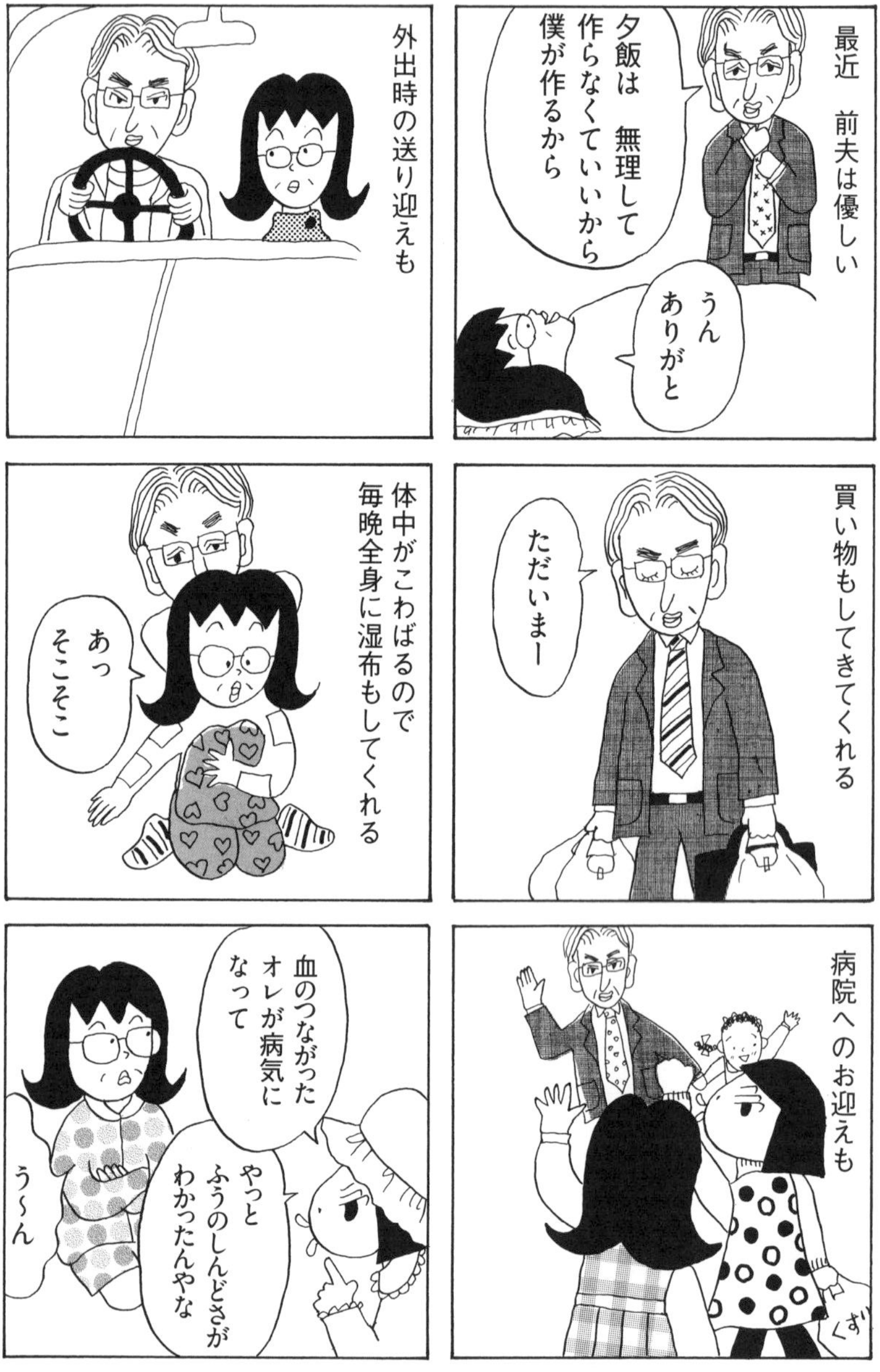
最近　前夫は優しい
夕飯は　無理して作らなくていいから僕が作るから
うん　ありがと
買い物もしてきてくれる
ただいまー
病院へのお迎えも
くすり
外出時の送り迎えも
体中がこわばるので毎晩全身に湿布もしてくれる
あっ　そこそこ
血のつながったオレが病気になって
やっと　ふうのしんどさがわかったんやな
う〜ん

私がいること

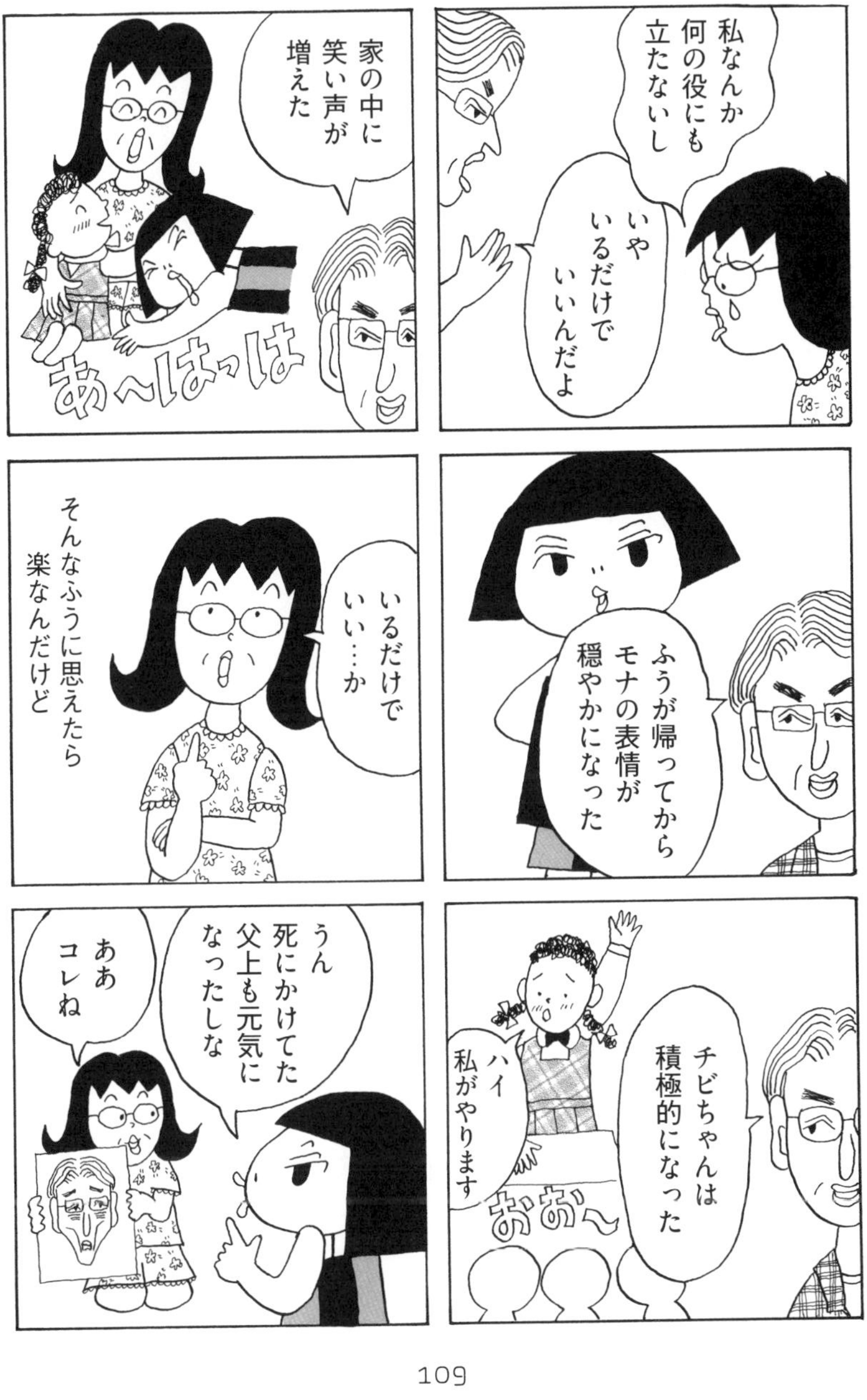
私なんか何の役にも立たないし
いやいるだけでいいんだよ
ふうが帰ってからモナの表情が穏やかになった
チビちゃんは積極的になった
ハイ私がやります
おお〜
家の中に笑い声が増えた
あ〜はっは
いるだけでいい…か
そんなふうに思えたら楽なんだけど
うん死にかけてた父上も元気になったしな
ああコレね

通院ノート

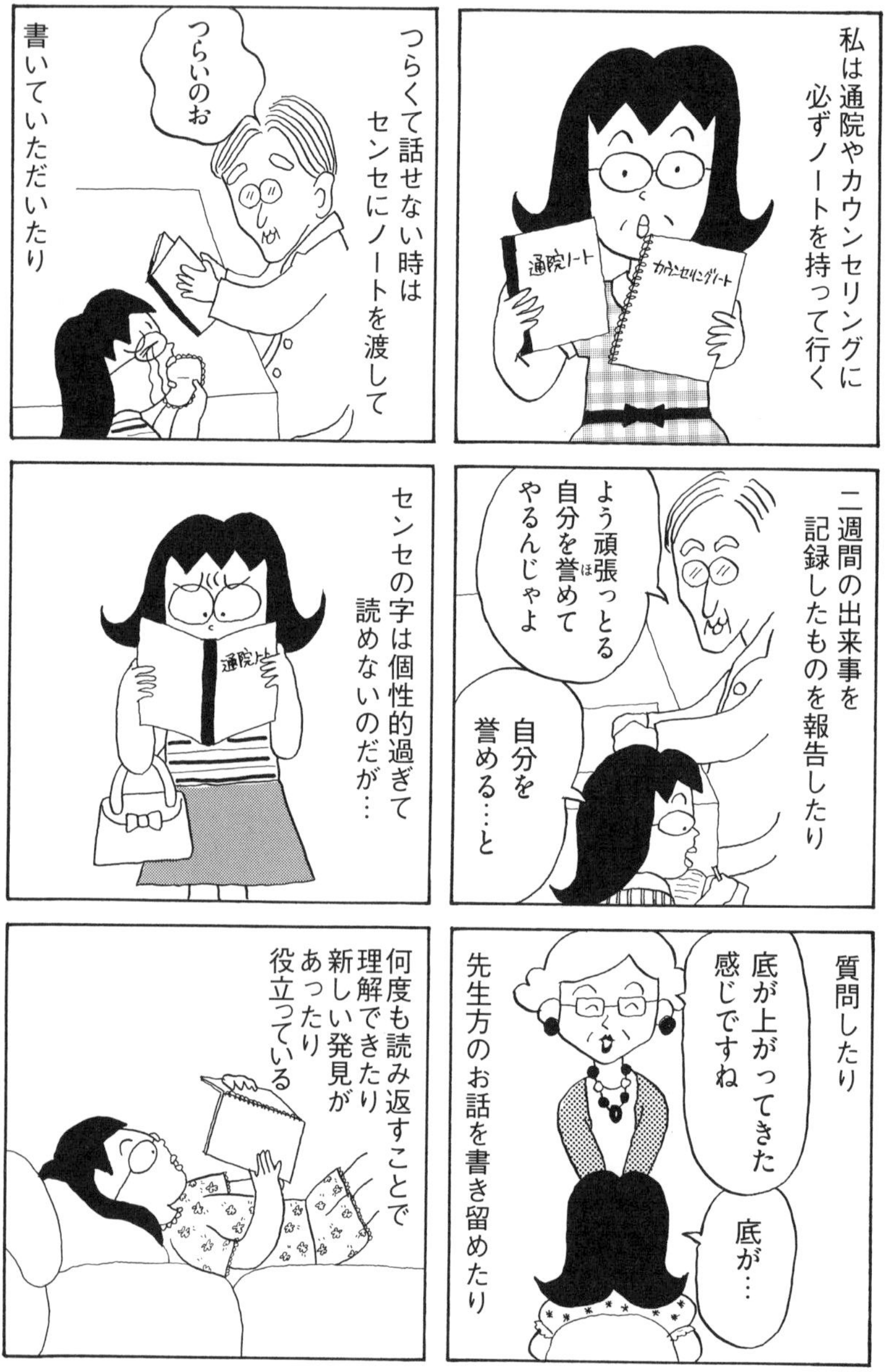
私は通院やカウンセリングに必ずノートを持って行く
通院ノート
カウンセリングノート
二週間の出来事を記録したものを報告したり
よう頑張っとる自分を誉《ほ》めてやるんじゃよ
自分を誉める…と
質問したり
底が上がってきた感じですね
底が…
先生方のお話を書き留めたり
つらくて話せない時はセンセにノートを渡して
つらいのお
書いていただいたり
センセの字は個性的過ぎて読めないのだが…
何度も読み返すことで理解できたり新しい発見があったり役立っている

躁は7割に抑える!

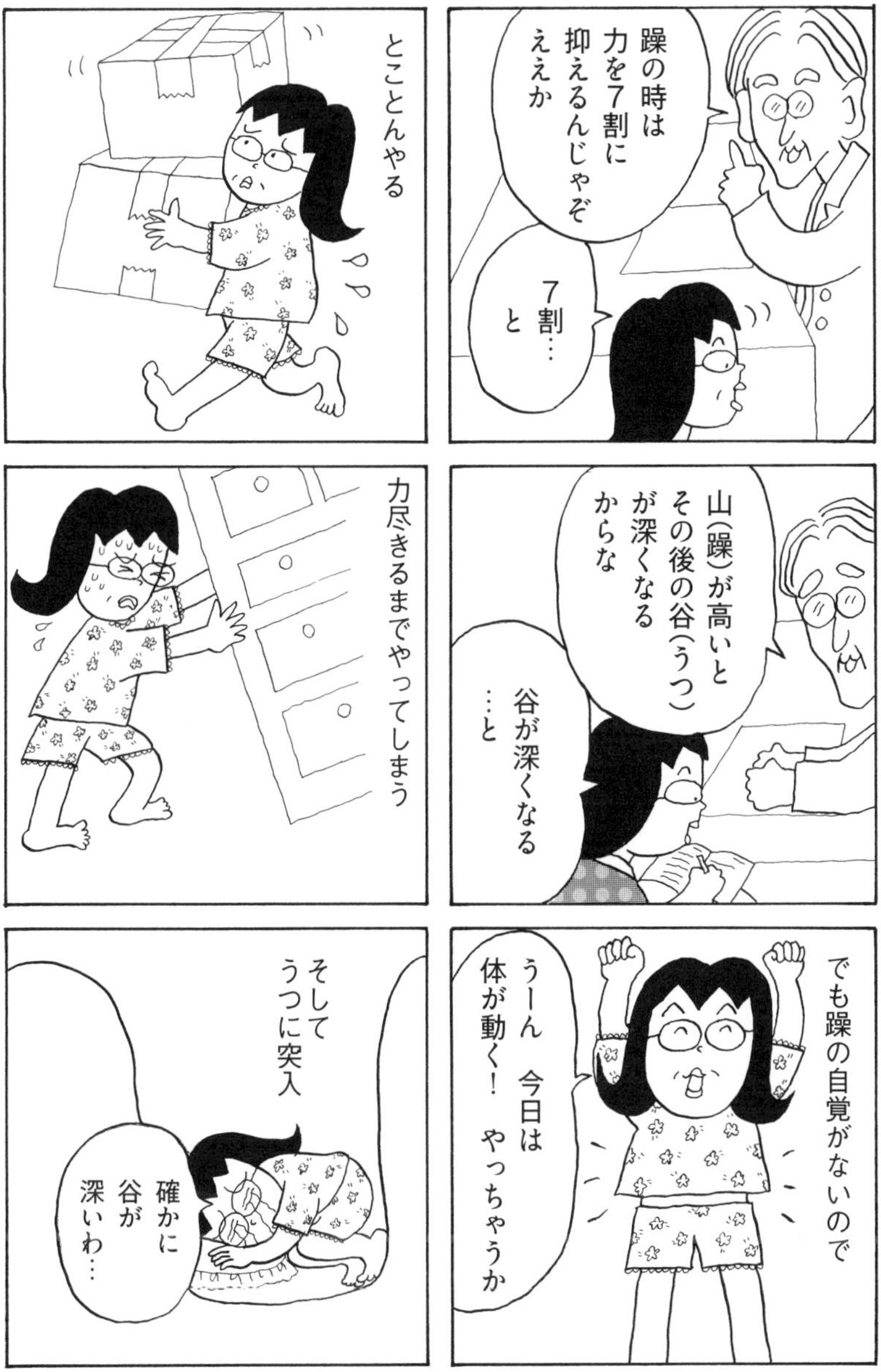
躁の時は力を7割に抑えるんじゃぞ ええか
7割…と
山(躁)が高いと その後の谷(うつ)が深くなるからな
谷が深くなる…と
でも躁の自覚がないので
うーん 今日は体が動く! やっちゃうか
とことんやる
力尽きるまでやってしまう
そしてうつに突入
確かに谷が深いわ…

うつは寝て待て！

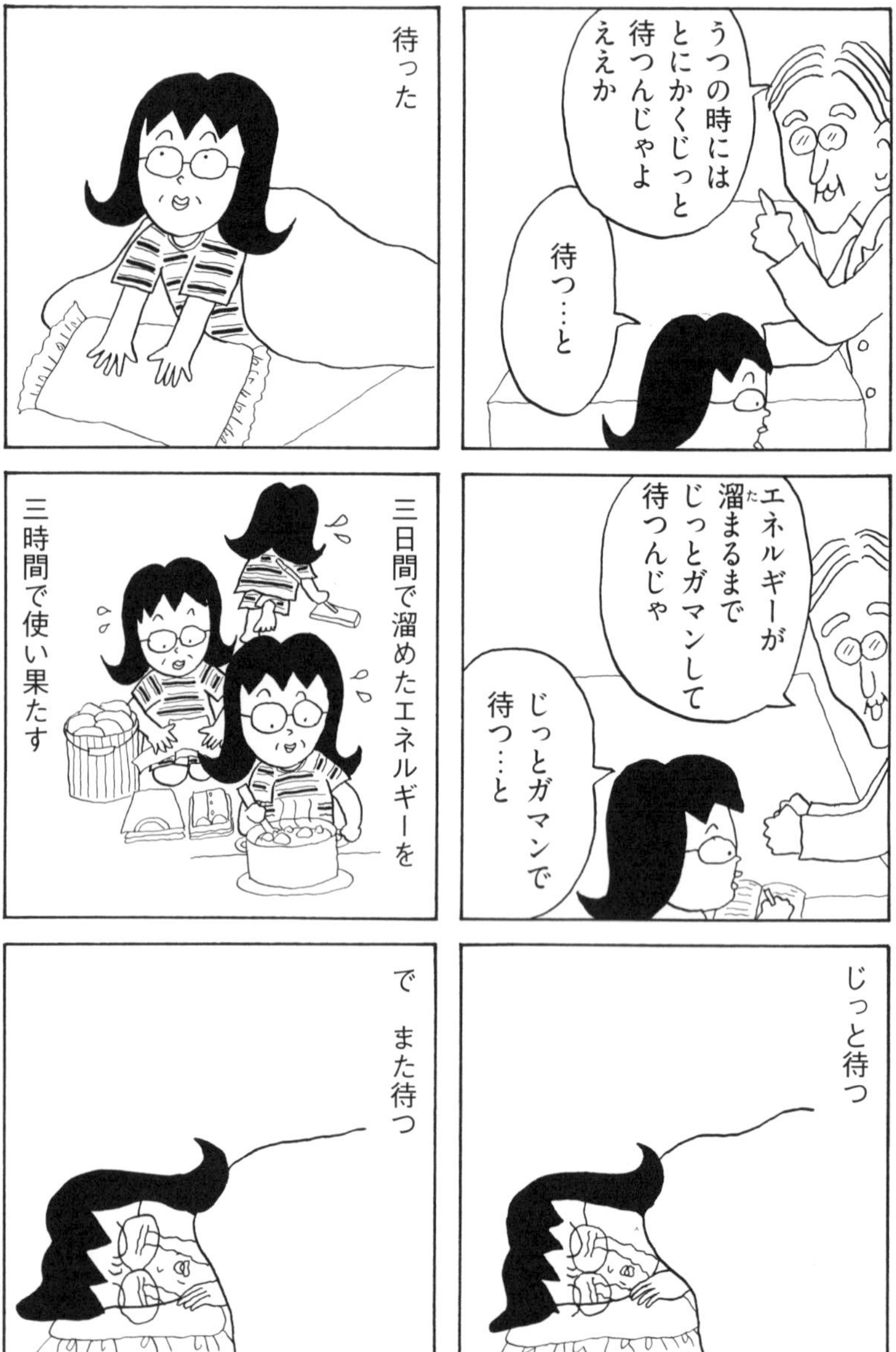

うつの時にはとにかくじっと待つんじゃよ ええか
待つ…と
エネルギーが溜《た》まるまでじっとガマンして待つんじゃ
じっとガマンで待つ…と
じっと待つ
待った
三日間で溜めたエネルギーを
三時間で使い果たす
で また待つ

「躁」と「うつ」

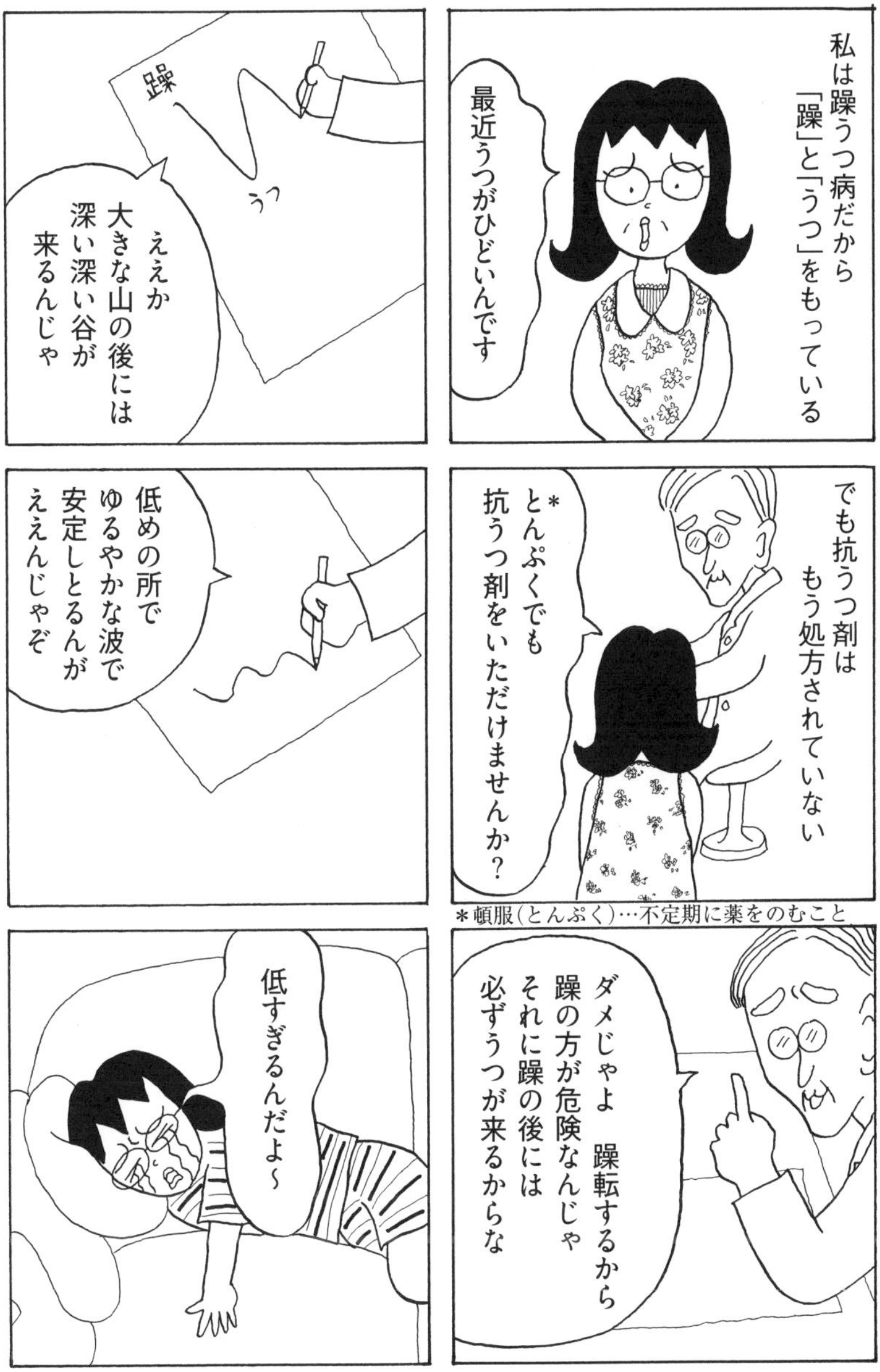

＊頓服（とんぷく）…不定期に薬をのむこと

名医とは？

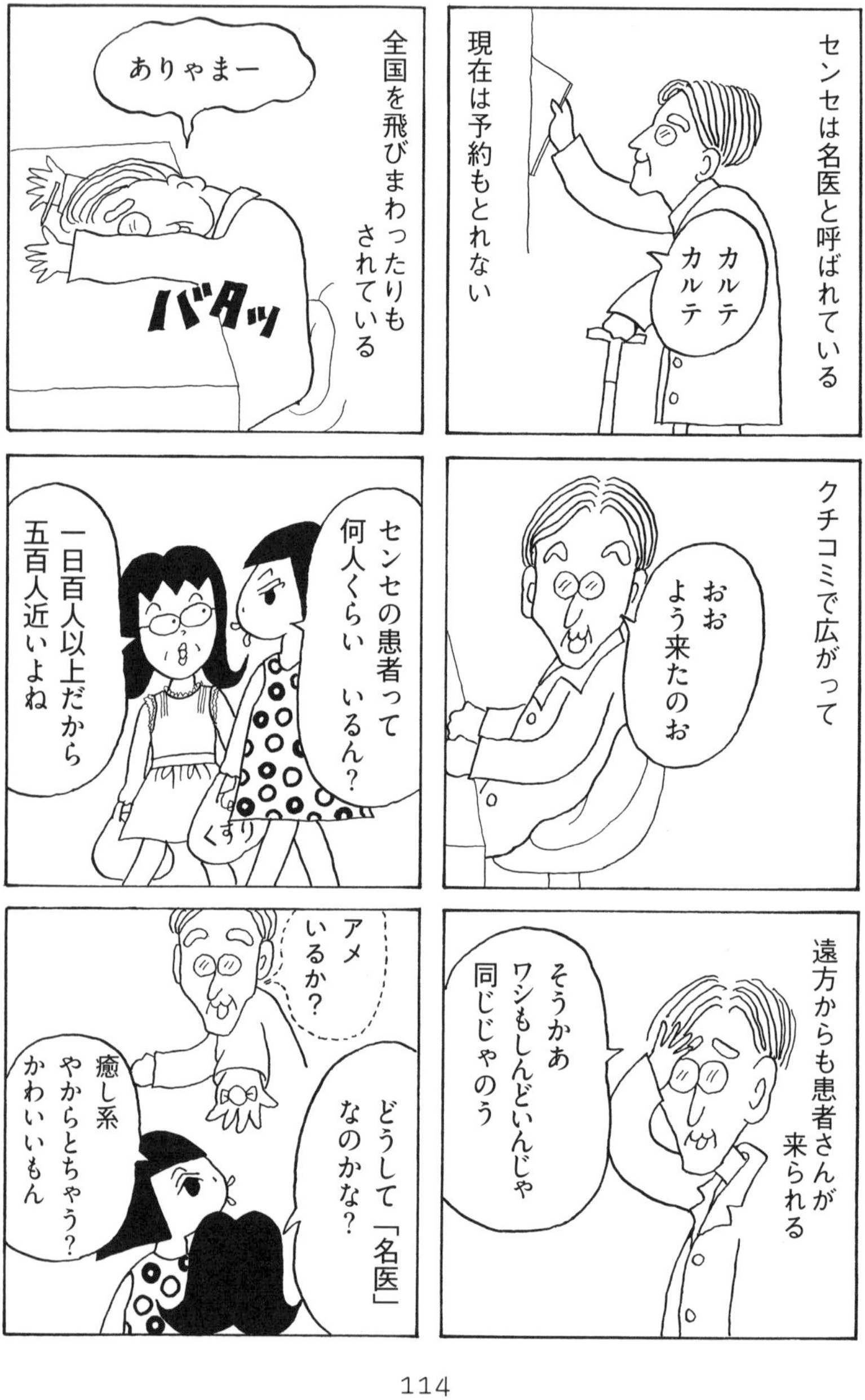

センセは名医と呼ばれている
カルテ カルテ
現在は予約もとれない
クチコミで広がって
おお よう来たのお
遠方からも患者さんが来られる
そうかあ ワシもしんどいんじゃ 同じじゃのう
全国を飛びまわったりもされている
ありゃまー
バタッ
センセの患者って何人くらいいるん？
一日百人以上だから五百人近いよね
くすり
アメいるか？
どうして「名医」なのかな？
癒し系やからとちゃう？かわいいもん

私の診察

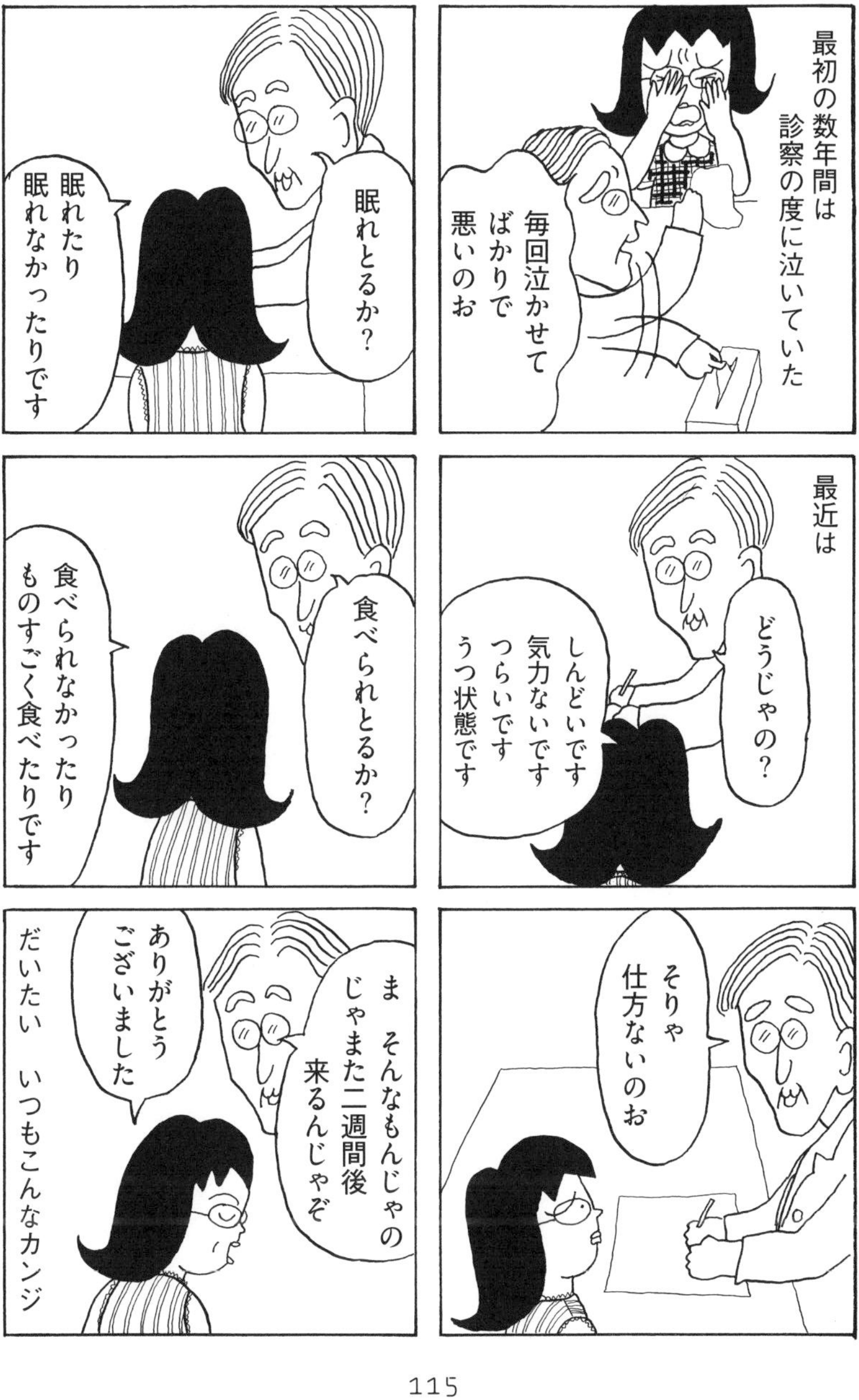
最初の数年間は
診察の度に泣いていた
毎回泣かせて
ばかりで
悪いのお
最近は
どうじゃの？
しんどいです
気力ないです
つらいです
うつ状態です
そりゃ
仕方ないのお
眠れとるか？
眠れたり
眠れなかったりです
食べられとるか？
食べられなかったり
ものすごく食べたりです
ま　そんなもんじゃの
じゃまた二週間後
来るんじゃぞ
ありがとう
ございました
だいたい　いつもこんなカンジ

ベテラン

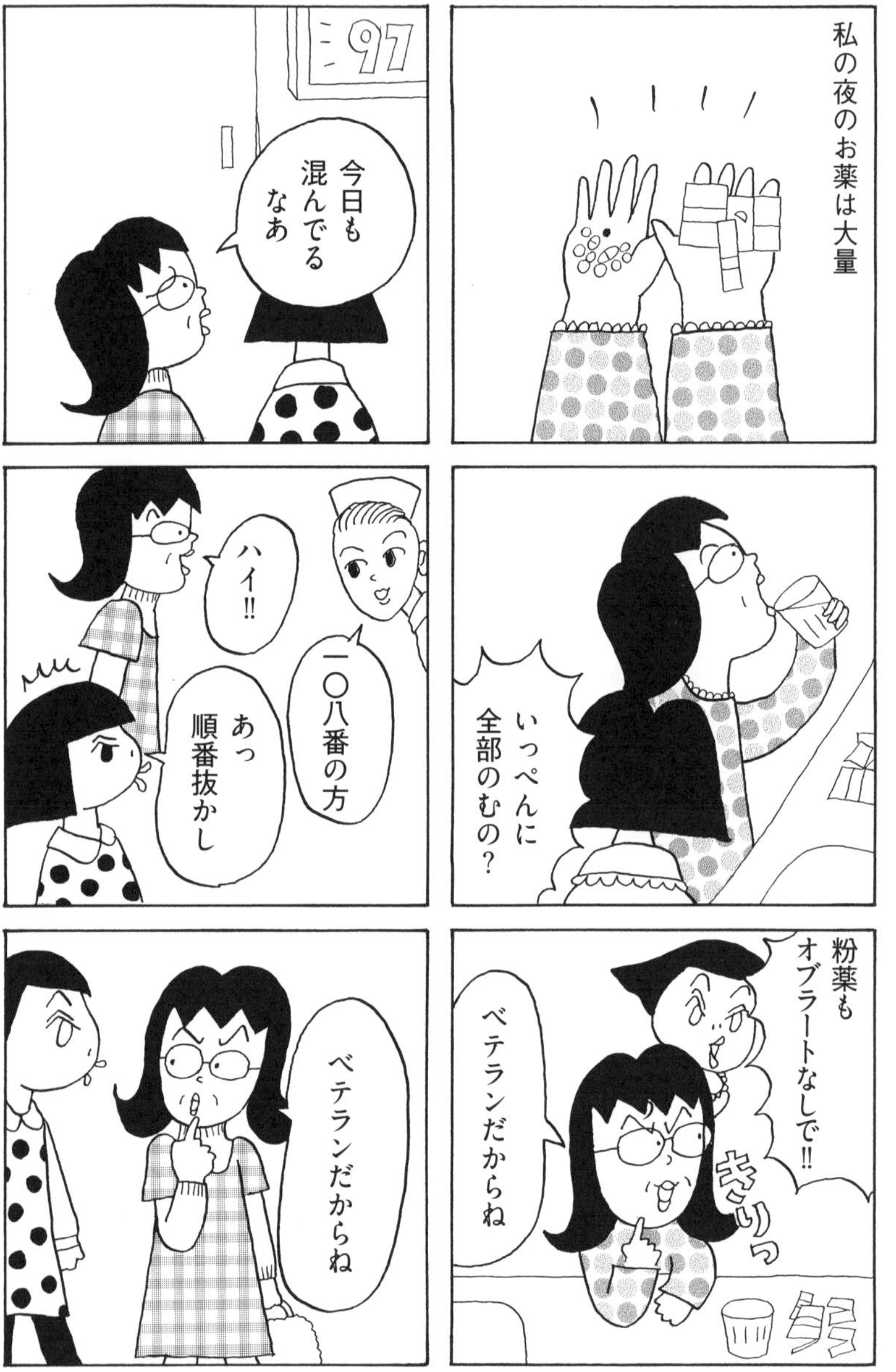
私の夜のお薬は大量
いっぺんに全部のむの?
粉薬もオブラートなしで!!
ベテランだからね
きりっ
97
今日も混んでるなあ
一〇八番の方
ハイ!!
あっ 順番抜かし
ベテランだからね

センセのカルテ

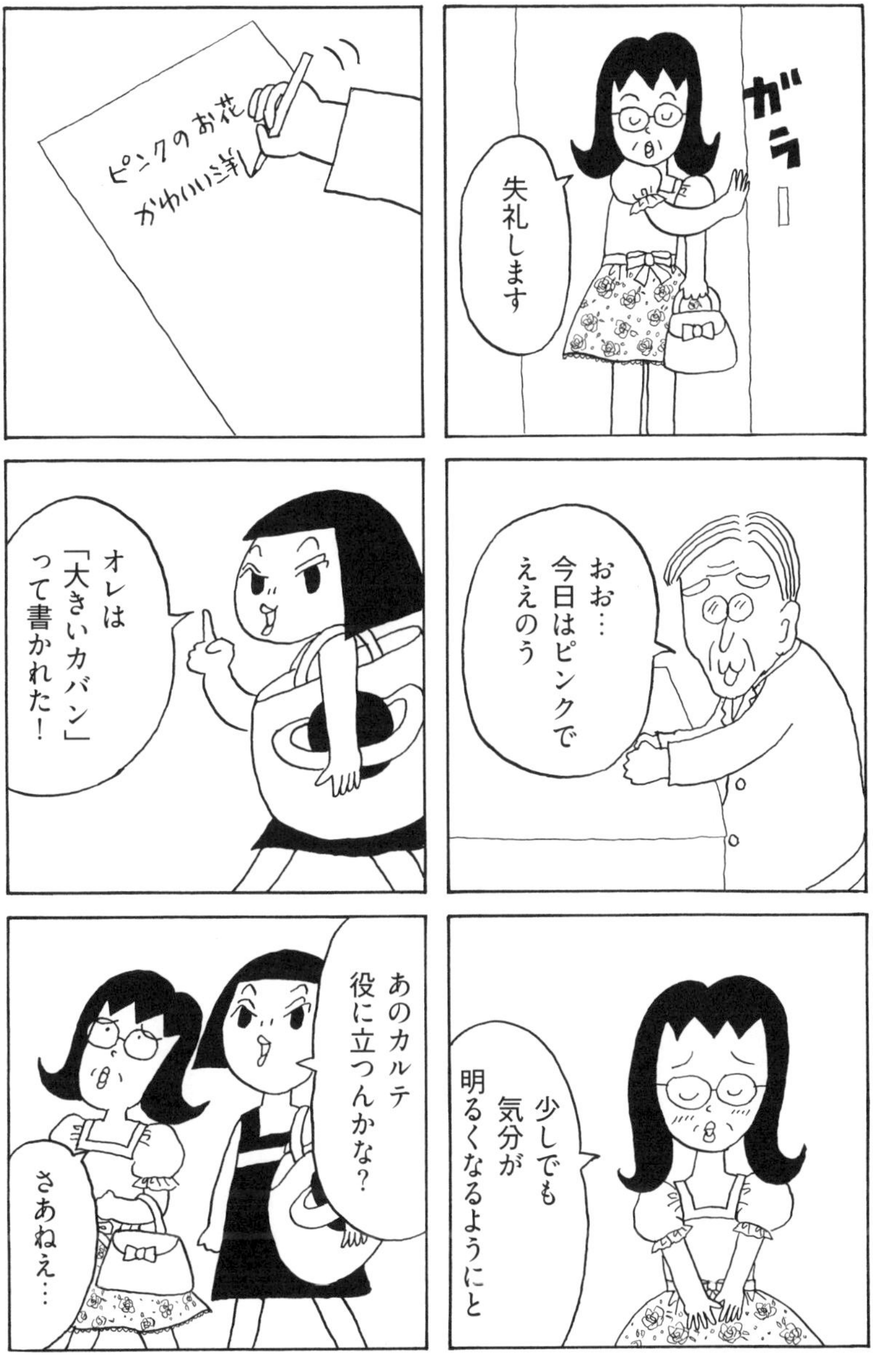
ガラ
失礼します
ピンクのお花
かわいい洋
おお…今日はピンクでええのう
オレは「大きいカバン」って書かれた！
少しでも気分が明るくなるようにと
あのカルテ役に立つんかな？
さあねえ…

主治医の解説

センセのカルテ

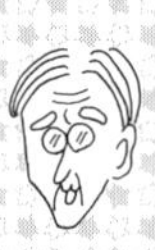

N病院精神科医
Dr.山国

私のカルテは矢印がいっぱいのカルテです。字も独特です。そして、患者さんから見てさほど重要と感じられないことも書いています。状態を判断するため、入ったときの表情、顔色、服装、髪の毛、持っているものナドあらゆるものを観察します。

お話の内容と表情との差は重要な指針です。言葉ではつらいことを言っていても、ピンクの洋服はいつもと違う気持ちが出ていると判断し、記録しておきます。いつもと違い大きいかばんを持ってこられていたら、意味があるとみて書いておきます。

これが次回、次々回の診察に、そして患者さんの回復に役立つことは何回も経験しています。患者さんからは、しょうもないことを書いているように見えますが、実は大きな意味があるのです。全国各地でカルテは電子化する過程にあり、個性的なカルテは姿を消す運命にあるのかもしれません。

一緒に通院

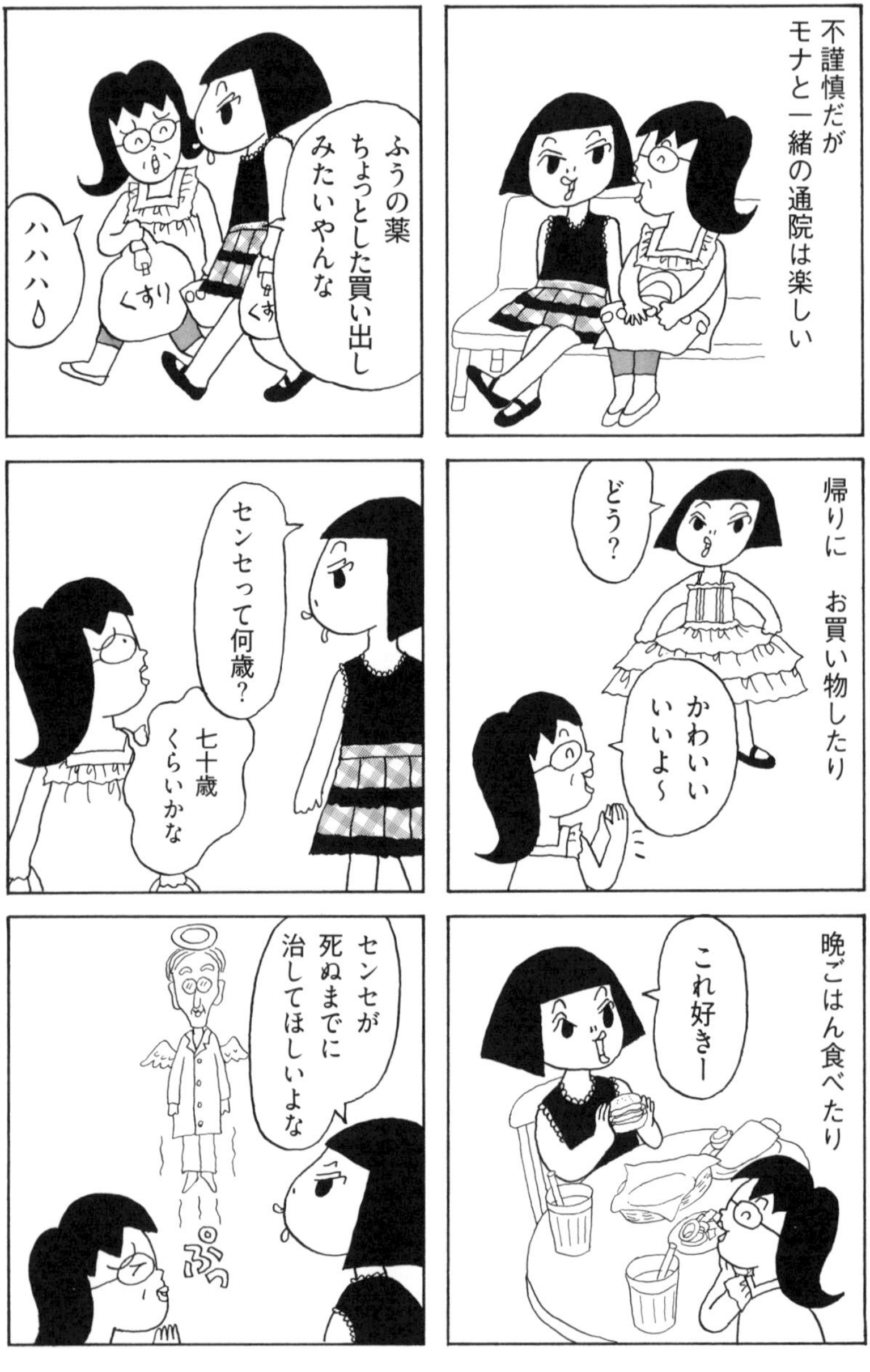

不謹慎だが
モナと一緒の通院は楽しい
帰りに　お買い物したり
どう?
かわいい
いいよ〜
晩ごはん食べたり
これ好きー
ふうの薬
ちょっとした買い出し
みたいやんな
くすり
ハハハ
センセって何歳?
七十歳
くらいかな
センセが
死ぬまでに
治してほしいよな
ぷっ

また変貌

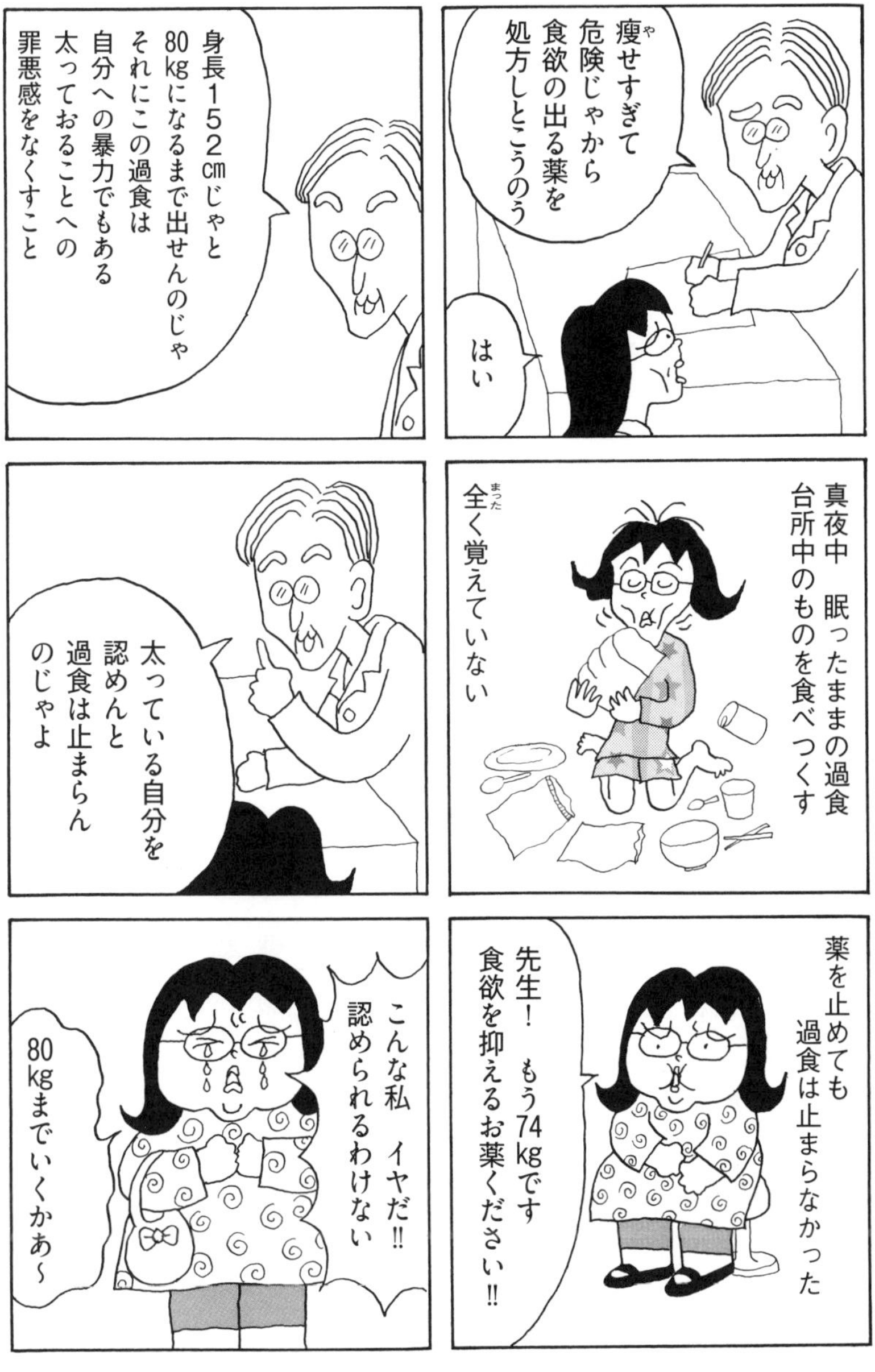

痩《や》せすぎて危険じゃから食欲の出る薬を処方しとこうのう
はい
真夜中 眠ったままの過食 台所中のものを食べつくす
全《まった》く覚えていない
薬を止めても過食は止まらなかった
先生! もう74kgです 食欲を抑えるお薬ください!!
身長152㎝じゃと80kgになるまで出せんのじゃ それにこの過食は自分への暴力でもある 太っておることへの罪悪感をなくすこと
太っている自分を認めんと過食は止まらんのじゃよ
こんな私 イヤだ!! 認められるわけない
80kgまでいくかあ~

センセがキレた!!

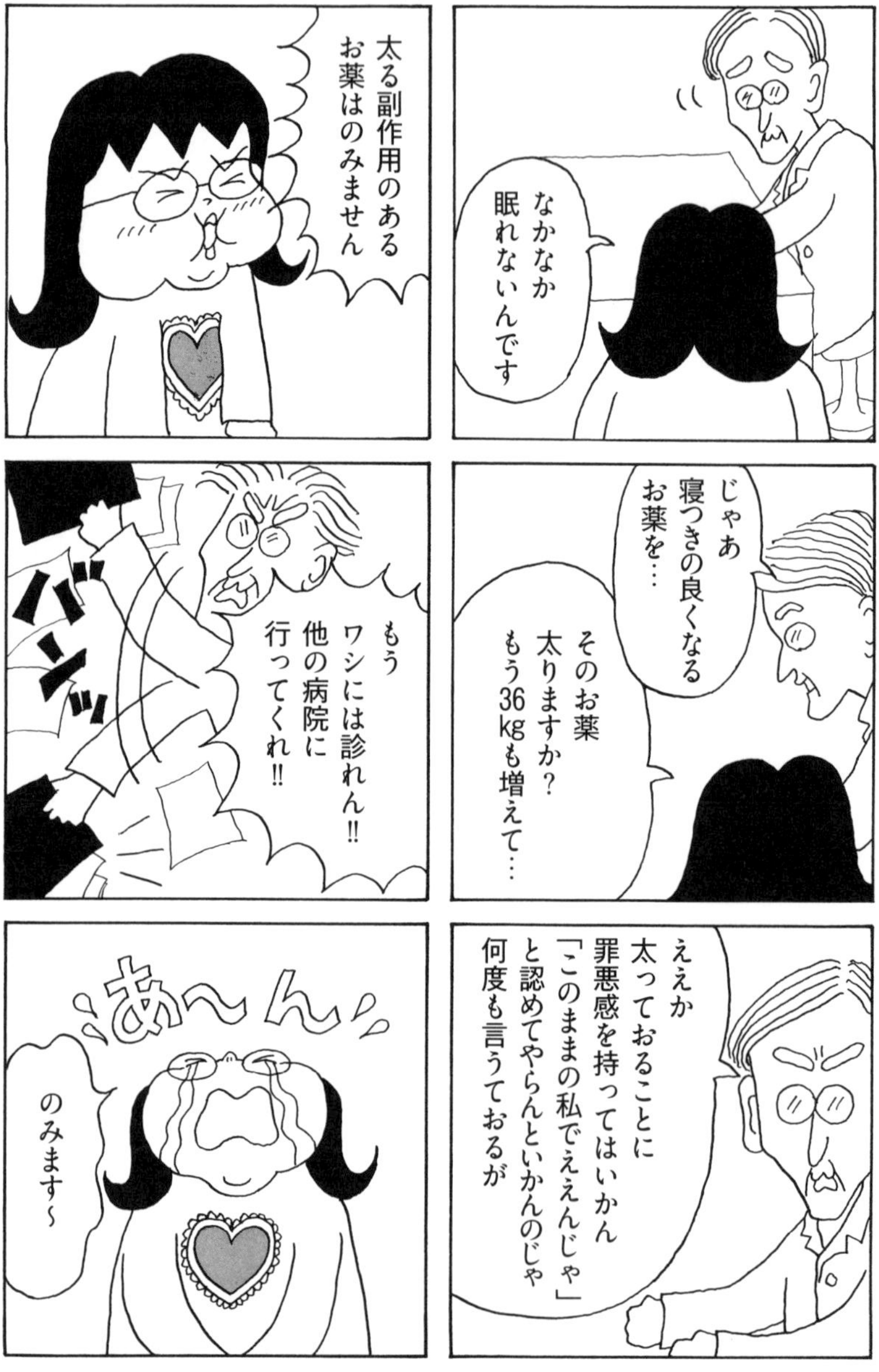
なかなか眠れないんです
じゃあ寝つきの良くなるお薬を…
そのお薬太りますか？もう36kgも増えて…
ええか 太っておることに罪悪感を持ってはいかん「このままの私でええんじゃ」と認めてやらんといかんのじゃ 何度も言うておるが
太る副作用のあるお薬はのみません
バンッ
もう ワシには診れん!! 他の病院に行ってくれ!!
あ～ん
のみます～

主治医の解説

薬の副作用で太る？

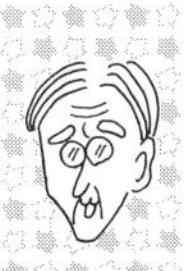

N病院精神科医
Dr.山国

副作用で太ることが報告されている薬剤もあります。また、食欲低下したうつ病の患者さんには、食欲が出るといわれている薬剤が選択されることは多いと思います。

食欲が戻り、体重も戻って通常の食生活になればよいのですが、時に食欲が出すぎることもあるようです。これは薬によるものもあるでしょうが、うつ状態や、躁状態で摂食量が低下し、長期にわたって続いた場合、回復とともに摂食量が上がることがあります。この場合は、食欲が自然なものに戻るのを待ちます。薬の作用で著しい体重増加がみられた場合は、体重増加の少ない薬に変更します。

状態が回復してくれば、リハビリの一環として散歩や運動を勧めることもあります。しっかり食事をとり、規則正しい生活、軽い運動はうつのリハビリにも効果的です。

お薬の一包化

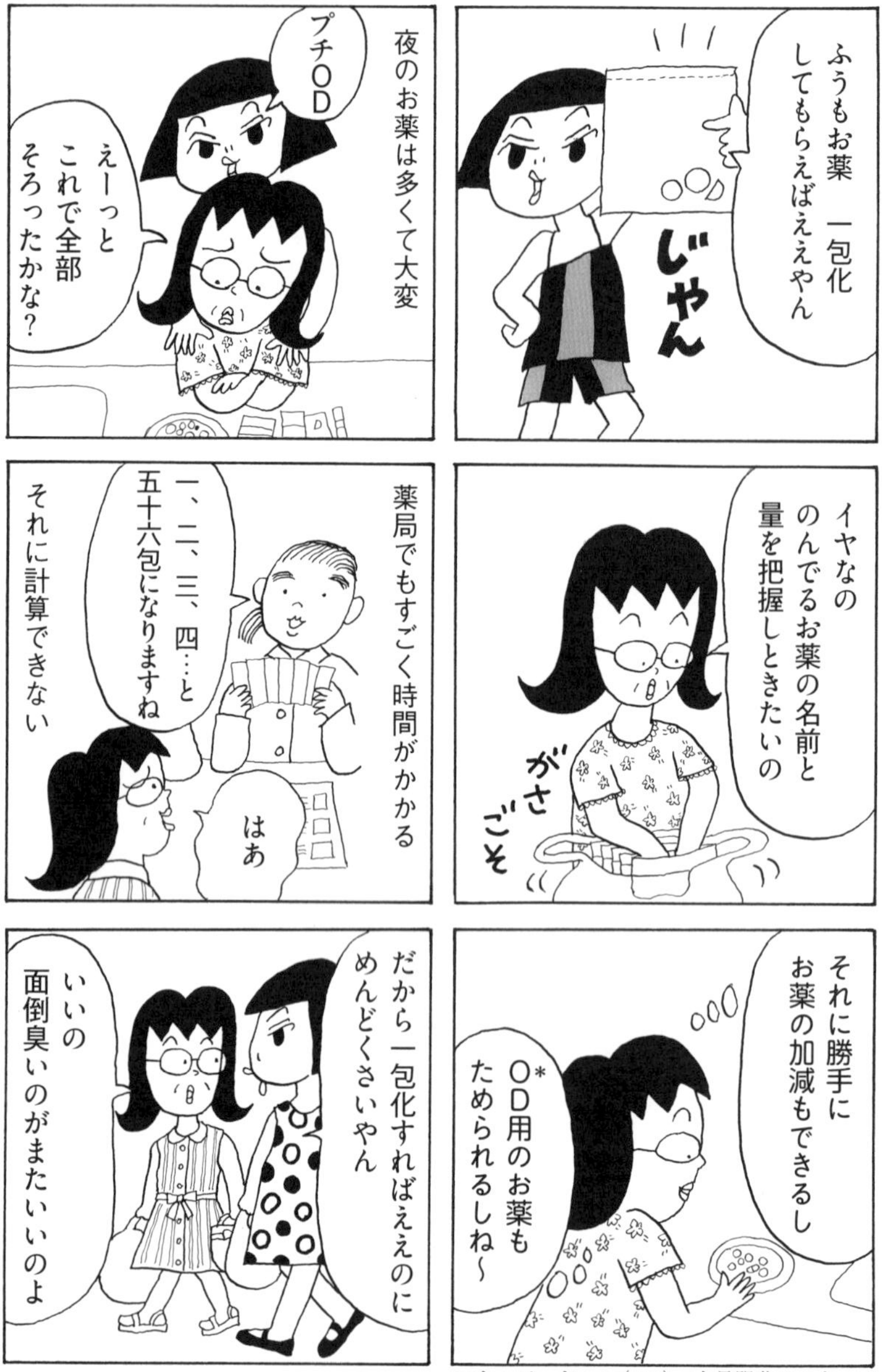

＊オーバードース（OD）、大量服薬のこと。

お薬を替えてもらう

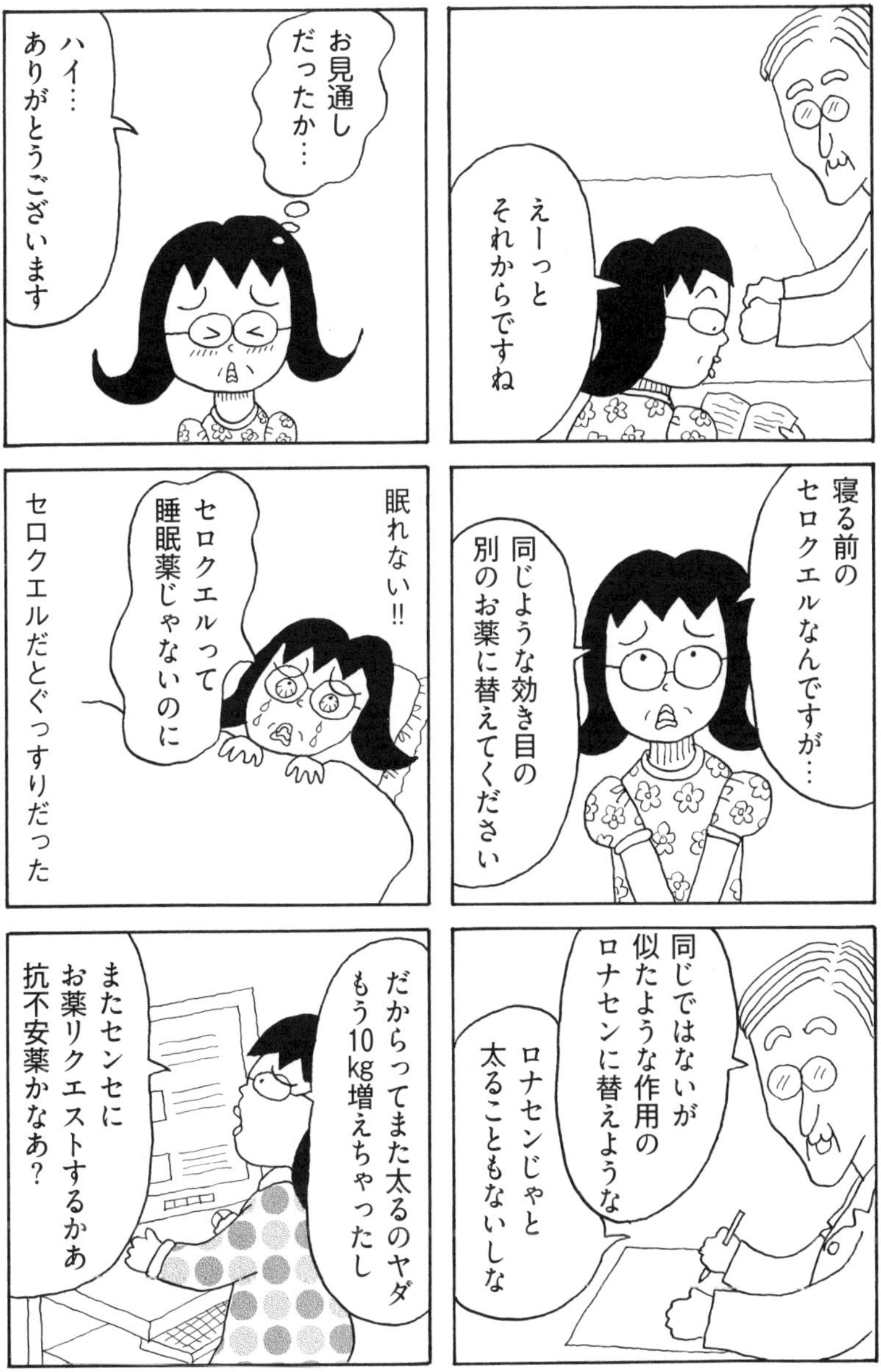
えーっと それからですね
寝る前のセロクエルなんですが…
同じような効き目の別のお薬に替えてください
同じではないが似たようなロナセンに替えような
ロナセンじゃと太ることもないしな
お見通しだったか…
ハイ… ありがとうございます
眠れない!!
セロクエルって睡眠薬じゃないのに
セロクエルだとぐっすりだった
だからってまた太るのヤダ もう10kg増えちゃったし
またセンセにお薬リクエストするかぁ 抗不安薬かなあ?

主治医の解説

薬の選択

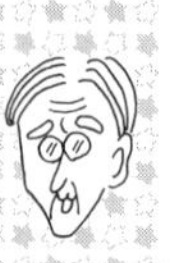

N病院精神科医
Dr.山国

　不眠の強い方には、睡眠作用の強い薬、食欲低下の強い方には食欲が出るといわれている薬、睡眠のとれている方には、睡眠作用の弱い薬が利用されます。
セロクエル（一般名：クエアチアピン）は、非定型抗精神病薬のひとつで統合失調症の薬です。双極性障害への保険適用はないのですが、双極性障害の予防、うつ状態の改善に効果があるといわれています。強い不安や緊張感、意欲低下に効果がありますが、食欲も増進します。糖尿病患者には禁忌です。
ロナセン（一般名：ブロナンセリン）は非定型精神病薬のひとつで、統合失調症の薬です。幻覚・妄想を改善するほか、気持ちの高ぶりや不安感をしずめたり、停滞した心身の活動を改善する作用があるといわれています。そのため、双極性障害への保険適用はないのですが、誇大妄想や躁状態を抑えることを期待して応用することがあります。食欲増進は少ないようです。これらの薬の服用に際しては主治医とよく相談してください。

❀ 躁うつ病

「うつ病」については、テレビや新聞や本などで取り上げられることが増えましたが、「躁うつ病」については、まだあまり知られていません。

通院を始めて三年後に、私の病名は「双極性障害Ⅱ型（躁うつ病）」に変わりました。躁転したのか、初めから躁うつ病だったのかは分かりません。主治医は「初めからだったのかもなぁ。あの頃は子どもも小さく子育てを頑張っておったので気づかんかったが、今思い返してみれば軽躁だったんじゃろう」と、おっしゃっています。Ⅱ型の軽躁は自覚もなく見落とされやすいのです。

「うつ病じゃなくて躁うつ病で良かったね。だって躁の時には元気で楽しい気分になるんでしょ」

友達から言われた言葉です。彼女は悪くありません。躁うつ病は家族でも理解できない難しい病気です。

私の場合、躁状態になると暴力的になります。自分への暴力（自殺、自傷、過食）、子どもへの暴力。声が大きく多弁になります。そわそわして落ち着かなくなり、何かせずにはいられれず、浪費したりエステティックサロンに入会したりします。美容整形外科に行って、全身整形して別人になろうとしたこともあります。

主治医から

「浪費とエステと宗教には注意じゃぞ」

と言われたので、典型的な症状のようです。厄介《やっかい》なのは（それだけでも充分厄介ですが）「躁」の後には必ず「うつ」が来ることです。主治医の

「山が高ければ高いほど、谷は深くなる」

の言葉通り、うつのどん底に突き落とされます。ベッドから出ることもできず、

「死にたい」と泣いてばかりの状態です。

波が大きいと、躁の時もうつの時もつらいので

「低い所で安定しとるんがええんじゃよ」

ということで、リーマス（炭酸リチウム）中心の処方で躁を抑えています。

躁状態のほうが危険ということで、今は抗うつ剤は処方されていません。
ですから、超低空飛行で毎日うつうつと過ごしています。

4

病気の原因

うつの原因①

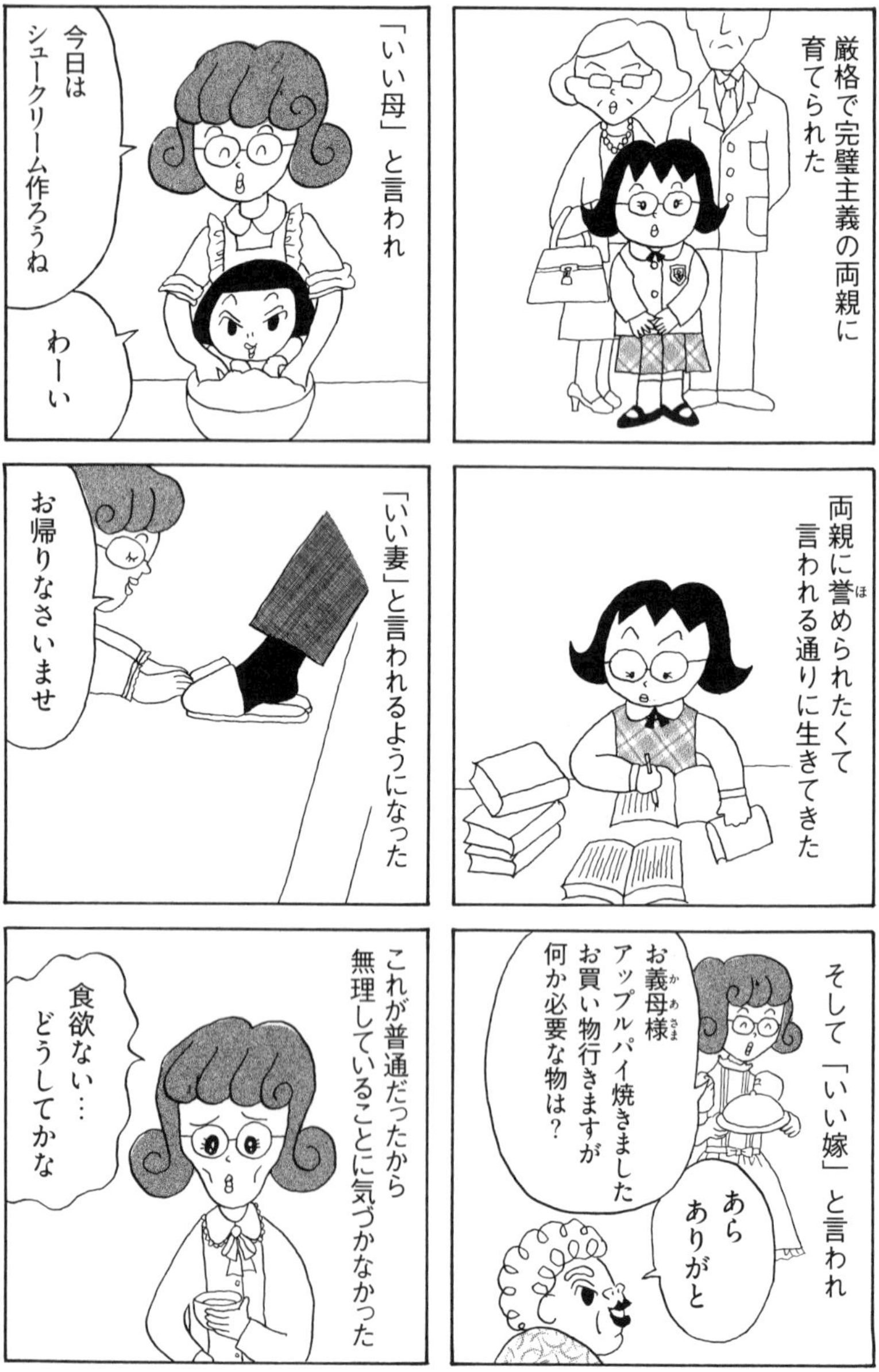
厳格で完璧主義の両親に育てられた
両親に誉《ほ》められたくて言われる通りに生きてきた
そして「いい嫁」と言われ
お義母様《かあさま》アップルパイ焼きましたお買い物行きますが何か必要な物は？
ありがと
「いい母」と言われ
今日はシュークリーム作ろうね
わーぃ
「いい妻」と言われるようになった
お帰りなさいませ
これが普通だったから無理していることに気づかなかった
食欲ない…どうしてかな

うつの原因②

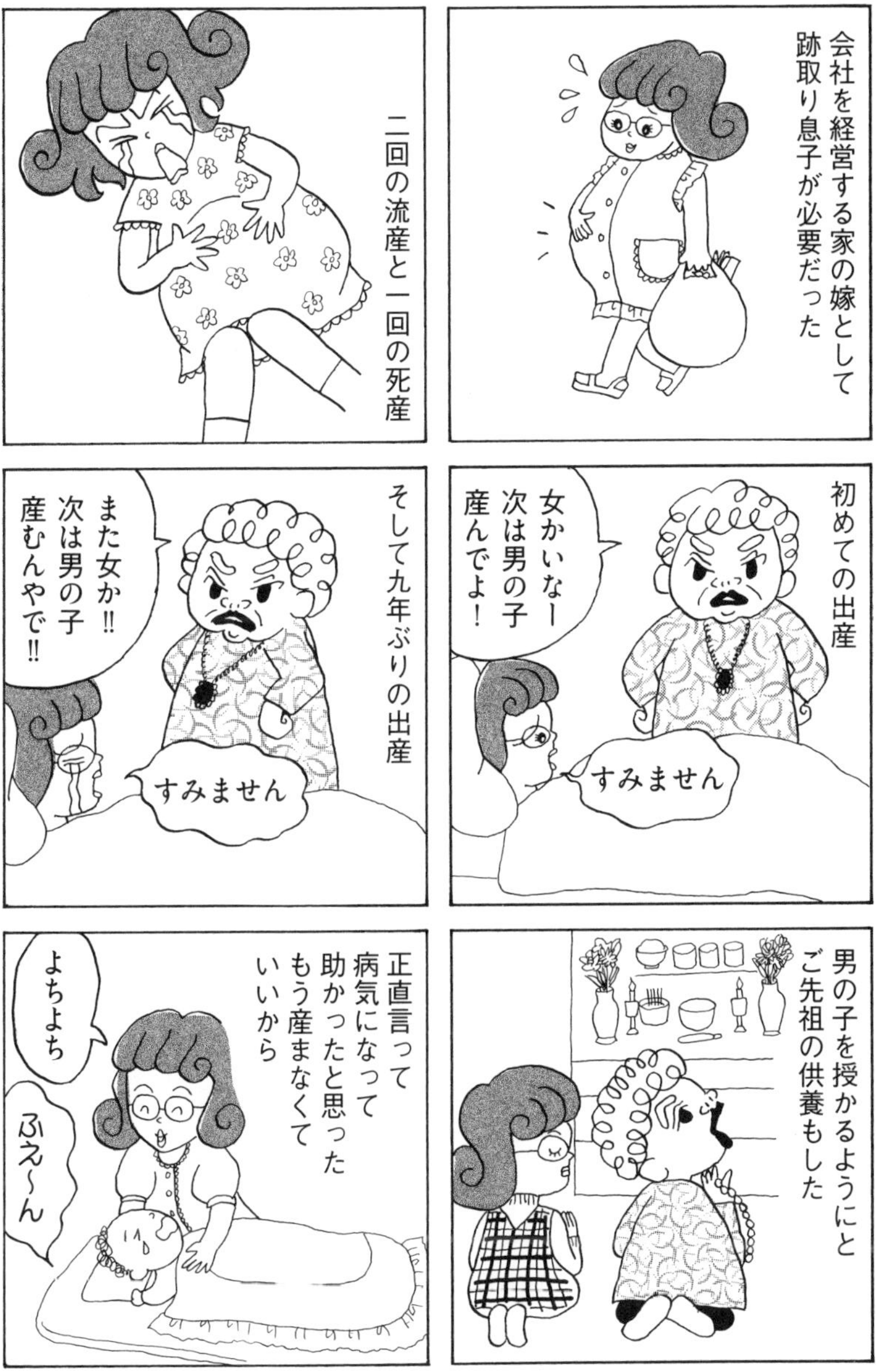
会社を経営する家の嫁として跡取り息子が必要だった
初めての出産
女かいなー次は男の子産んでよ！
すみません
男の子を授かるようにとご先祖の供養もした
二回の流産と一回の死産
そして九年ぶりの出産
また女か!!次は男の子産むんやで!!
すみません
正直言って病気になって助かったと思ったもう産まなくていいから
よちよち
ふえ～ん

うつの原因③

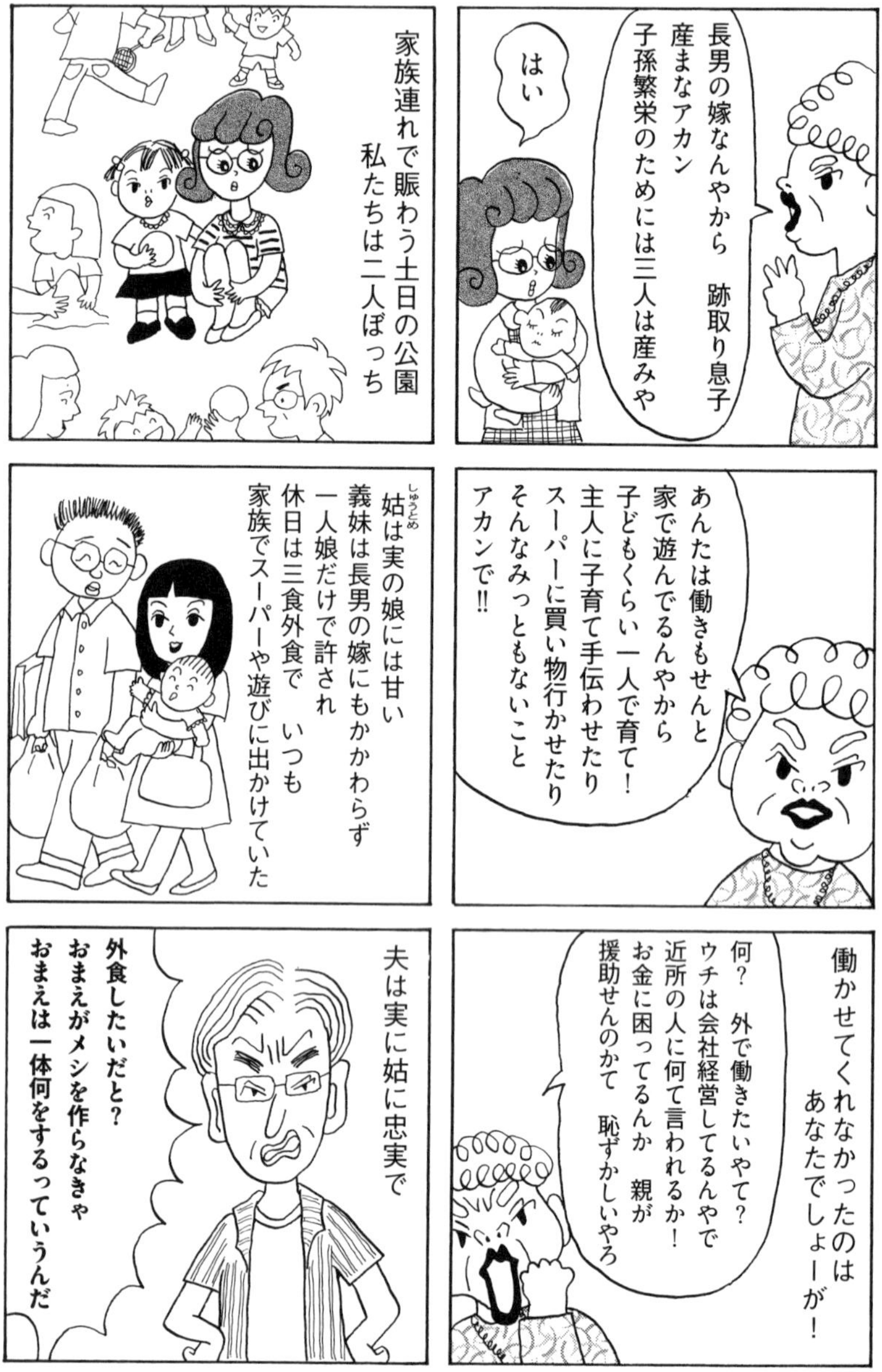
長男の嫁なんやから　跡取り息子
産まなアカン
子孫繁栄のためには三人は産みや
はい
家族連れで賑わう土日の公園
私たちは二人ぼっち
あんたは働きもせんと
家で遊んでるんやから
子どもくらい一人で育て！
主人に子育て手伝わせたり
スーパーに買い物行かせたり
そんなみっともないこと
アカンで!!
姑《しゅうとめ》は実の娘には甘い
義妹は長男の嫁にもかかわらず
一人娘だけで許され
休日は三食外食で　いつも
家族でスーパーや遊びに出かけていた
働かせてくれなかったのは
あなたでしょーが！
何？　外で働きたいやて？
ウチは会社経営してるんやで
近所の人に何て言われるか！
お金に困ってるんか　親が
援助せんのかて　恥ずかしいやろ
夫は実に姑に忠実で
外食したいだと？
おまえがメシを作らなきゃ
おまえは一体何をするっていうんだ

うつの原因④

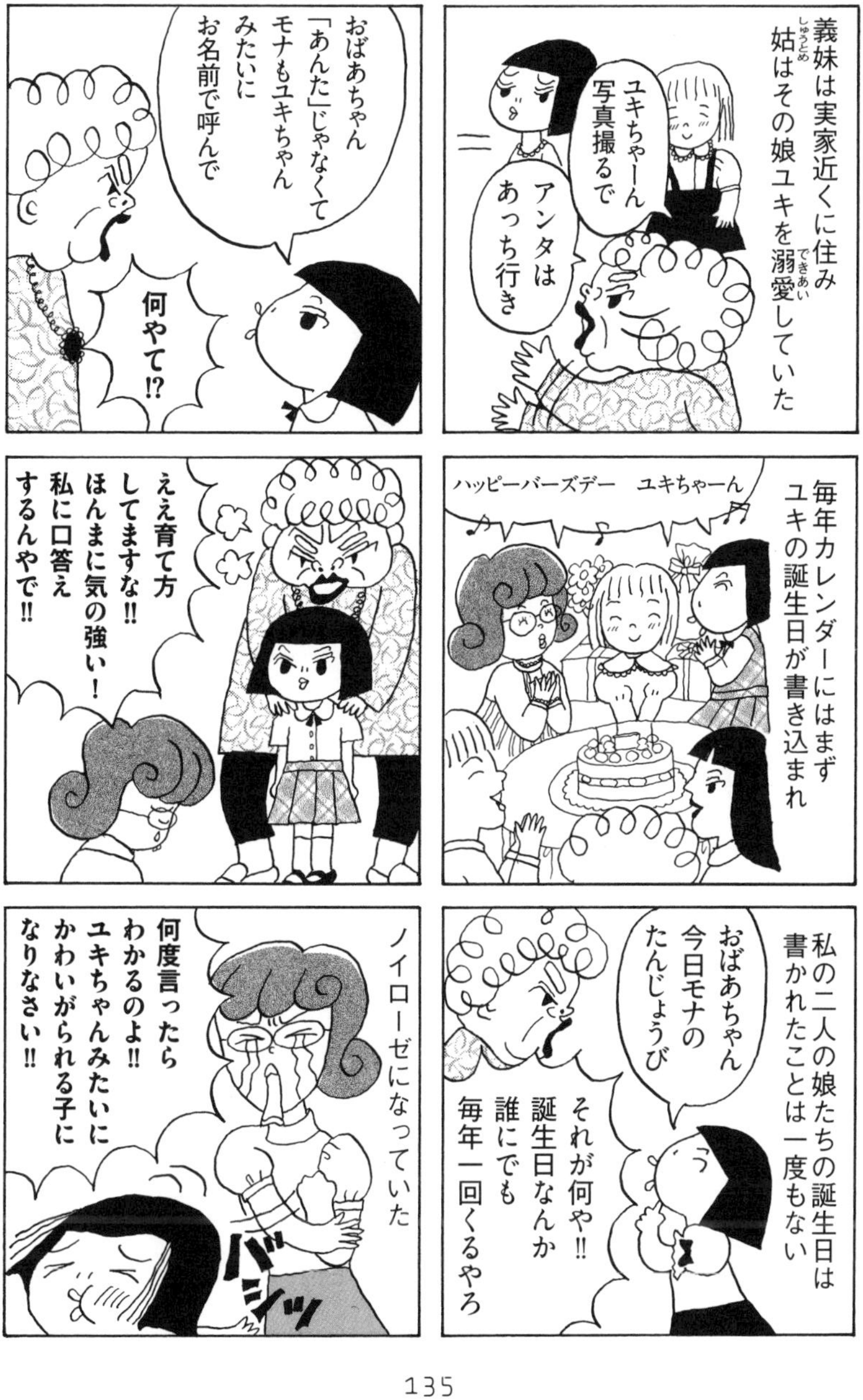
義妹は実家近くに住み
姑《しゅうとめ》はその娘ユキを溺愛《できあい》していた
ユキちゃーん 写真撮るで
アンタは あっち行き
毎年カレンダーにはまず ユキの誕生日が書き込まれ
ハッピーバーズデー　ユキちゃーん
私の二人の娘たちの誕生日は 書かれたことは一度もない
おばあちゃん 今日モナの たんじょうび
それが何や!! 誕生日なんか 誰にでも 毎年一回くるやろ
おばあちゃん 「あんた」じゃなくて モナもユキちゃん みたいに お名前で呼んで
何やて!?
ええ育て方 してますな!! ほんまに気の強い! 私に口答え するんやで!!
ノイローゼになっていた
何度言ったら わかるのよ!! ユキちゃんみたいに かわいがられる子に なりなさい!!
バシッ

うつの原因⑤

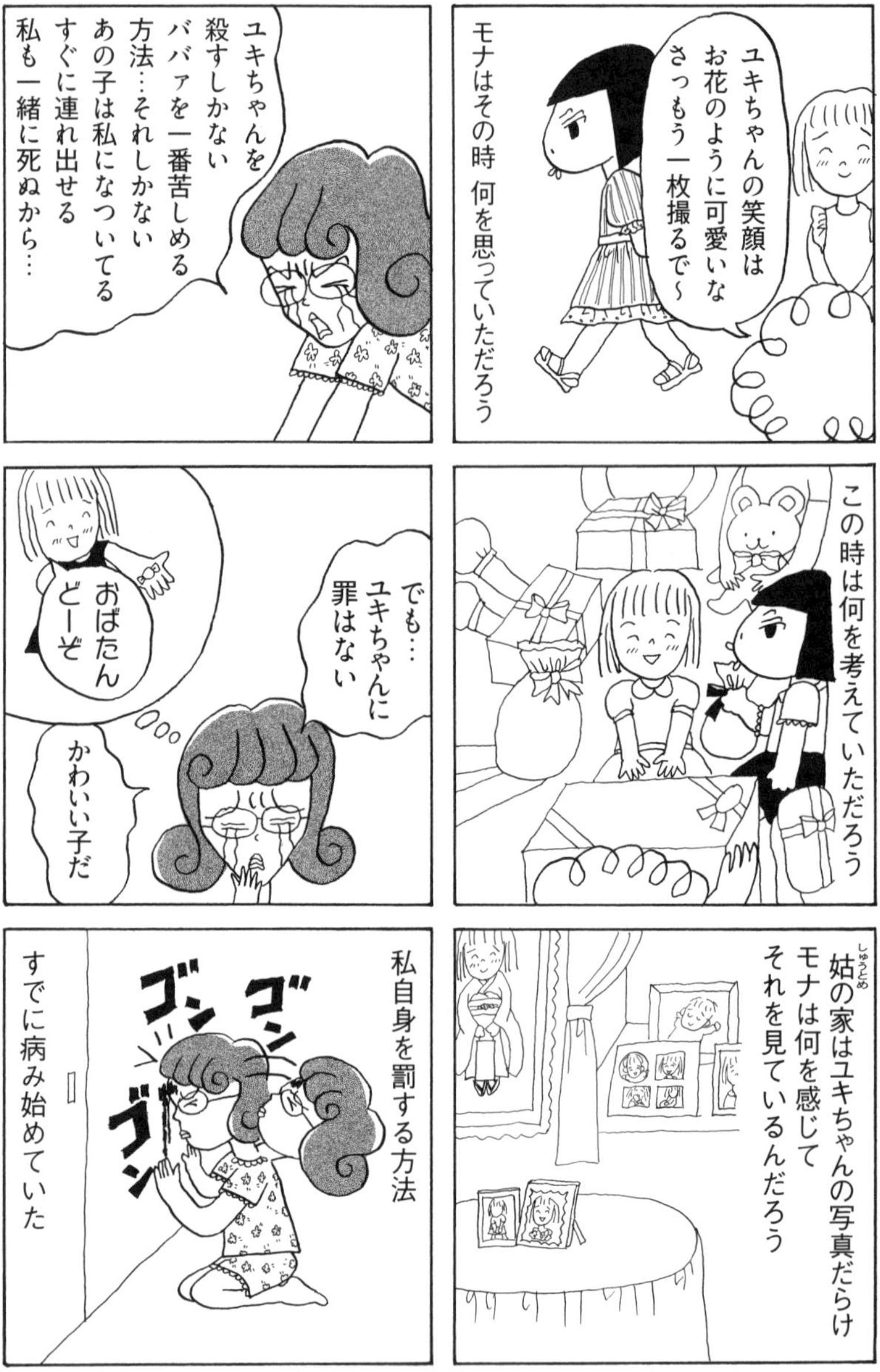

ユキちゃんの笑顔はお花のように可愛いなさっもう一枚撮るで～
モナはその時 何を思っていただろう
この時は何を考えていただろう
姑《しゅうとめ》の家はユキちゃんの写真だらけ モナは何を感じてそれを見ているんだろう
ユキちゃんを殺すしかない ババァを一番苦しめる方法…それしかない あの子は私になついてる すぐに連れ出せる 私も一緒に死ぬから…
でも…ユキちゃんに罪はない
おばたん どーぞ
かわいい子だ
私自身を罰する方法
ゴン
ゴン
ゴン
すでに病み始めていた

チビちゃんからの電話

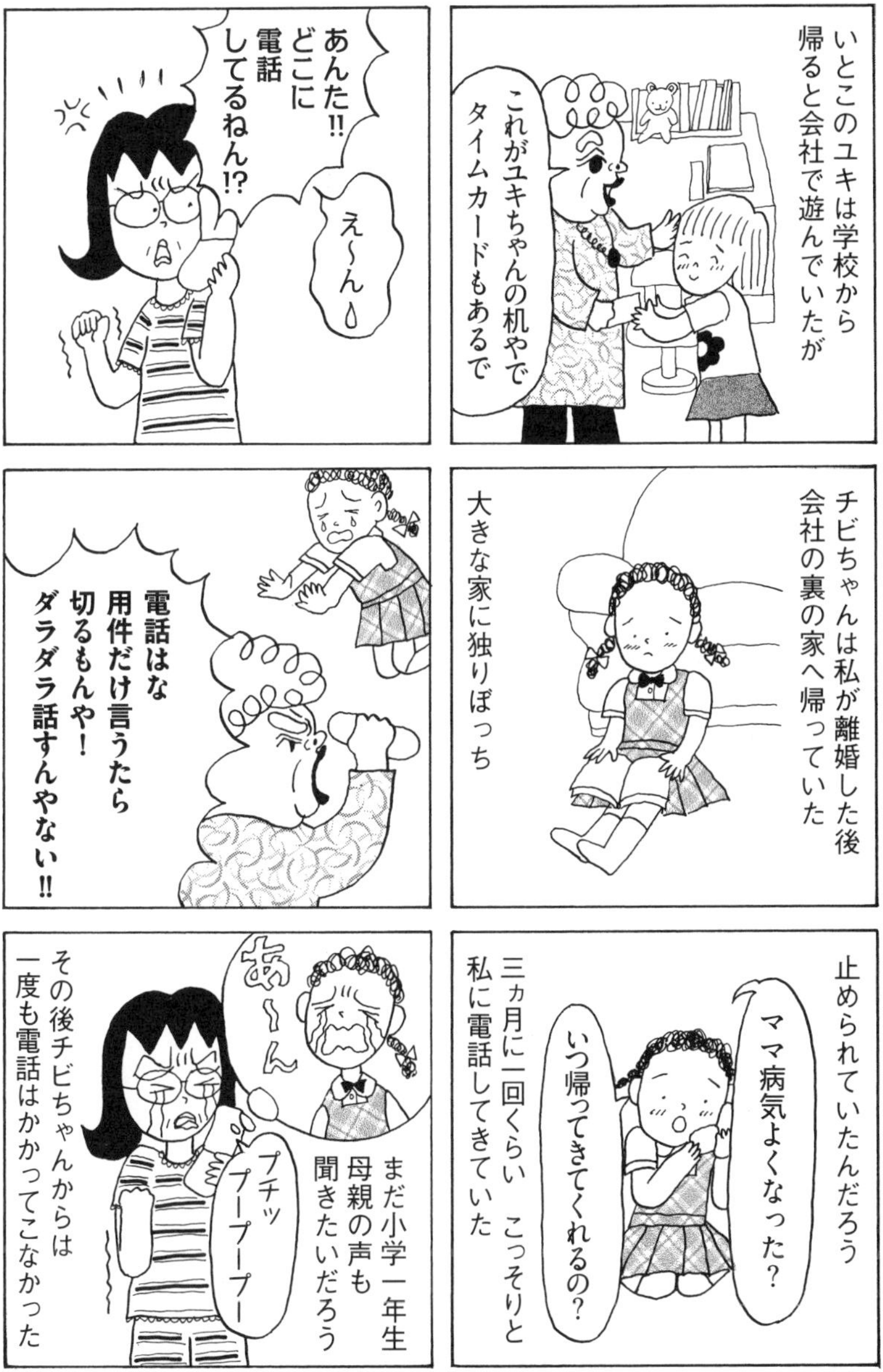
いとこのユキは学校から帰ると会社で遊んでいたが
これがユキちゃんの机やで タイムカードもあるで
チビちゃんは私が離婚した後 会社の裏の家へ帰っていた
大きな家に独りぼっち
止められていたんだろう
ママ病気よくなった?
いつ帰ってきてくれるの?
三ヵ月に一回くらい こっそりと私に電話してきていた
あんた!! どこに電話してるねん!?
え〜ん
電話はな 用件だけ言うたら 切るもんや! ダラダラ話すんやない!!
あ〜ん
プチッ プープープー
まだ小学一年生 母親の声も聞きたいだろう
その後チビちゃんからは一度も電話はかかってこなかった

❀ 病気の原因

「真面目で几帳面で、明るく楽しい人」

これが周囲からの私への評価でした。

厳格で完璧主義者の両親に育てられ
「人に笑われないようにしなさい」

と言われ続けたので、いつも完璧を目指し人の目ばかり気にするようになりました。

「いい子」に育ち「いい嫁」「いい妻」「いい母」になるのに一生懸命でした。

嫁ぎ先は会社を経営しており、夫は長男でした。跡取り息子を産むことが私の使命でしたが、一人目は女の子、流産死産を繰り返し九年ぶりに授かったのがまた女の子で、姑は出産したばかりの私に
「また女か。次は男の子産まなあかんで」

と言いました。

舅《しゅうと》と姑《しゅうとめ》は、近所に住まわせている実の娘の子ユキちゃんを溺愛《できあい》しています。

そして
「いいお嫁さんだ」

と言いながらも、私の子モナとひどい差別をしました。

ユキちゃんは名前で呼ぶのに、モナには「あんた」。ユキちゃんの誕生日はカレンダーに書き込んで、毎年プレゼントいっぱいのパーティーを開くのに、モナの誕生日は今でも覚えてくれません。

モナが
「おばあちゃん、今日は私の誕生日だよ」

と言うと
「誰にでも一年に一回ある。特別でも何でもない」

と返ってきました。

生活の面でも差別されました。私は

「働きもせずに家で遊んでいるのだから、家事、育児は一人でするのが当たり前。休日に主人に遊びに連れて行かせたり、買い物に一緒に行くようなみっともないことはするな。子育てを手伝わせてはいかん。休日は主人には好きなことをさせるように。子どもくらい一人で育てなさい」

と言われ、両親に言われるがままの夫は、その通りの生活をしていました。

実の娘の家族は、休日の度に朝から晩まで遊びに出かけ、三食外食、もちろん一緒に買い物にも行っていました。

彼女も長男の嫁でしたが、子どもは女の子一人だけで許され、私のほうは

「子孫繁栄のためには三人は産まんとあかん。長男の嫁なら跡取り息子は絶対必要」

と言われ続けました。

また、夫の実家は家中ユキちゃんの写真だらけで、モナの写真は一枚もありませんでした。それらのことについて夫に話しましたが、

「おまえの妬《ねた》みだ」

で片づけられました。私が意地悪をされるのは我慢できます。しかし、モナがどういう気持ちでいるのかを考えると腹立たしく悲しくなりました。

「モナもユキちゃんと同じように可愛がってもらえるようにしなくてはならない」

「期待に応えて男の子を産まなくてはならない」

その頃からノイローゼのようになっていました。病み始めていたのでしょう。発病の引き金になったのは出産ですが、一生の間で必ずいつか病気になっていたと主治医はおっしゃいます。

生まれ育った環境、そこでつくり上げられた性格、結婚後のストレスとプレッシャーだらけの生活。それが原因だと。

モナが幼稚園に通っていた頃、心理セラピストの先生の講演会があり、最後に心理テストを受けました。私は先生に引き止められ

「生きているのがしんどくないですか」

と聞かれましたが、その頃は元気だったので気にもせず、すぐに忘れてしまい

ました。
確かに、私は生きているのがしんどいです。
生きづらいです。

5

自分を認める

自分を認める

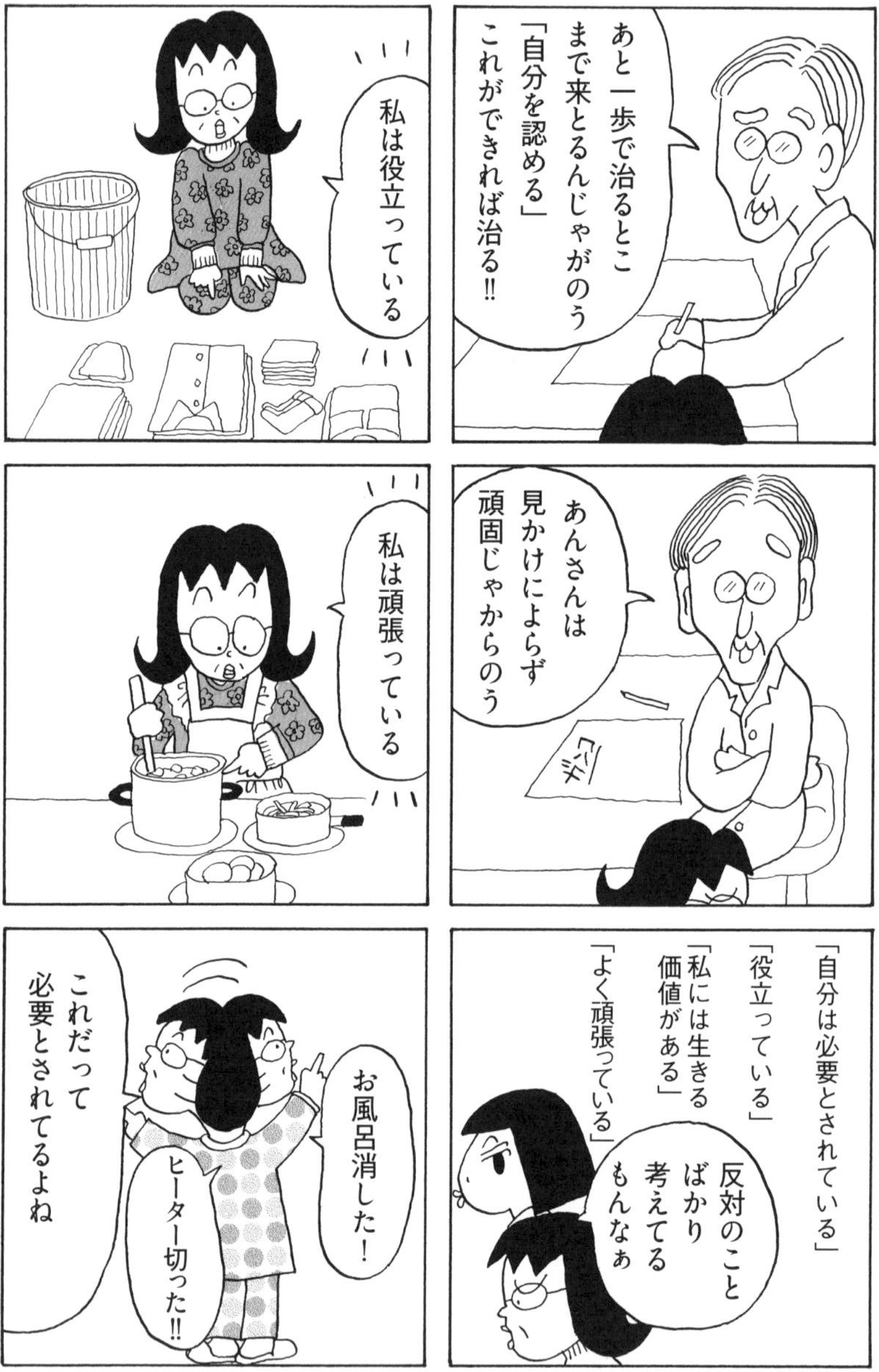
あと一歩で治るとこまで来とるんじゃがのう「自分を認める」これができれば治る!!
私は役立っている
あんさんは見かけによらず頑固じゃからのう
私は頑張っている
「自分は必要とされている」
「役立っている」
「私には生きる価値がある」
「よく頑張っている」
反対のことばかり考えてるもんなぁ
お風呂消した!
ヒーター切った!!
これだって必要とされてるよね

自分を認められる…か？

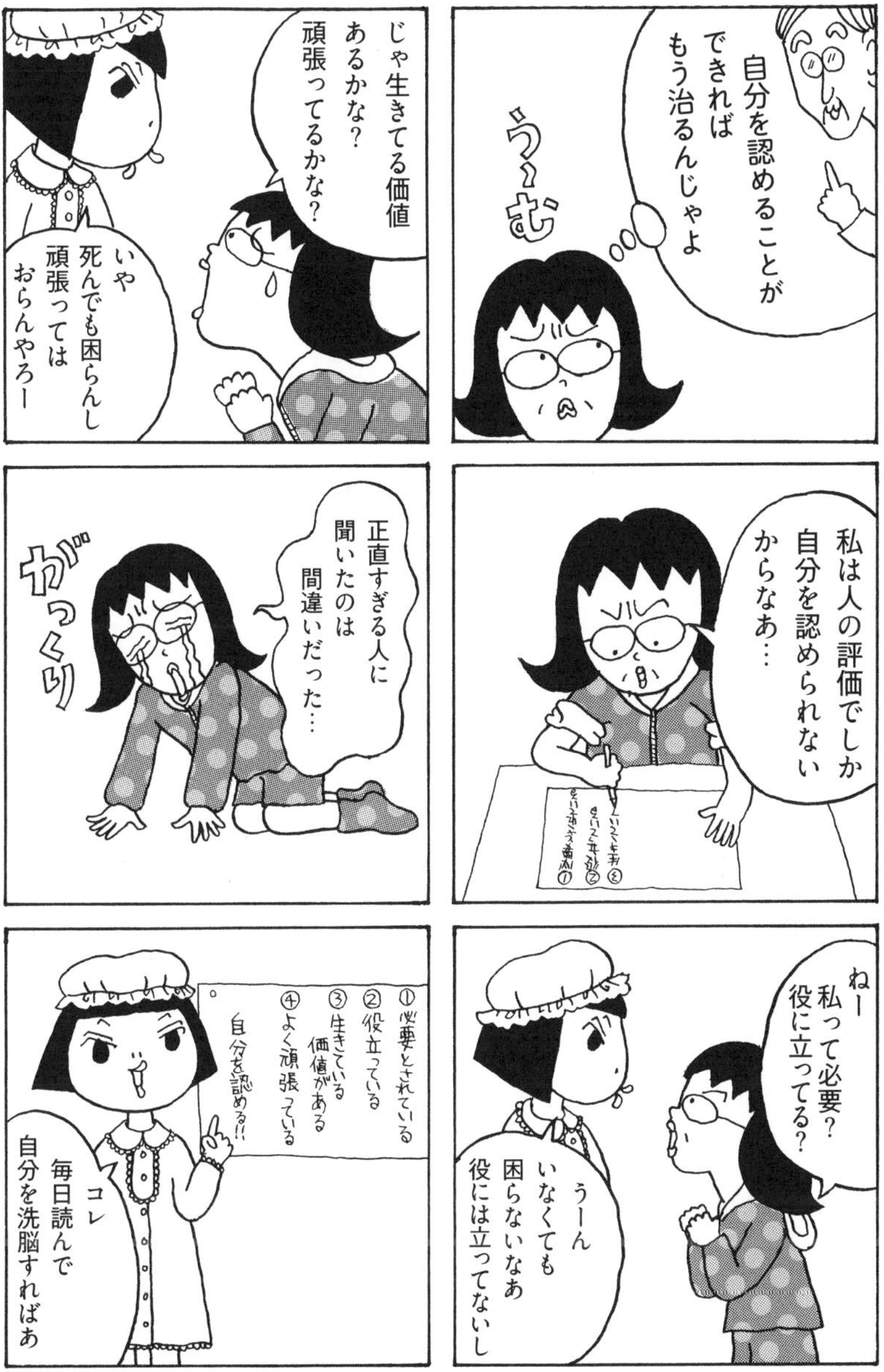

自分を認めることができればもう治るんじゃよ
う～む
じゃ生きてる価値あるかな？頑張ってるかな？
いや死んでも困らんし頑張ってはおらんやろー
私は人の評価でしか自分を認められないからなあ…
正直すぎる人に聞いたのは間違いだった…
がっくり
ねー私って必要？役に立ってる？
うーん いなくても困らないなぁ 役には立ってないし
①必要とされている
②役立っている
③生きている価値がある
④よく頑張っている
自分を認める!!!
コレ毎日読んで自分を洗脳すればぁ

❀ 自分を認める

主治医によると、私はあと一歩で治るそうです。しかし、その一歩が私にはとてつもなく難しい。

「自分を認める」こと。

①私は必要とされている
②私は役立っている
③私には生きている価値がある
④私はよく頑張っている

全く正反対のことをいつも考えている私に、こんなふうに思えと言われても無理です。

私は、できた事よりもできなかった事を数えます。そして、できた事は些細《ささい》なことで、できなかった事は重要な事だと思ってしまいます。白黒思考も強いので、完璧であらねばならないと考えます。グレーゾーンがないので○か×か。△はありません。

今の私は、できない事だらけで役立たずだから、誰にも必要とされていないので生きる価値なし。×なのです。

そんな考え方の歪《ゆが》みを改善するために、カウンセリングにも通っています。先生に

「いいお母さんって何かしら。では重い病気で寝たきりで何もできない人は悪いお母さんということかしら。ふうさんらしいお母さんであれば良いのですよ」

と言われ、ちょっと楽になれました。

主治医からの宿題ができるようになるまでには、まだまだ時間はかかりそうです。

考え方を変えるなんて、そう容易《たやす》いことではありません。

それにしても十年間も言われ続けているのにまだできないとは、主治医がおっしゃるように私は

「相当ガンコじゃからなぁ」

ですね。

些細なことだと思っても自分を誉《ほ》めてあげ、認められるようになりたいと思っています。

6

言われたくない言葉

無理解な人々①

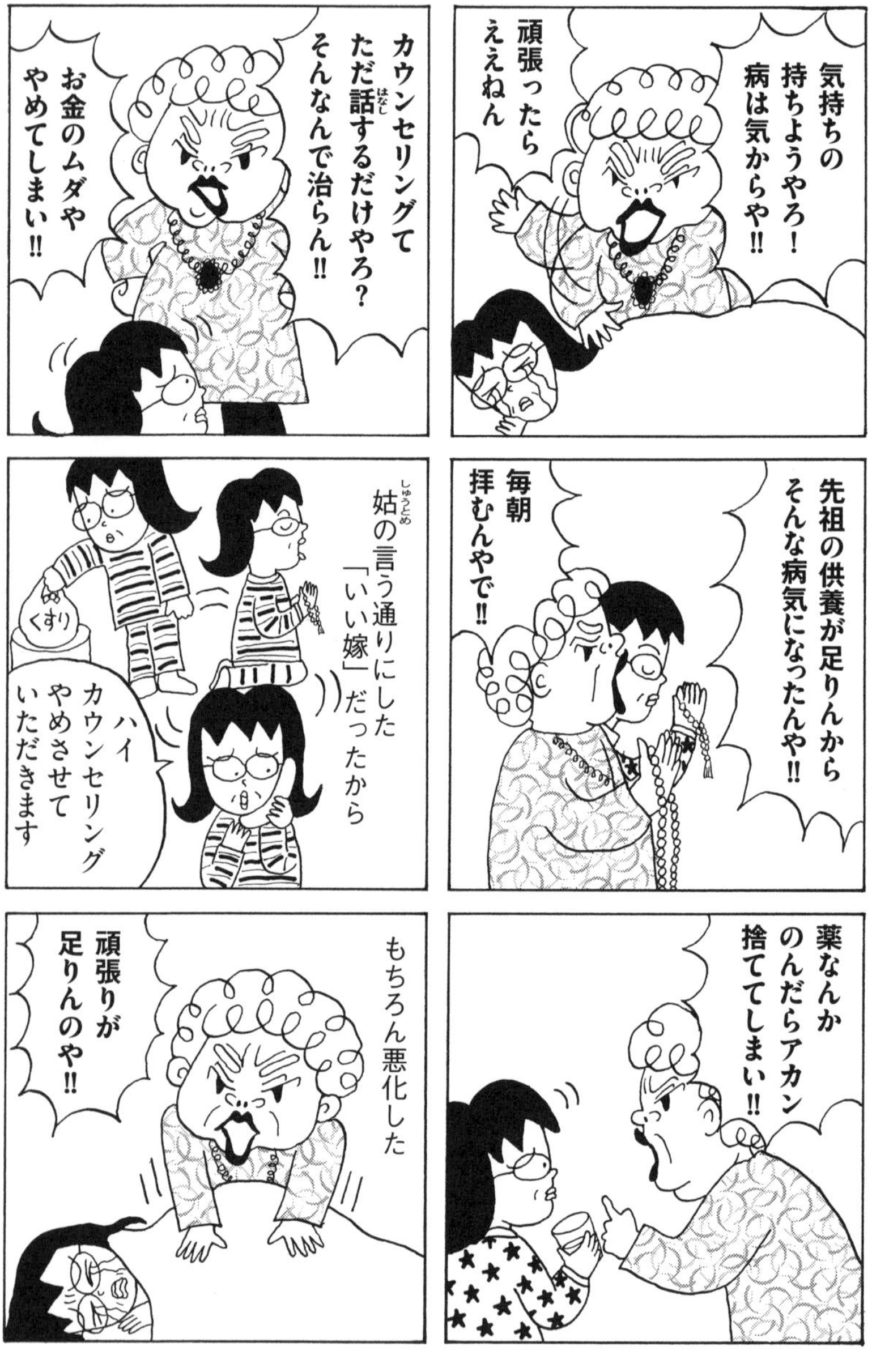

気持ちの持ちようやろ！病は気からや!!
頑張ったらええねん
先祖の供養が足りんからそんな病気になったんや!!
毎朝拝むんやで!!
薬なんかのんだらアカン捨ててしまい!!
カウンセリングてただ話《はなし》するだけやろ？そんなんで治らん!!
お金のムダややめてしまい!!
姑《しゅうとめ》の言う通りにした「いい嫁」だったから
くすり
ハイ カウンセリング やめさせていただきます
もちろん悪化した
頑張りが足りんのや!!

無理解な人々②

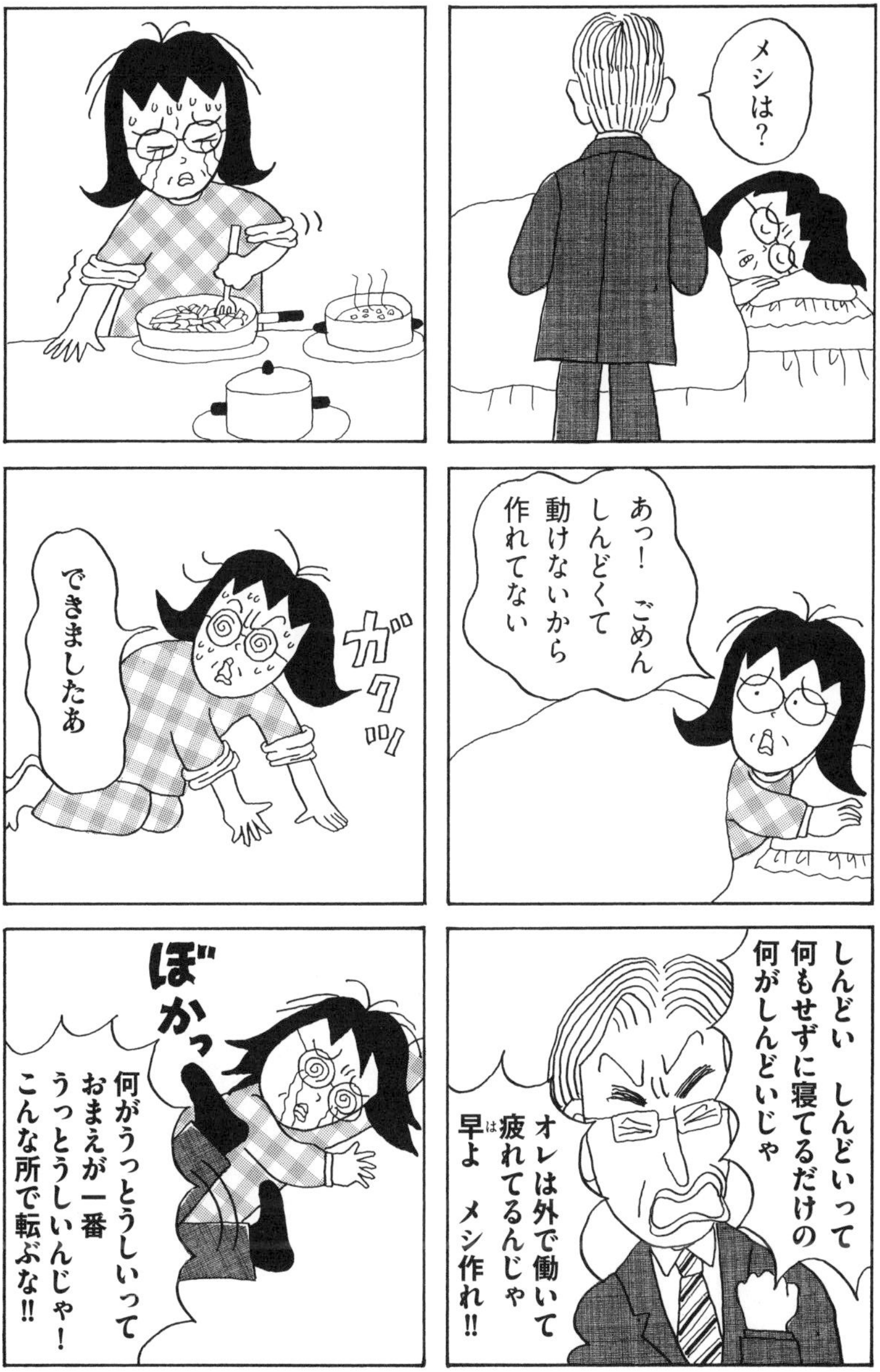
メシは？
あっ！ ごめん
しんどくて
動けないから
作れてない
しんどい しんどいって
何もせずに寝てるだけの
何がしんどいじゃ
オレは外で働いて
疲れてるんじゃ
早《は》よ メシ作れ!!
ガクッ
できましたあ
ぼかっ
何がうっとうしいって
おまえが一番
うっとうしいんじゃ！
こんな所で転ぶな!!

無理解な人々③

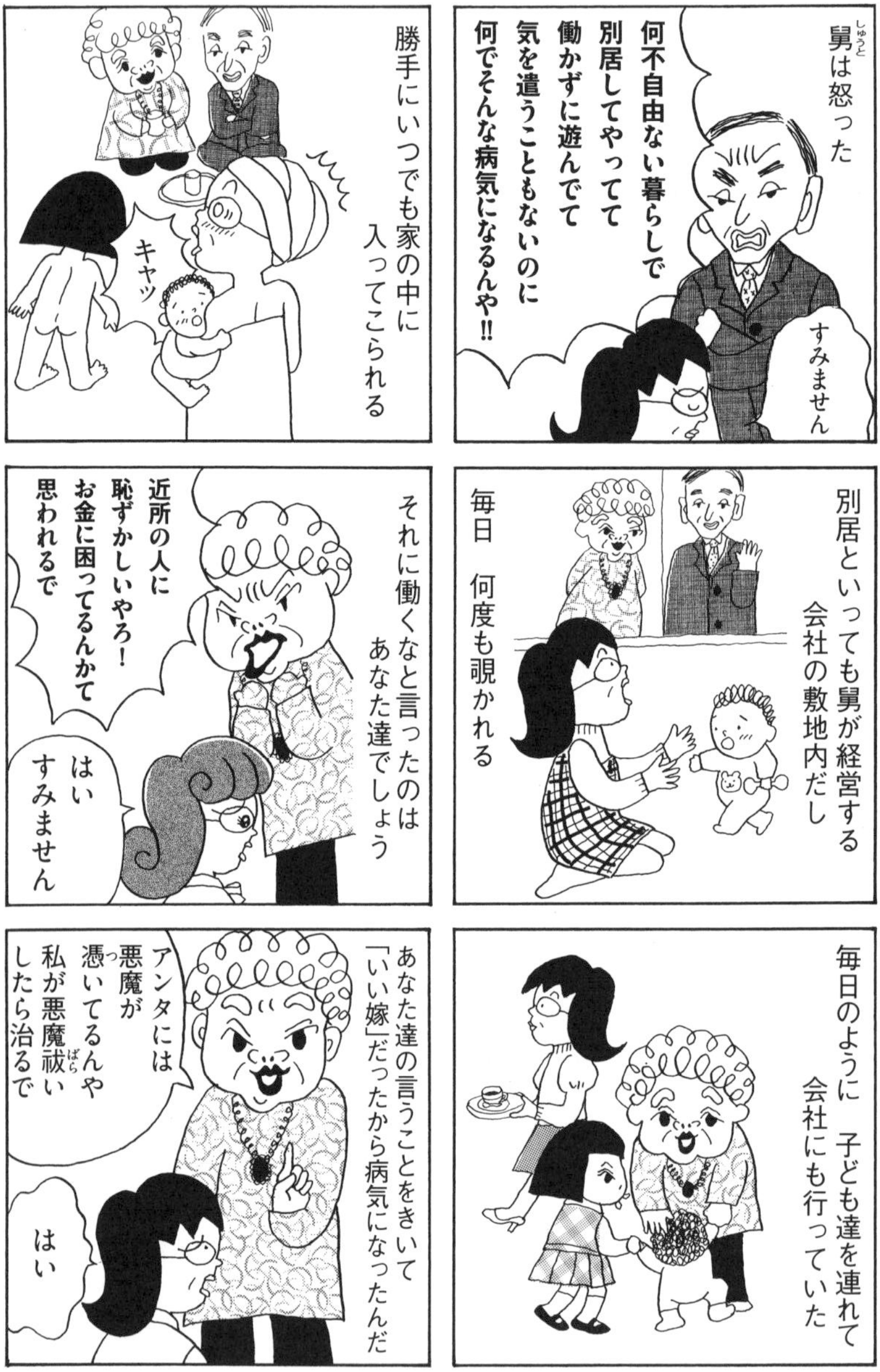
舅《しゅうと》は怒った
何不自由ない暮らしで
別居してやってて
働かずに遊んでて
気を遣うこともないのに
何でそんな病気になるんや!!
すみません
別居といっても舅が経営する
会社の敷地内だし
毎日　何度も覗かれる
毎日のように　子ども達を連れて
会社にも行っていた
勝手にいつでも家の中に
入ってこられる
キャッ
それに働くなと言ったのは
あなた達でしょう
近所の人に
恥ずかしいやろ!
お金に困ってるんかて
思われるで
はい
すみません
あなた達の言うことをきいて
「いい嫁」だったから病気になったんだ
アンタには
悪魔が
憑《つ》いてるんや
私が悪魔祓《ばら》い
したら治るで
はい

夫の暴言

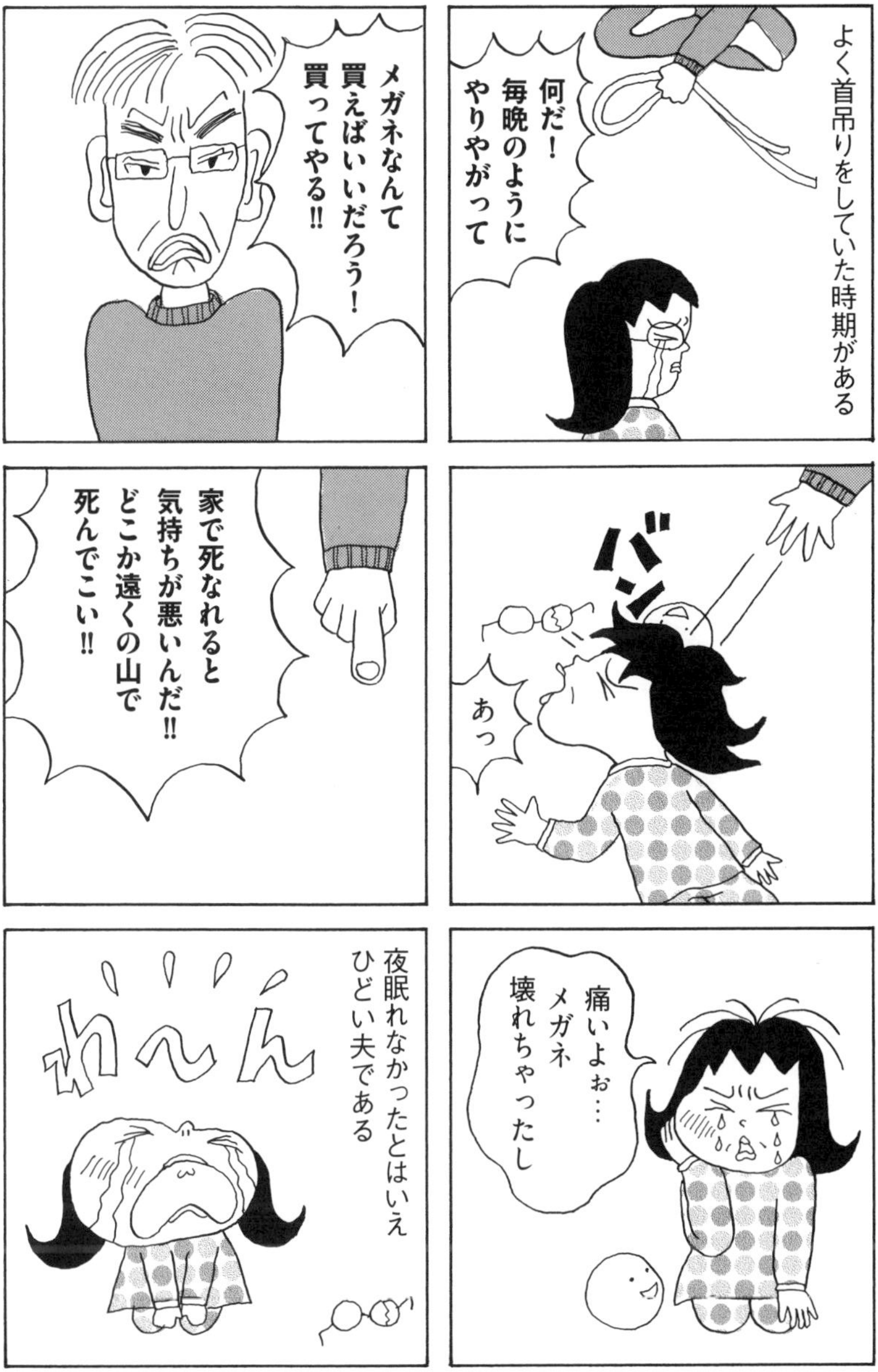
よく首吊りをしていた時期がある
何だ！毎晩のようにやりやがって
メガネなんて買えばいいだろう！買ってやる!!
バン
あっ
家で死なれると気持ちが悪いんだ!! どこか遠くの山で死んでこい!!
痛いよぉ… メガネ壊れちゃったし
わ〜ん
夜眠れなかったとはいえ ひどい夫である

禁句!!

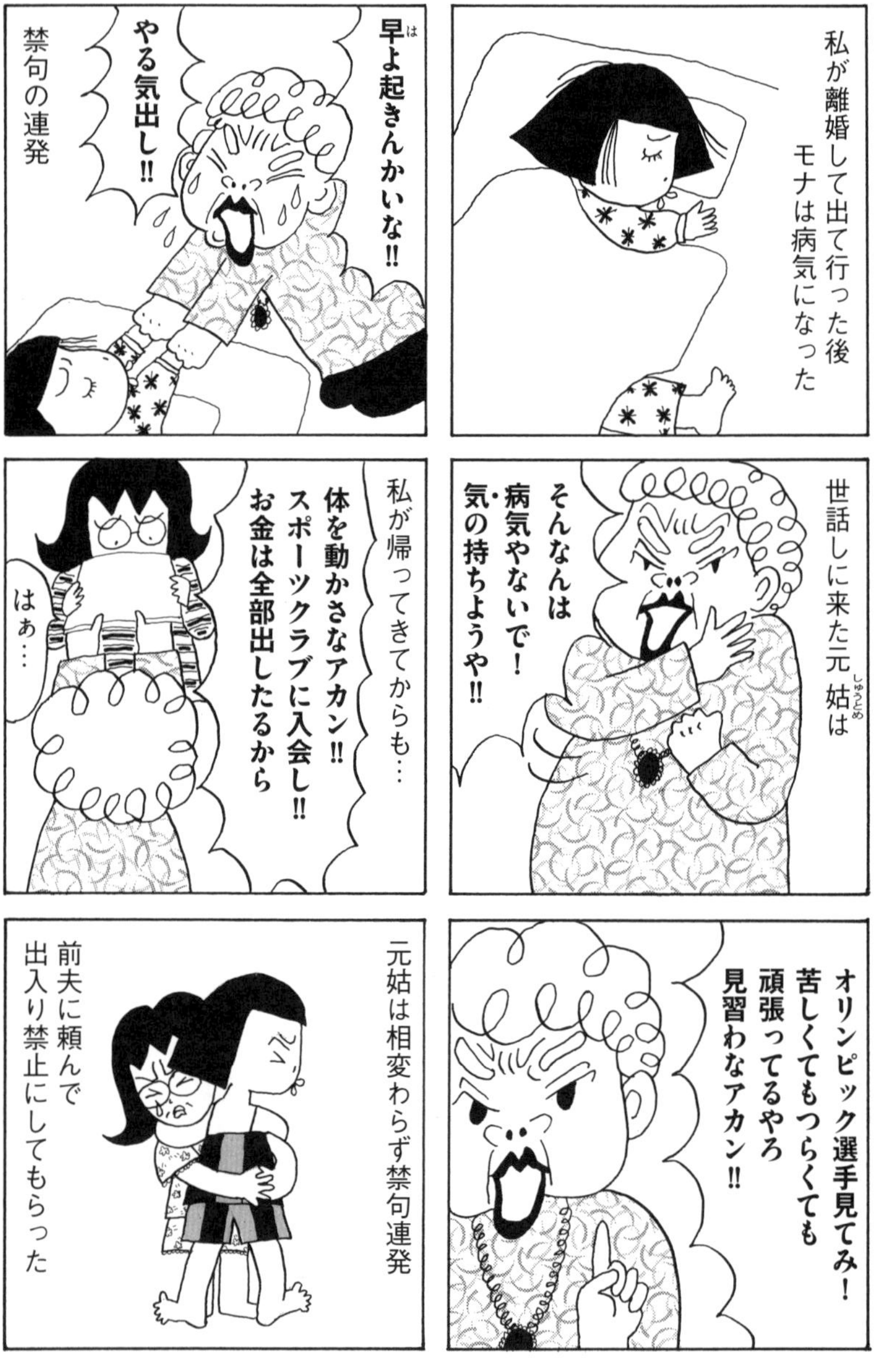

私が離婚して出て行った後
モナは病気になった
世話しに来た元姑《しゅうとめ》は
そんなんは病気やないで! 気の持ちようや!!
オリンピック選手見てみ! 苦しくてもつらくても頑張ってるやろ 見習わなアカン!!
早《は》よ起きんかいな!!
やる気出し!!
禁句の連発
私が帰ってきてからも…
体を動かさなアカン!! スポーツクラブに入会し!! お金は全部出したるから
はぁ…
元姑は相変わらず禁句連発
前夫に頼んで出入り禁止にしてもらった

治療法

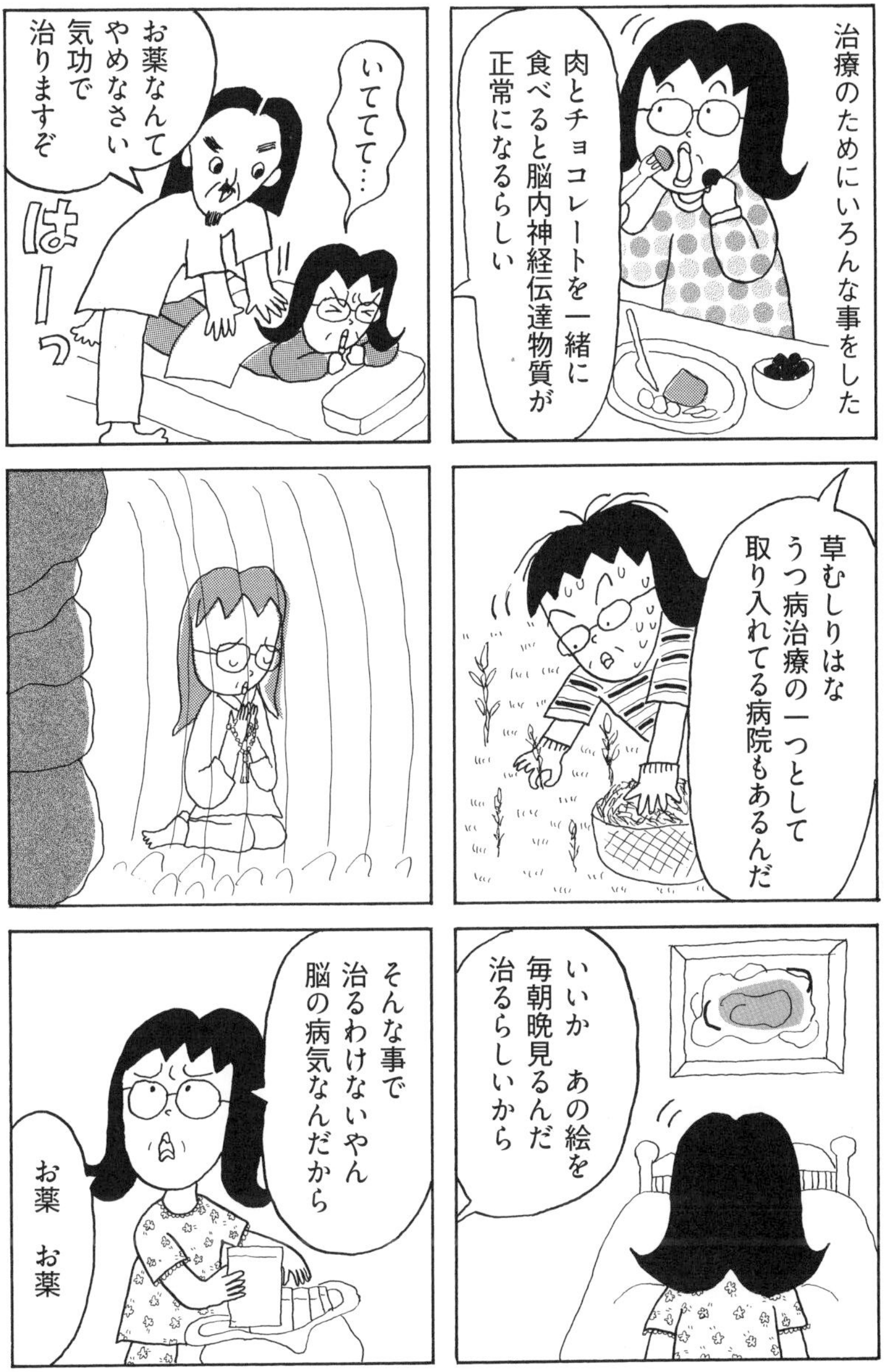
治療のためにいろんな事をした
肉とチョコレートを一緒に食べると脳内神経伝達物質が正常になるらしい
草むしりはなうつ病治療の一つとして取り入れてる病院もあるんだ
いいか あの絵を毎朝晩見るんだ治るらしいから
いててて…
お薬なんてやめなさい気功で治りますぞ
はーっ
そんな事で治るわけないやん脳の病気なんだから
お薬 お薬

主治医の解説

うつ病、新型うつ病、産後うつ病

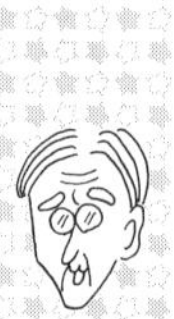

N病院精神科医
Dr. 山国

うつ病はいくつかの要因が関係して起こってきます。病気の状態であって、やる気のなさで起こってきているものではありません。遺伝や、性格だけで起こってきているものでもありません。まじめで責任感の強い、几帳面、仕事熱心な人がうつ病になりやすいともいわれています。そんな人が、ストレスの多い環境や急な生活環境の変化などに出合ったとき、うまく対応できず、病気の状態になるとも考えられています。うつ病の時は、脳内の神経伝達物質が正常に働かなくなって、病気の状態を引き起こしていると考えられています。

■新型うつ病

最近、新型うつ病が注目されるようになりました。はっきりとした病態はわかっていません。ただ、新型うつ病に含まれると思われる「非定型うつ病」には診

断基準はあります。その症状は、

「眠っても眠ってもまだ眠い」

「非常に食欲が増し、体重が増加する」

「疲労感が強く、手足が鉛《なまり》のように重く感じる」

「対人関係に過敏（他人の顔色がひどく気になる）」

「周りの状況に左右され、楽しいことがあると気分が明るくなり、ちょっとしたことで気分が落ち込む」

「夕方の方がしんどい」

と、従来のうつ病と症状も異なり、対応も異なるようです。本人には、

・お日様の光を浴び、家事や仕事をいつも通りこなし、規則正しい生活を送る
・休みすぎない
・だらだら食いをせず、三度の食事を規則正しく取り、食事を抜かない
・アルコールを避ける

ことが勧められます。周りの人のサポートも重要で、

・優しい言葉で励まし、時には多いに激励する
・思いを受けとめる
・安心感を与える
・労《ねぎら》いを忘れない

を心がけてください。

■産後うつ病

マタニティーブルーという言葉はご存じの方も多いでしょう。

マタニティーブルーはおおむね産後三～八日目に発症し、約一週間以内に自然軽快する一過性のもので、特別な治療や予防はしません。産後うつ病は産後二～四週間で発症し、徐々に増悪し長期にわたり症状が持続する方もいます。産後の急激な女性ホルモンなど体内環境の急激な変化や社会生活での役割の変化など

様々な要因があります。

症状は一般的なうつ病と同様ですが、「子どもに申し訳ない。母親の資格がない。子どもを育てられない。子どもが可愛いとは思えない」など、育児ができないことへの自責感が目立つ傾向にあります。叱咤激励《しったげきれい》は逆効果となりうつ状態が悪化しますので避けましょう。

十分な休養（特に睡眠確保）と育児、家事の支援が第一に必要なことです。薬の力を借りて、不安や、抑うつを和らげるのもひとつの方法です。抗うつ薬服用中には授乳は避けた方がよいと言われていますが、授乳できないことで自分は母親として資格がないとさらに抑うつ的になることもあります。不安でいっぱいのとき、側にいるだけでも安心感を与えることができます。耳を傾け、気持ちを汲《く》み、温かい、ゆったりとした声かけも安心感を与えます。育児や家事などの負担も家族が引き受ける必要がありますが、家族が疲れすぎないようにすることも大切です。

❀ 言われたくない言葉

「病は気から」

「頑張れば治る」

「薬なんて体に毒だからのまないほうがいい」

「ご先祖の供養が足りない」

「悪魔が憑《っ》いている」

などというのは禁句に決まっているのですが、意外に言う人が多いので困ります。

他に、勇気づけようという気持ちから言ってくださるのでしょうが
「神様は、その人に耐えられない試練は与えない」

「生きている間に起こることには、すべて意味がある」

「うつは心の風邪」

「頑張った人への神様からの休暇」

これらの言葉を聞いた日にゃ、私は怒りと悲しみで泣き喚《わめ》いてしまいます。

私のような弱い心を持った人間に、神様がこんなひどい仕打ちをなさるものか！

こんな病気になったことにいったいどんな意味があるんだ？　教えてくれ！

誰もがうつ病になる可能性があるという意味なのだろうが、風邪で何年も苦しむか？　風邪がつらくて自殺する人はいるのか？

ご褒美《ほうび》の休暇なら、もっと穏やかに休ませてくれ！

親切で言ってくださるのは分かります。

でも、本当に私のことを心配して助言してくださるのなら、病気の専門書の一冊でも読んでからにしてくれと言いたいです。

7

統合失調症

統合失調症

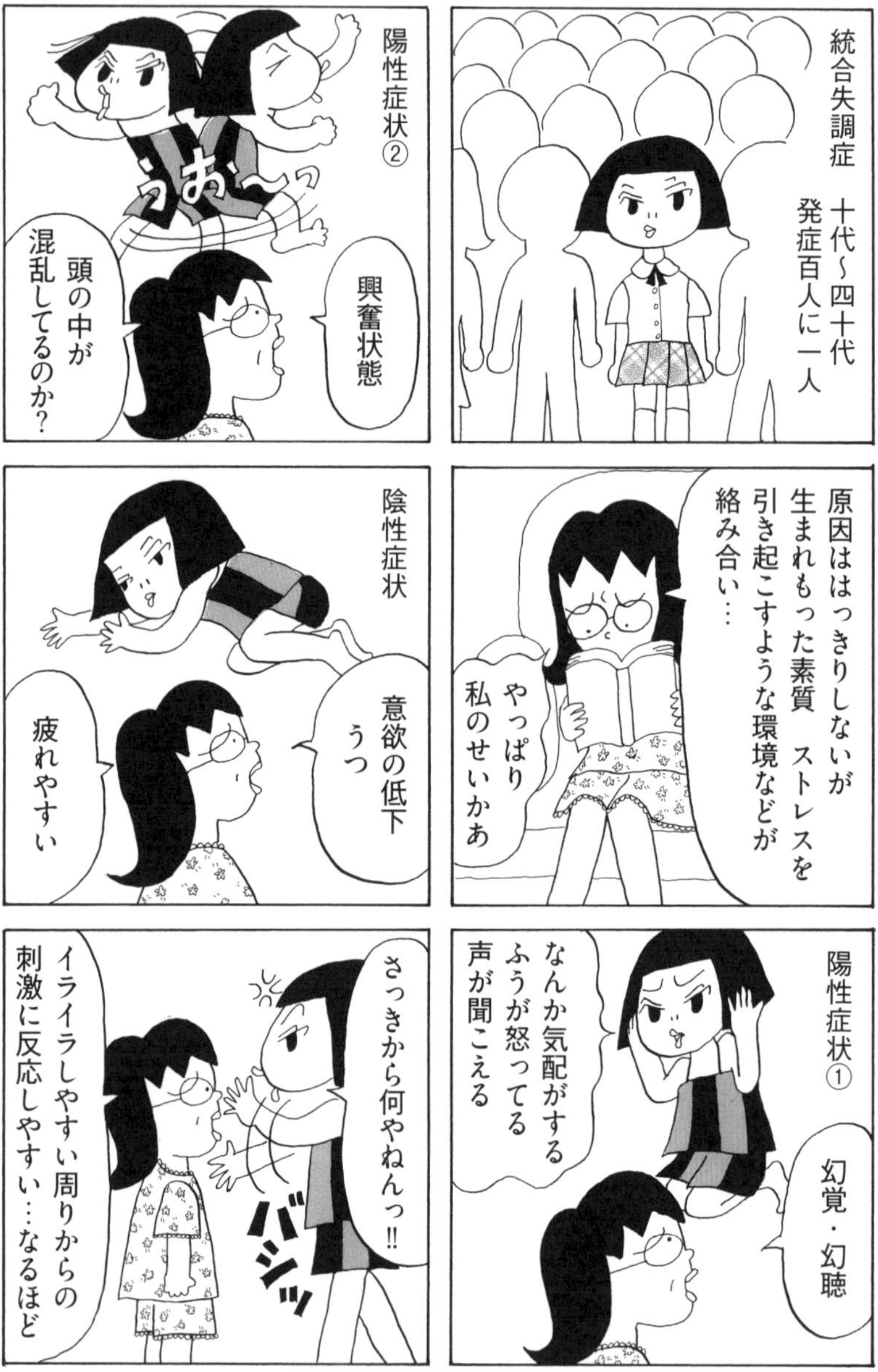
統合失調症
十代〜四十代
発症百人に一人
原因ははっきりしないが生まれもった素質 ストレスを引き起こすような環境などが絡み合い…
やっぱり私のせいかあ
陽性症状①
なんか気配がするふうが怒ってる声が聞こえる
幻覚・幻聴
陽性症状②
うお〜っ
興奮状態
頭の中が混乱してるのか?
陰性症状
意欲の低下 うつ
疲れやすい
さっきから何やねんっ!!
バシッ
イライラしやすい周りからの刺激に反応しやすい…なるほど

主治医の解説

陽性症状、陰性症状

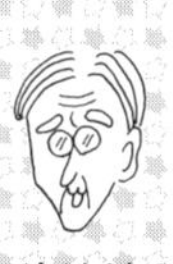

N病院精神科医
Dr.山国

統合失調症にみられる大きく二つに分けられる症状です。**陽性症状**《ようせいしょうじょう》は幻覚（幻聴、幻視、幻臭）、妄想、激しい興奮、思考の障害、**陰性症状**《いんせいしょうじょう》は感情の鈍麻《どんま》（にぶくなること）、興味喪失、引きこもり、身だしなみにかまわない、などがあります。

統合失調症の幻覚には、幻聴が一番多く、幻聴は誰かが自分のことを話していたり、批判したり、命令したりします。妄想は「実際には、ありえないことを本当のことのように思い込むこと」で、被害妄想、関係妄想などがあります。

漫画に登場しているモナちゃんは幼少時からの家庭の問題の影響を強く受けています。そのため、通常の統合失調症と比べ、病態が複雑化しています。漫画では、統合失調症となっていますが、統合失調症とは言い切れない部分もあり、診療を続けるうちに非定型精神病という診断に変わるかもしれません。現在抗精神

❊❊❊❊❊

病薬を服用しており、漫画には登場していない発症初期と比べると、症状は随分落ち着いていますので、典型的な症状は目立ちません。

❊❊❊❊❊

モナの症状①

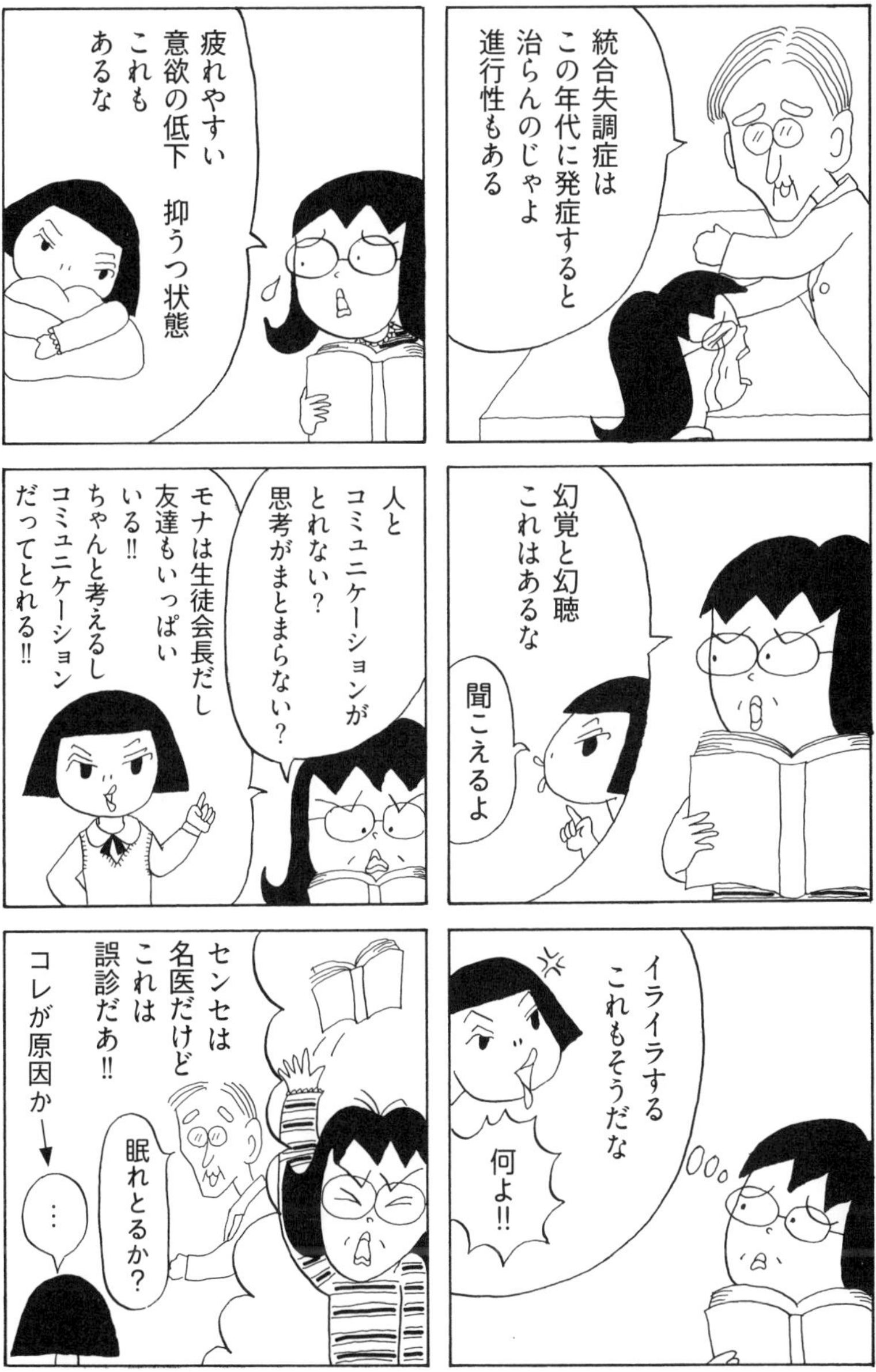

統合失調症は この年代に発症すると 治らんのじゃよ 進行性もある
疲れやすい 意欲の低下 抑うつ状態 これも あるな
幻覚と幻聴 これはあるな
聞こえるよ
人と コミュニケーションが とれない? 思考がまとまらない?
モナは生徒会長だし 友達もいっぱい いる!! ちゃんと考えるし コミュニケーション だってとれる!!
イライラする これもそうだな
何よ!!
センセは 名医だけど これは 誤診だあ!!
眠れとるか?
…
コレが原因か

モナの病気

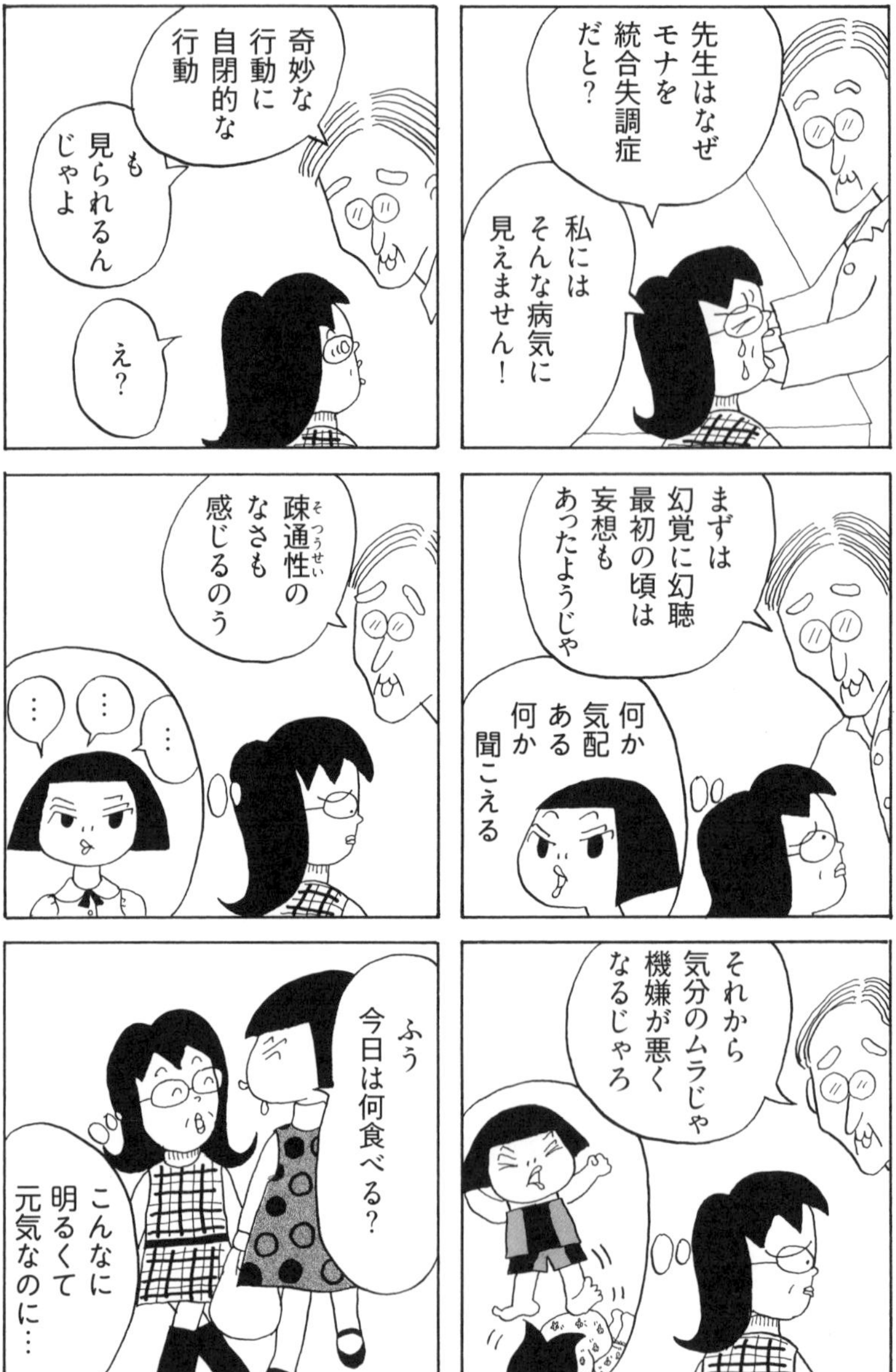
先生はなぜモナを統合失調症だと？
私にはそんな病気に見えません！
まずは幻覚に幻聴最初の頃は妄想もあったようじゃ
何か気配ある何か聞こえる
それから気分のムラじゃ機嫌が悪くなるじゃろ
奇妙な行動に自閉的な行動
も見られるんじゃよ
え？
疎通性《そつうせい》のなさも感じるのう
…
…
…
ふう今日は何食べる？
こんなに明るくて元気なのに…

モナの心の傷

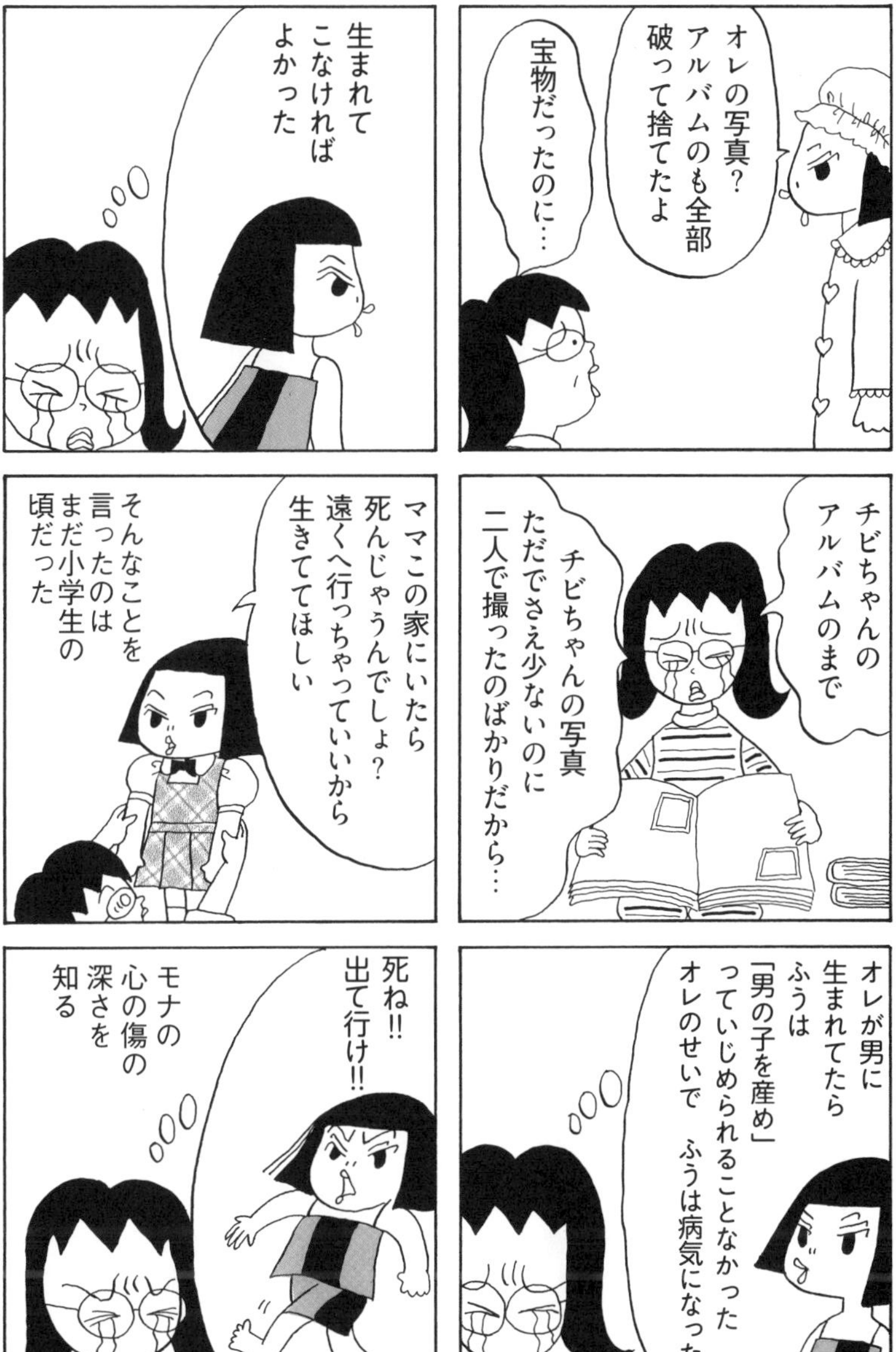
オレの写真？アルバムのも全部破って捨てたよ
宝物だったのに…
生まれてこなければよかった
チビちゃんのアルバムのまで
チビちゃんの写真ただでさえ少ないのに二人で撮ったのばかりだから…
ママこの家にいたら死んじゃうんでしょ？遠くへ行っちゃっていいから生きててほしい
そんなことを言ったのはまだ小学生の頃だった
オレが男に生まれてたらふうは「男の子を産め」っていじめられることなかったオレのせいでふうは病気になった
死ね!!出て行け!!
モナの心の傷の深さを知る

モナの病気の原因

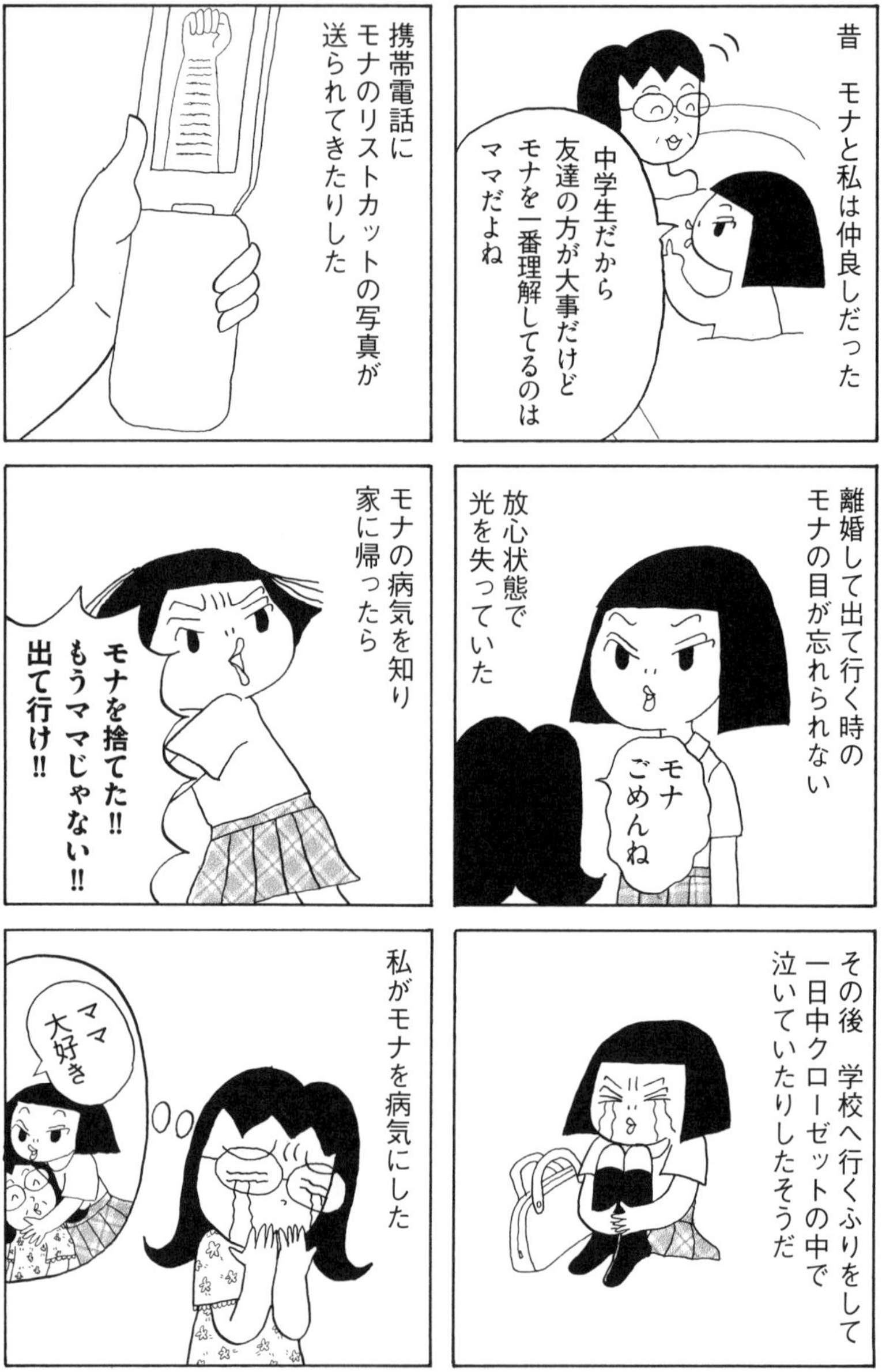

昔　モナと私は仲良しだった
中学生だから
友達の方が大事だけど
モナを一番理解してるのは
ママだよね
離婚して出て行く時の
モナの目が忘れられない
放心状態で
光を失っていた
モナ
ごめんね
その後　学校へ行くふりをして
一日中クローゼットの中で
泣いていたりしたそうだ
携帯電話に
モナのリストカットの写真が
送られてきたりした
モナの病気を知り
家に帰ったら
モナを捨てた!!
もうママじゃない!!
出て行け!!
私がモナを病気にした
ママ
大好き

フラッシュバック

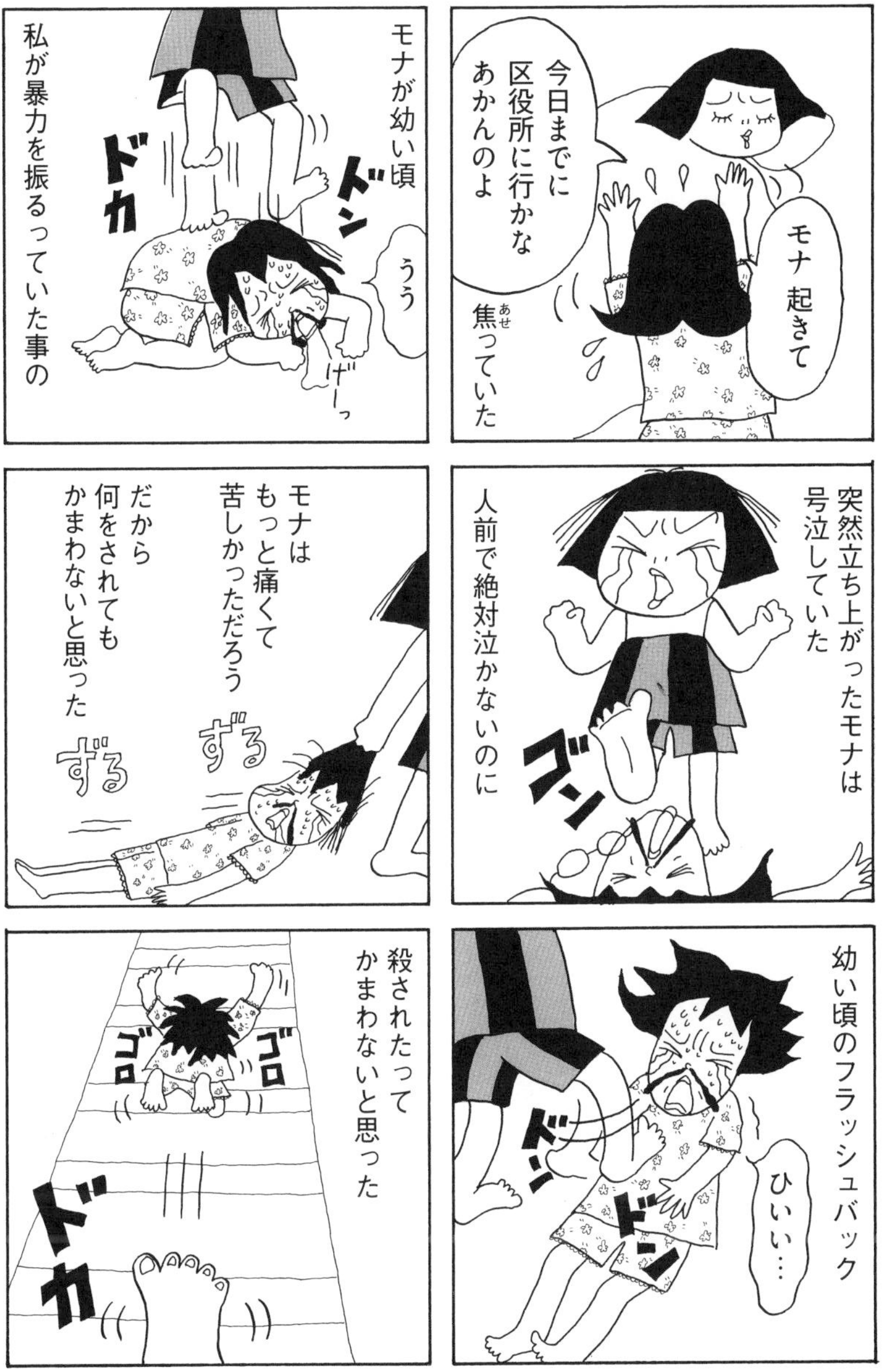

モナ 起きて
今日までに区役所に行かなあかんのよ
焦《あせ》っていた
突然立ち上がったモナは号泣していた
人前で絶対泣かないのに
ゴンッ
幼い頃のフラッシュバック
ひいい…
ドンッ
ドンッ
モナが幼い頃
私が暴力を振るっていた事の
うう
ドンッ
ドカ
げーっ
モナはもっと痛くて苦しかっただろう
だから何をされてもかまわないと思った
ずる
ずる
殺されたって
かまわないと思った
ゴロ
ゴロ
ドカ

オーバードース①

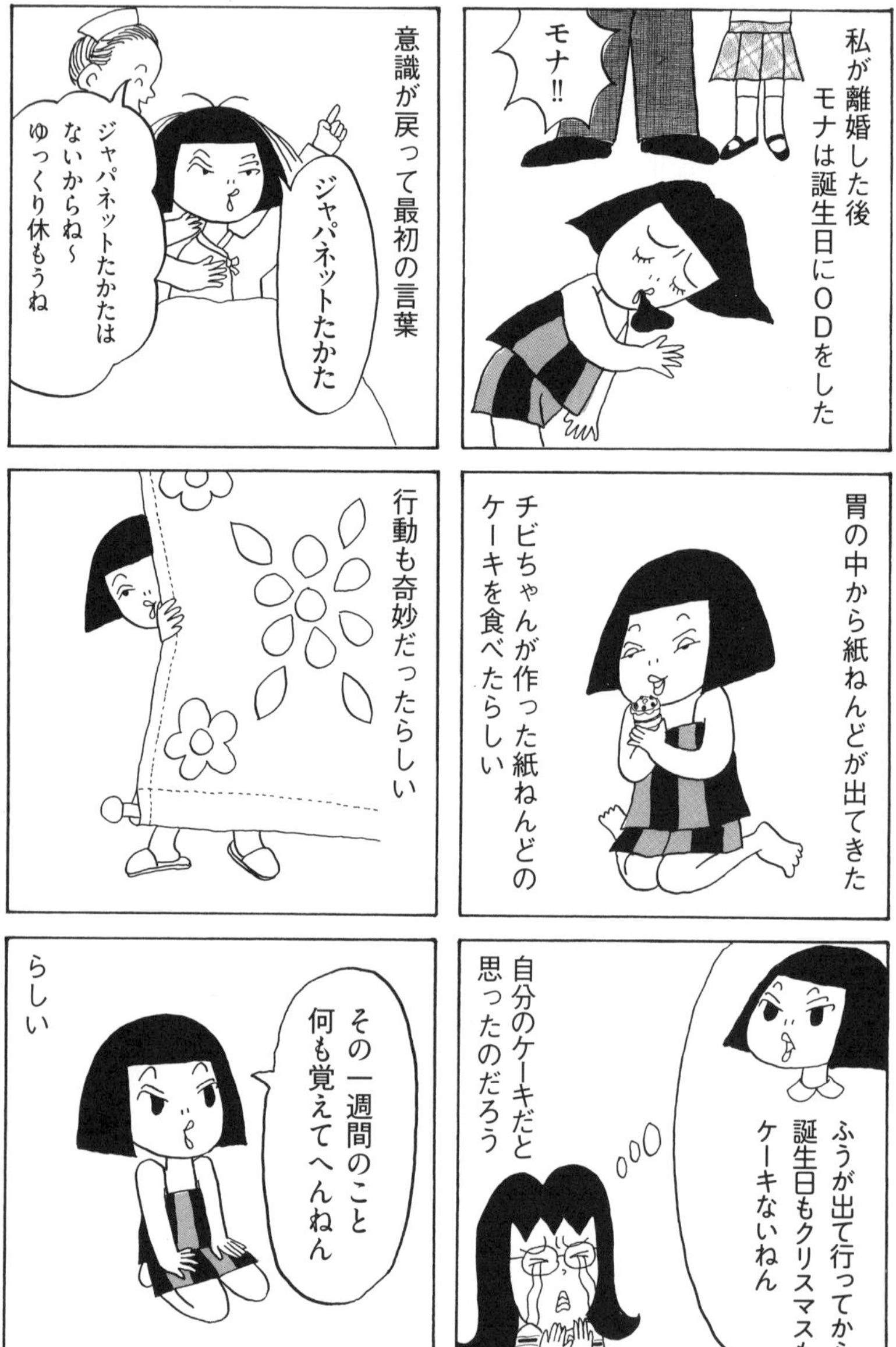

私が離婚した後 モナは誕生日にODをした
モナ!!
胃の中から紙ねんどが出てきた
チビちゃんが作った紙ねんどのケーキを食べたらしい
ふうが出て行ってから誕生日もクリスマスもケーキないねん
自分のケーキだと思ったのだろう
意識が戻って最初の言葉
ジャパネットたかた
ジャパネットたかたはないからね～ ゆっくり休もうね
行動も奇妙だったらしい
らしい
その一週間のこと何も覚えてへんねん

オーバードース②

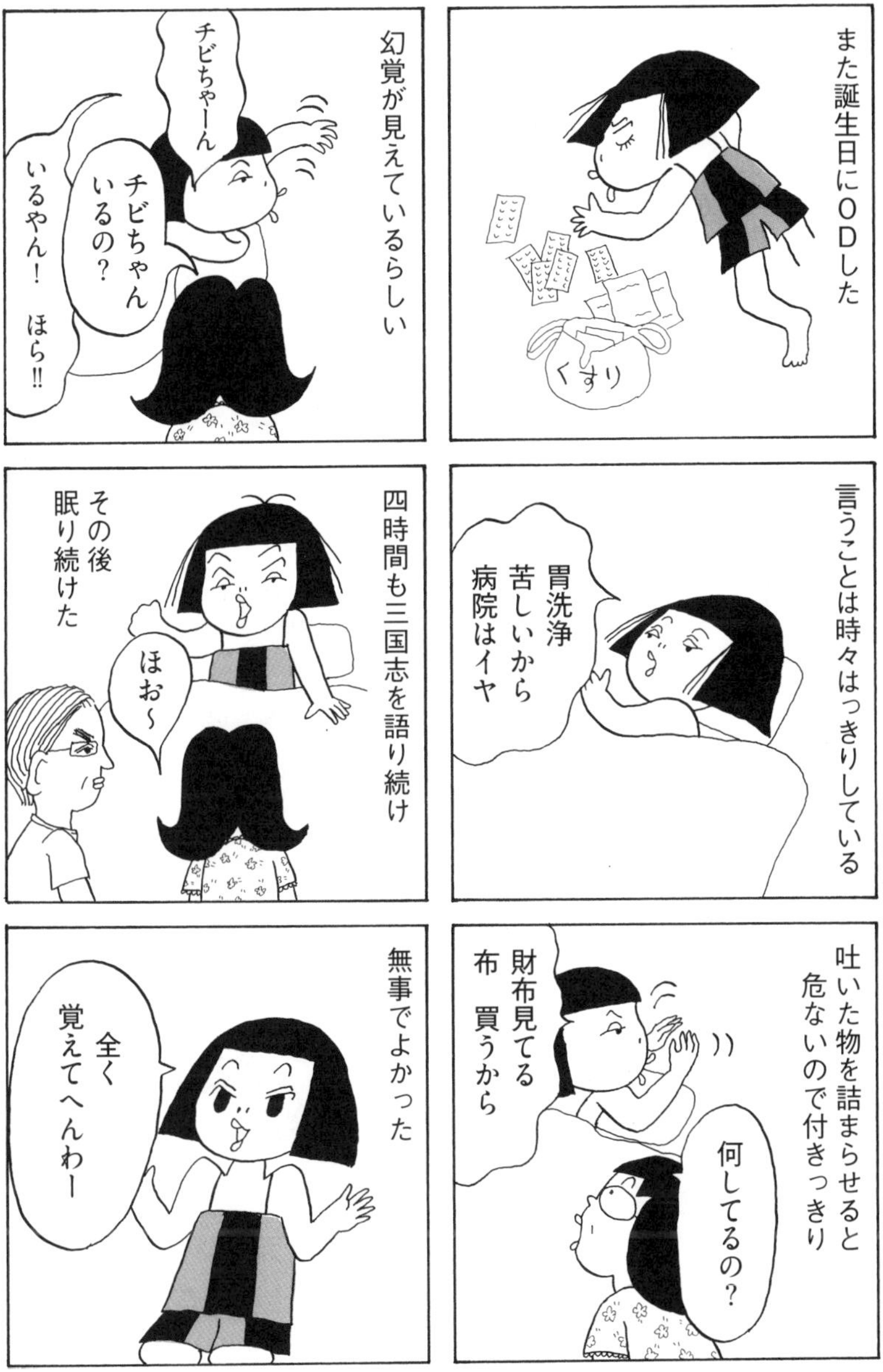

また誕生日にODした
くすり
言うことは時々はっきりしている
胃洗浄 苦しいから 病院はイヤ
吐いた物を詰まらせると危ないので付きっきり
財布見てる 布 買うから
何してるの？
幻覚が見えているらしい
チビちゃーん
チビちゃん いるの？
いるやん！ ほら!!
四時間も三国志を語り続け
その後 眠り続けた
ほお～
無事でよかった
全く 覚えてへんわー

幻覚と幻聴

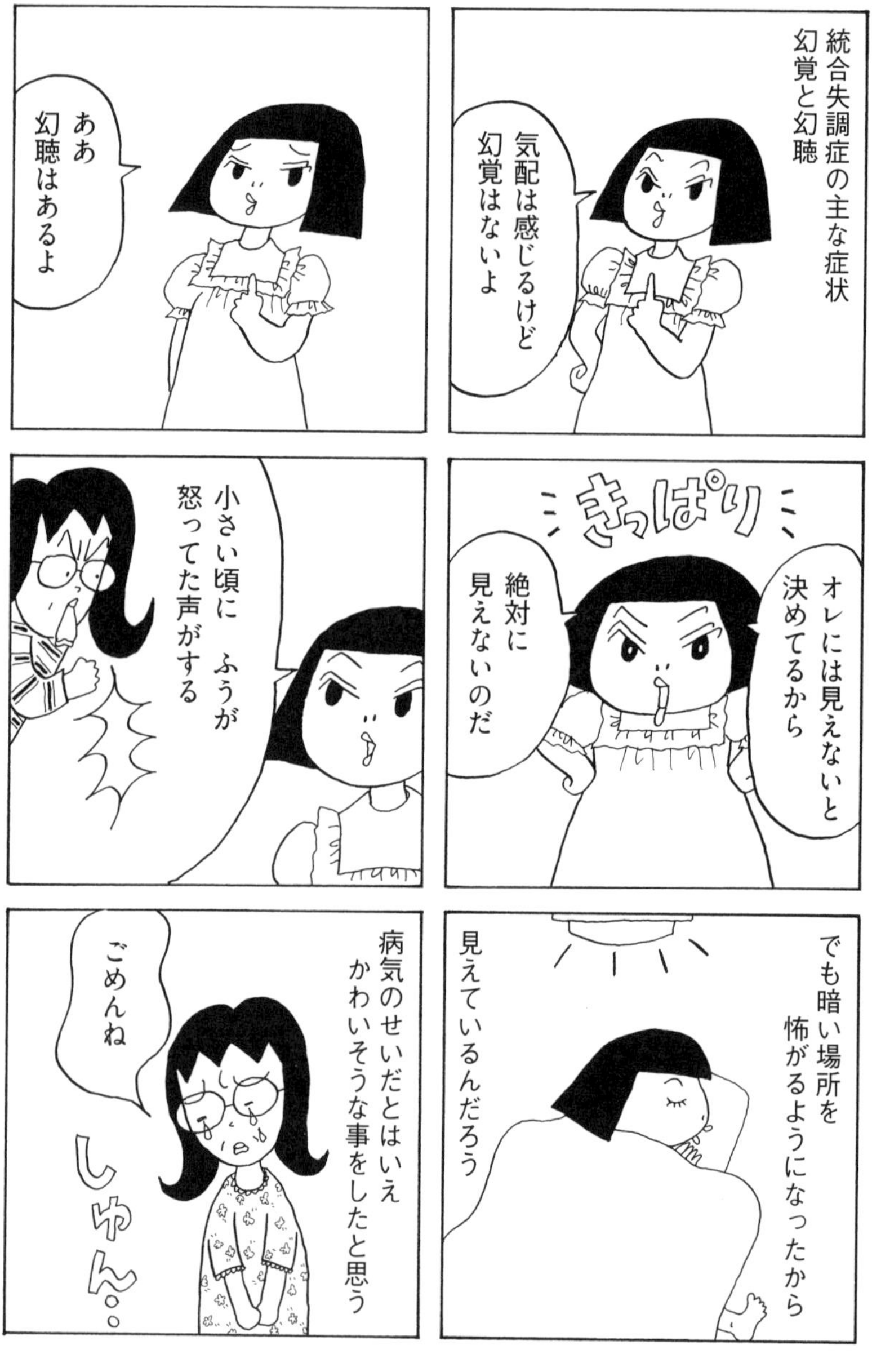

統合失調症の主な症状
幻覚と幻聴
気配は感じるけど
幻覚はないよ
きっぱり
オレには見えないと
決めてるから
絶対に
見えないのだ
でも暗い場所を
怖がるようになったから
見えているんだろう
ああ
幻聴はあるよ
小さい頃に　ふうが
怒ってた声がする
病気のせいだとはいえ
かわいそうな事をしたと思う
ごめんね
しゅん。

モナの症状②

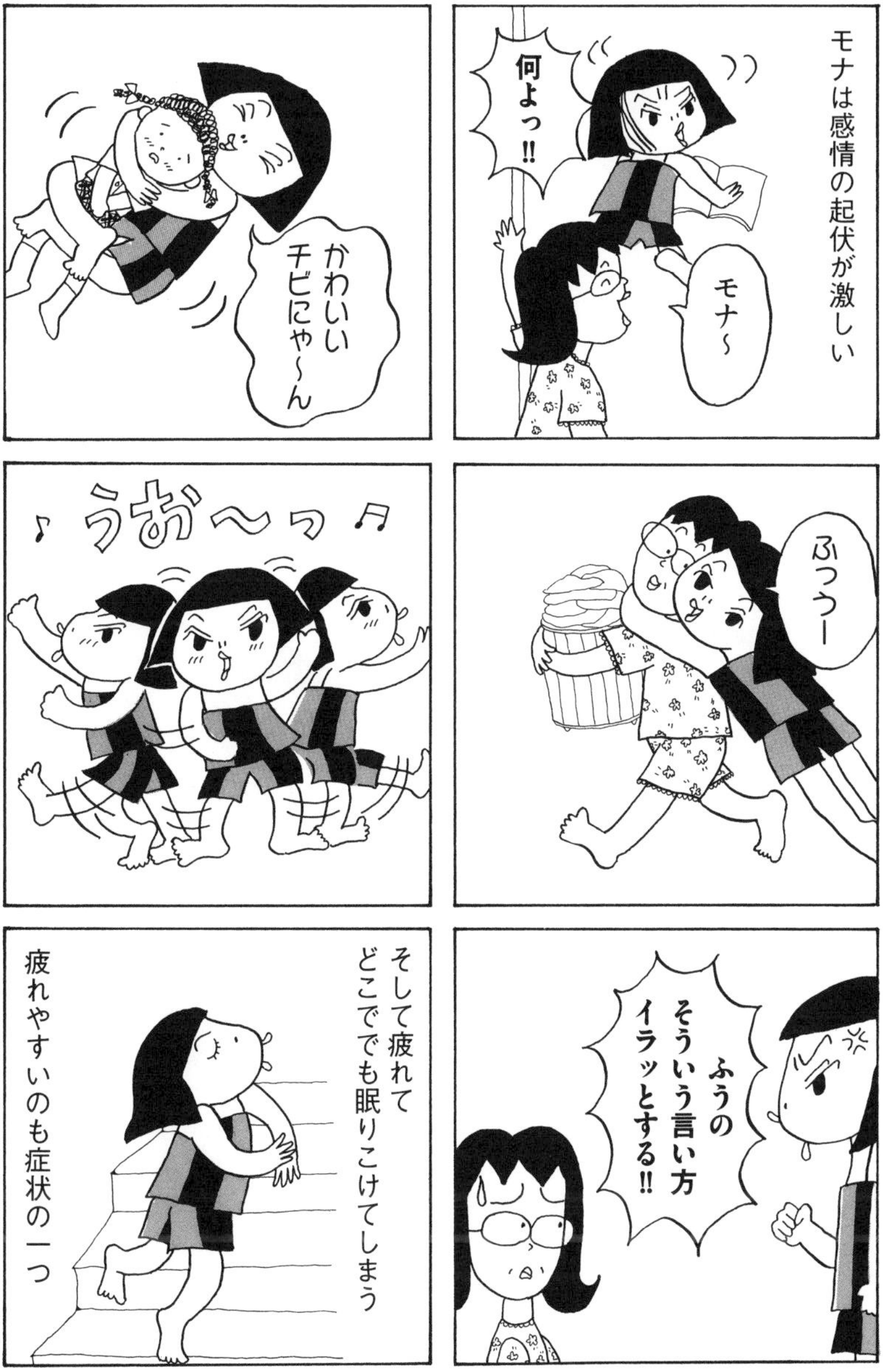
モナは感情の起伏が激しい
モナ〜
何よっ!!
かわいいチビにゃ〜ん
ふっうー
♪うお〜っ♫
ふうのそういう言い方イラッとする!!
そして疲れてどこででも眠りこけてしまう
疲れやすいのも症状の一つ

モナの通学

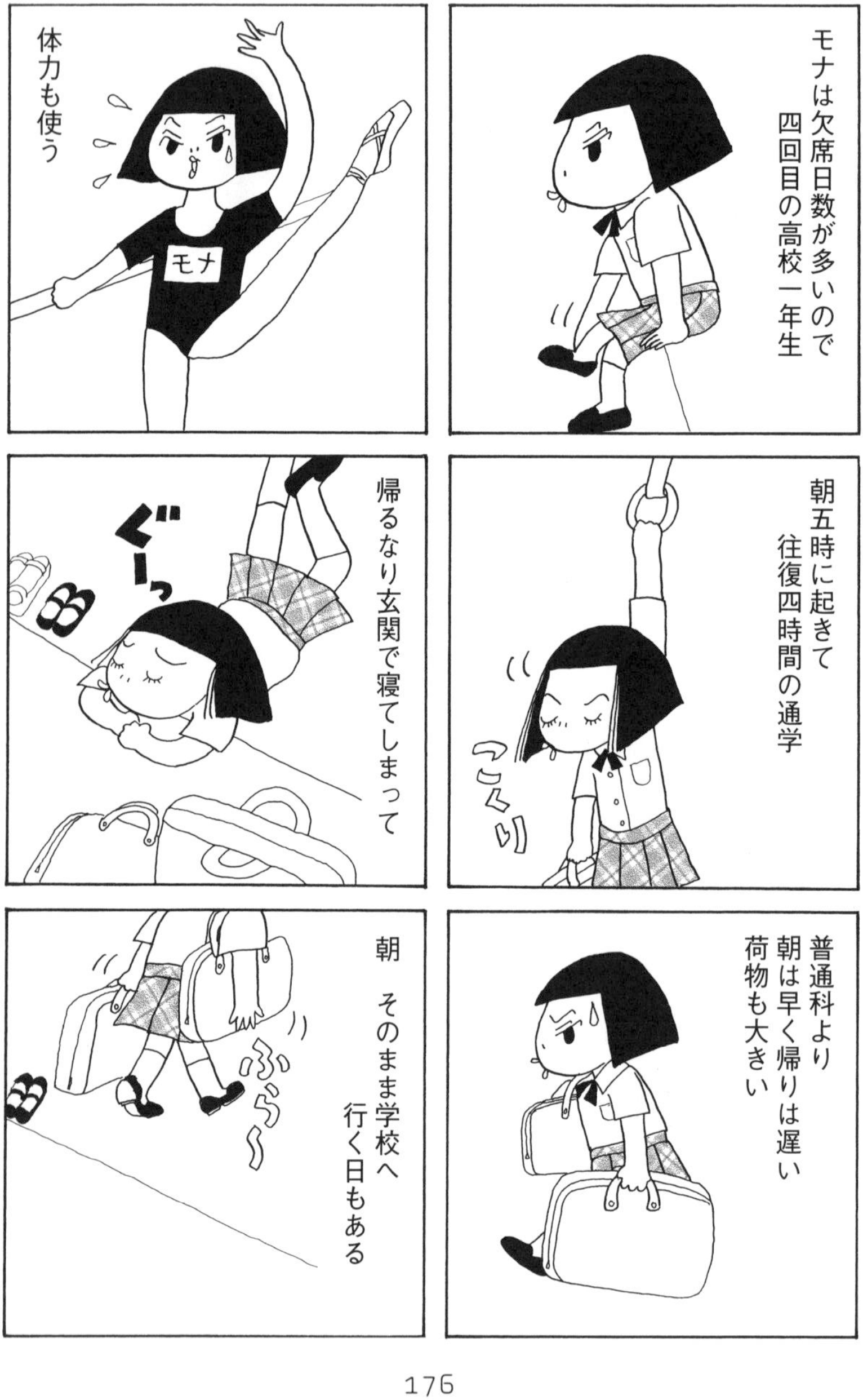

モナは欠席日数が多いので
四回目の高校一年生
朝五時に起きて
往復四時間の通学
こくり
普通科より
朝は早く帰りは遅い
荷物も大きい
体力も使う
モナ
帰るなり玄関で寝てしまって
ぐーっ
朝　そのまま学校へ
行く日もある
ふら〜

モナの診察①

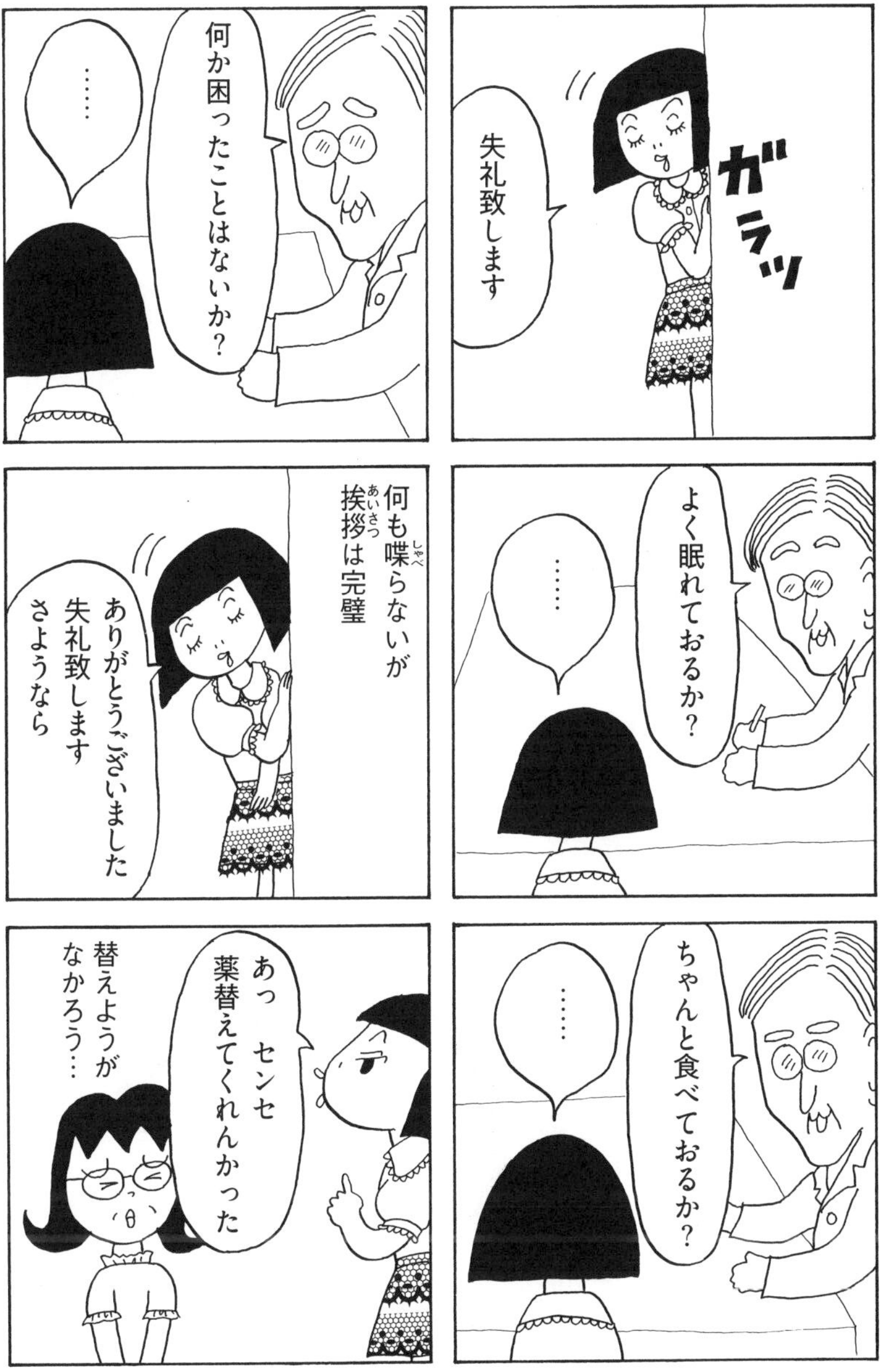
失礼致します
ガラッ
よく眠れておるか？
……
ちゃんと食べておるか？
……
何か困ったことはないか？
……
何も喋《しゃべ》らないが挨拶《あいさつ》は完璧
ありがとうございました 失礼致します さようなら
あっ センセ 薬替えてくれんかった
替えようがなかろう…

モナのカウンセリング

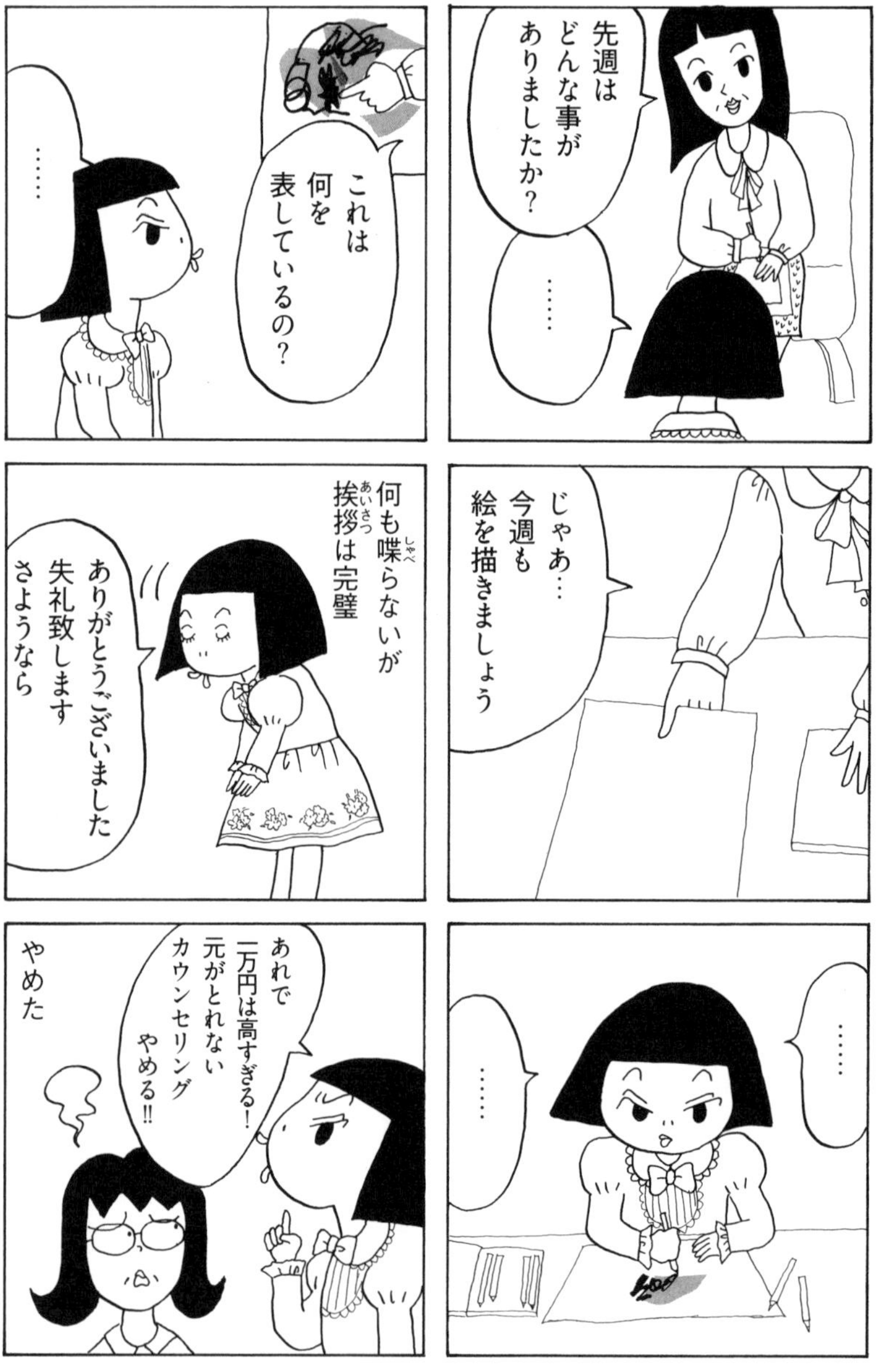
先週はどんな事がありましたか？
……
じゃあ…今週も絵を描きましょう
……
……
これは何を表しているの？
……
何も喋《しゃべ》らないが挨拶《あいさつ》は完璧
ありがとうございました失礼致しますさようなら
あれで一万円は高すぎる！元がとれないカウンセリングやめる!!
やめた

モナの診察②

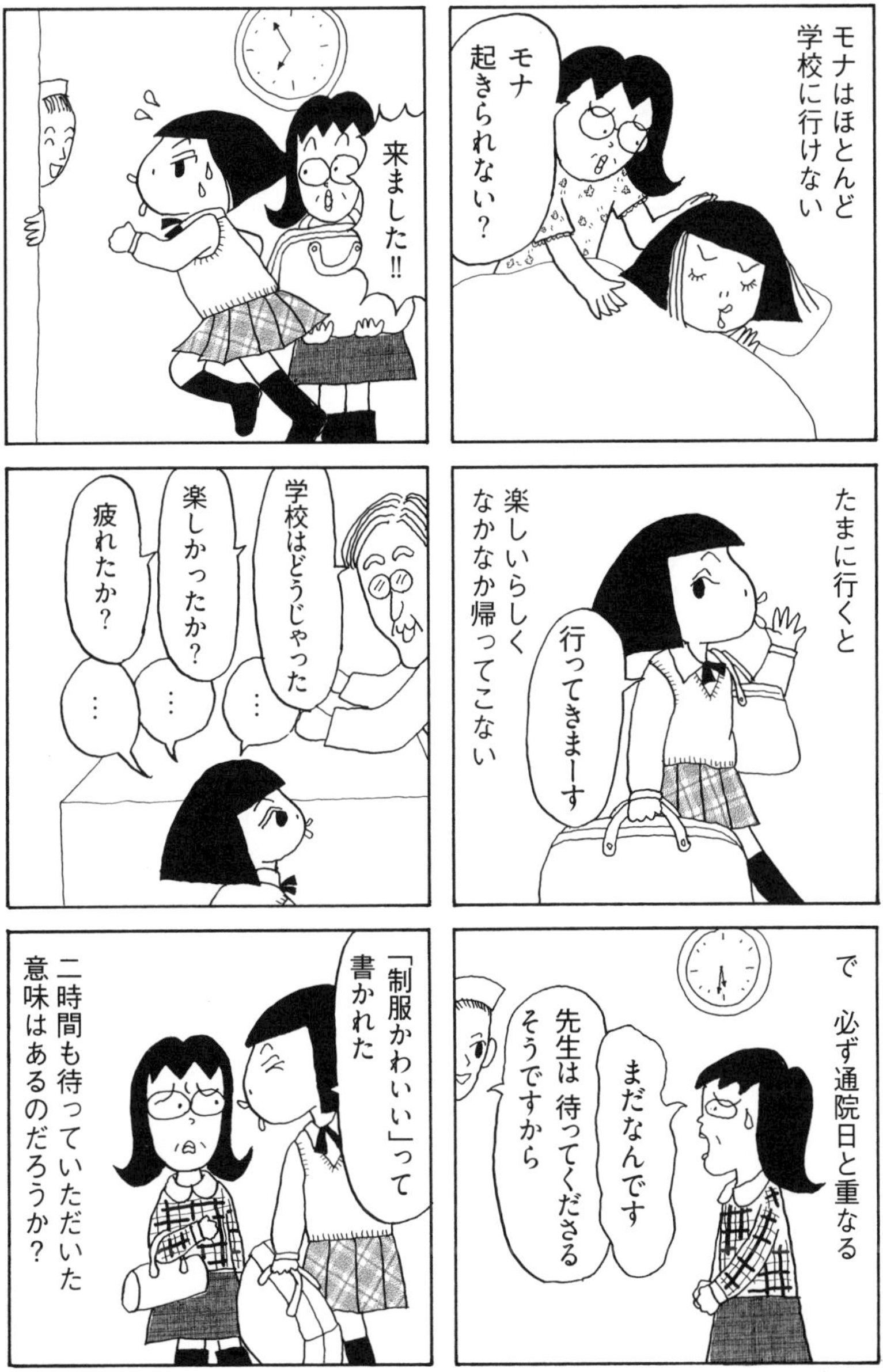
モナはほとんど学校に行けない
モナ起きられない?
たまに行くと
楽しいらしく なかなか帰ってこない
行ってきまーす
で 必ず通院日と重なる
まだなんです
先生は 待ってくださるそうですから
来ました!!
学校はどうじゃった
楽しかったか?
疲れたか?
…
…
…
「制服かわいい」って書かれた
二時間も待っていただいた意味はあるのだろうか?

モナの退学

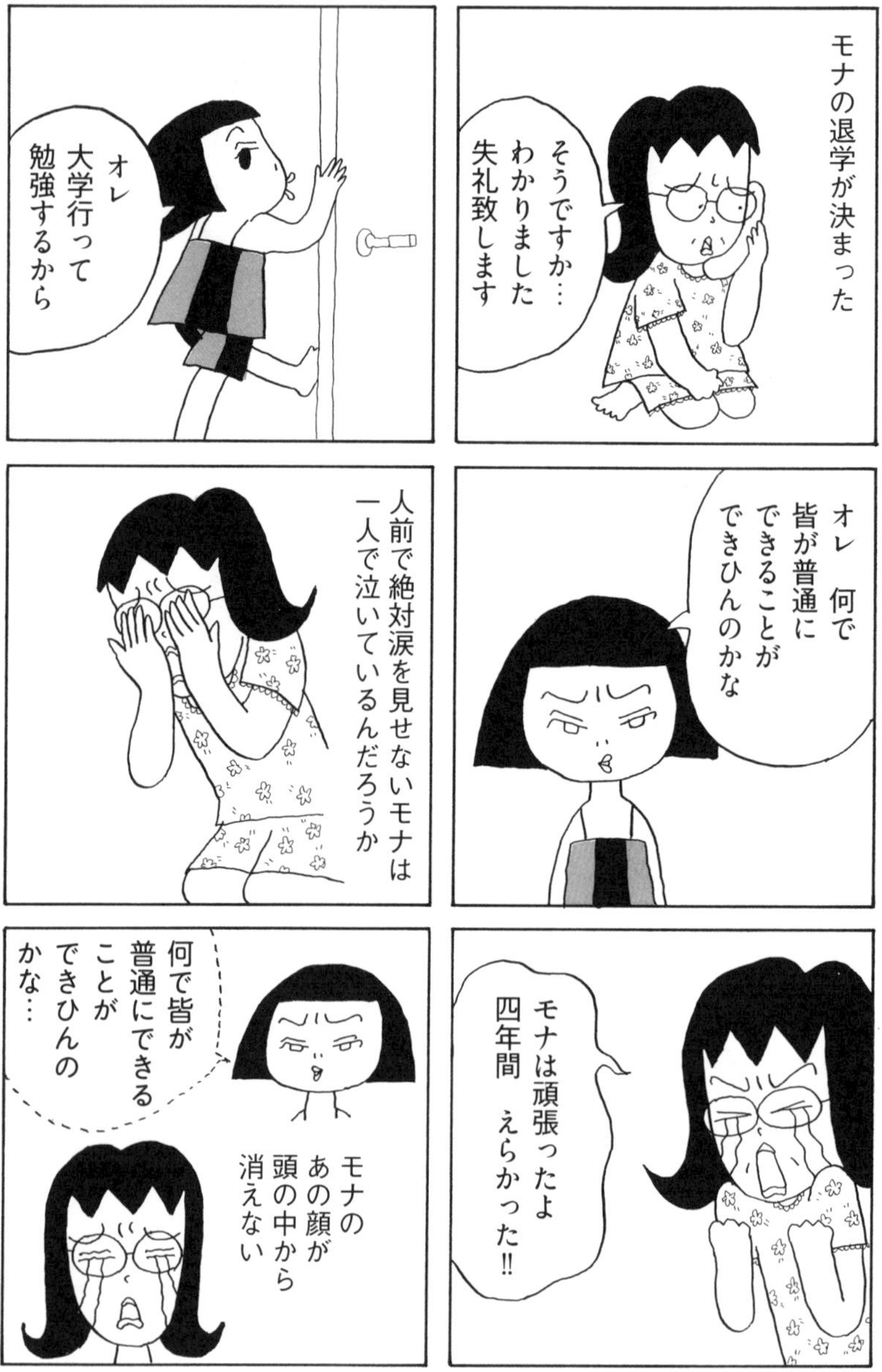
モナの退学が決まった
そうですか…わかりました失礼致します
オレ大学行って勉強するから
オレ 何で皆が普通にできることができひんのかな
人前で絶対涙を見せないモナは一人で泣いているんだろうか
モナは頑張ったよ
四年間 えらかった!!
何で皆が普通にできることができひんのかな…
モナのあの顔が頭の中から消えない

モナの入院

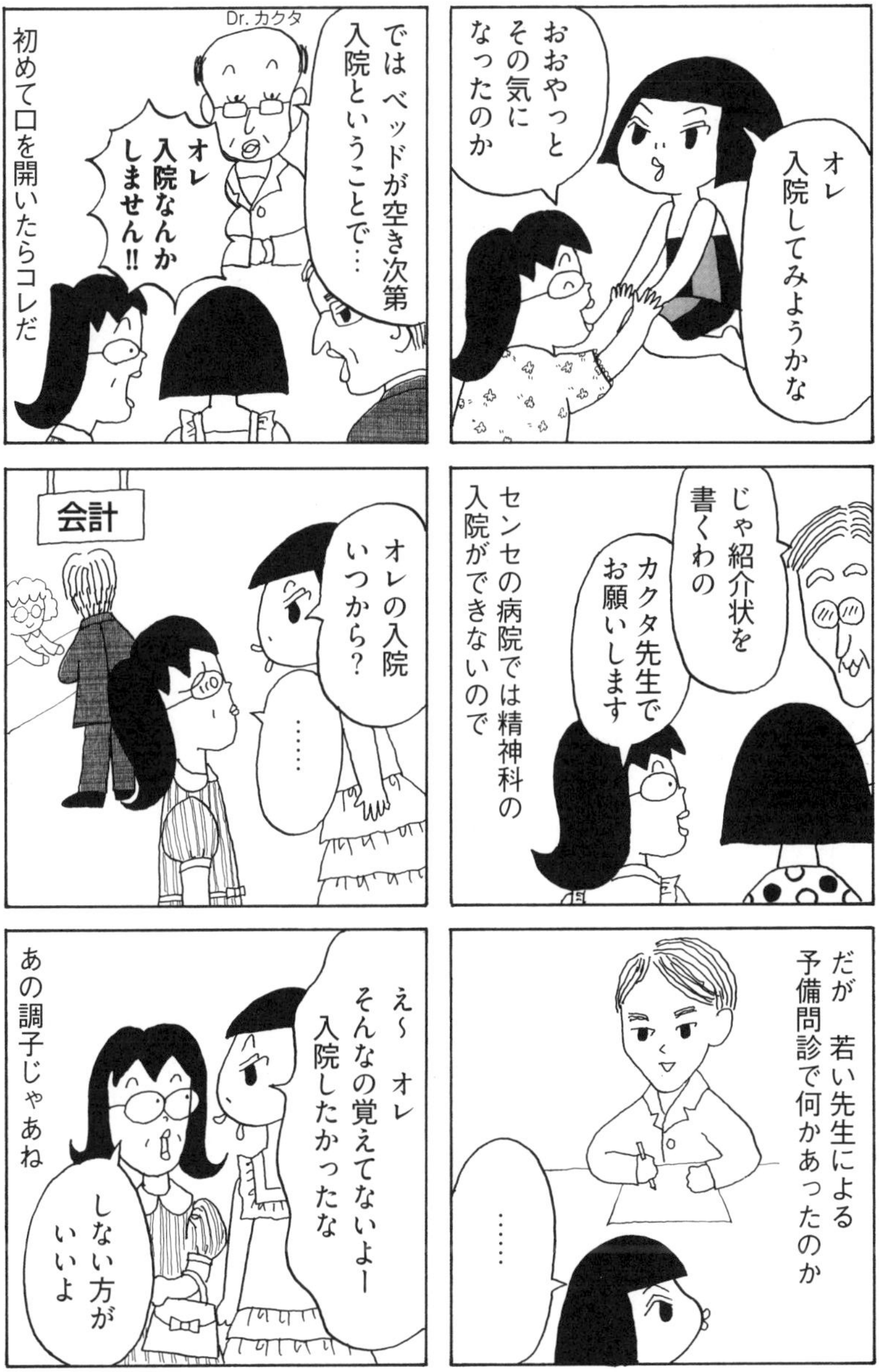
オレ 入院してみようかな
おおやっと その気に なったのか
じゃ紹介状を 書くわの
カクタ先生で お願いします
センセの病院では精神科の 入院ができないので
だが 若い先生による 予備問診で何かあったのか
……
Dr.カクタ
では ベッドが空き次第 入院ということで…
オレ 入院なんか しません!!
初めて口を開いたらコレだ
会計
オレの入院 いつから?
……
え〜 オレ そんなの覚えてないよー 入院したかったな
しない方が いいよ
あの調子じゃあね

モナの心理テスト

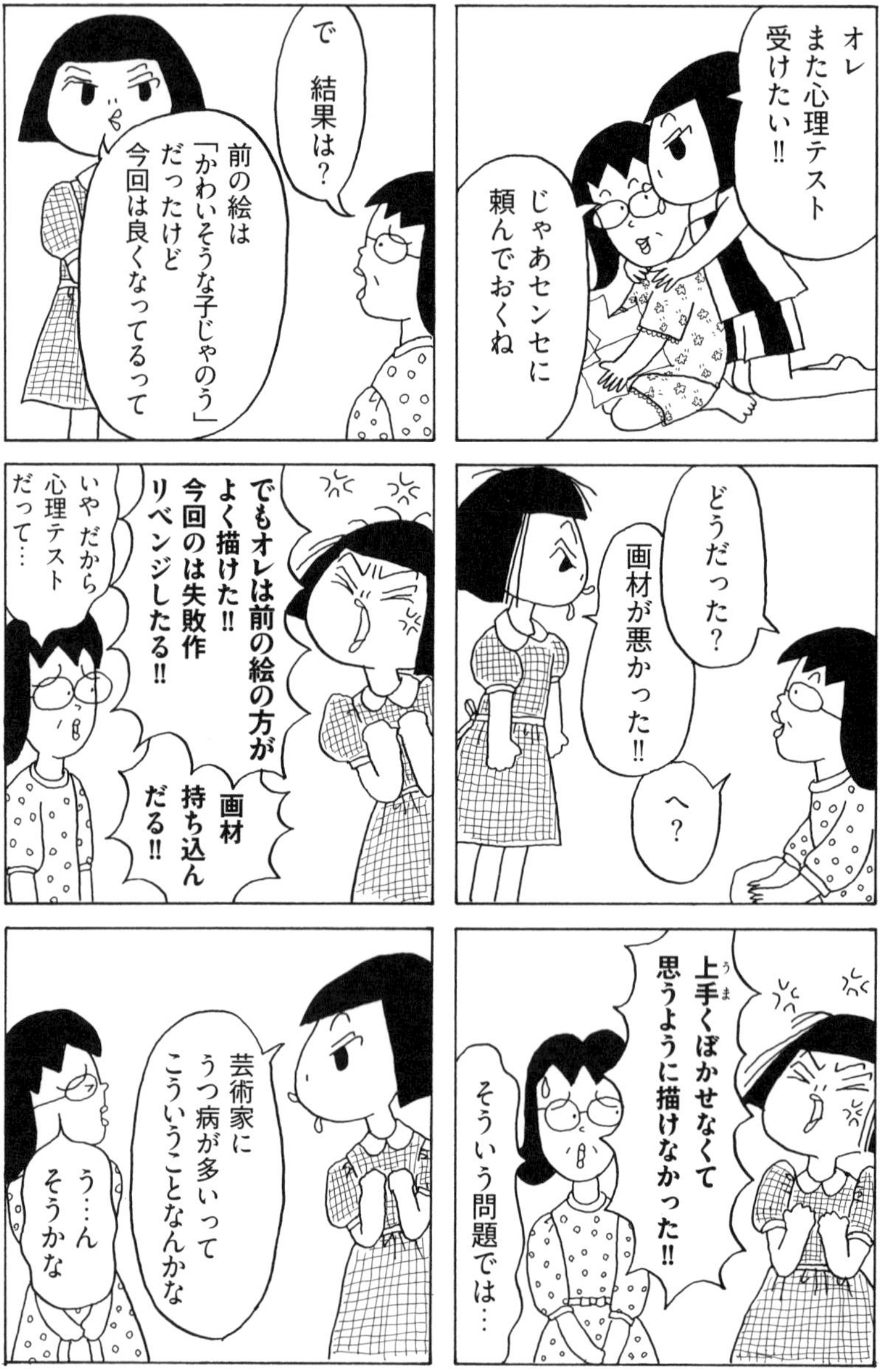
オレ また心理テスト受けたい!!
じゃあセンセに頼んでおくね
どうだった?
画材が悪かった!!
へ?
上手《うま》くぼかせなくて思うように描けなかった!!
そういう問題では…
で 結果は?
前の絵は「かわいそうな子じゃのう」だったけど今回は良くなってるって
でもオレは前の絵の方がよく描けた!! 今回のは失敗作リベンジしたる!!
画材持ち込んだる!!
いやだから心理テストだって…
芸術家にうつ病が多いってこういうことなんかな
う…ん そうかな

❀ 統合失調症

娘のモナは統合失調症三年目の闘病生活をしています。

統合失調症は十代～四十代の百人に一人が発症し、原因ははっきりとはわかりませんが、生まれもった素質やストレスを引き起こすような環境などが絡み合っているとされています。陽性症状としては、幻覚、幻聴、興奮状態、混乱。陰性症状としては、意欲の低下、疲れやすい、うつなどがみられます。

感情の起伏が激しく、イライラしやすい、周りからの刺激に反応しやすいというのも感じます。私に暴力を振るうのも、それが一つの原因でしょうか。主治医は、幼い頃に私から暴力を受けたフラッシュバックではとおっしゃっています。

モナは元気で明るく活発で利発な子でした。私の子ども時代と同じように無理をしていたのかもしれません。決して人前で泣かないというのも気になるところです。

四年前に離婚した時、見送りに来てくれたモナに話しかけましたが、無表情で目に光がなく焦点も定まらない様子でした。この時のモナの顔を私は生涯忘れることはできないでしょう。モナは一晩中泣き明かし、次の朝まっ赤に腫《は》れ上がった目を冷やしていたそうです。生徒会長として全校生徒の前に立つために。

一年ほどして、モナから頻繁に

「今日は学校休みたい。パパに言うと叱られるから、ママが学校に連絡して」

と電話がかかるようになりました。そんな日は一日中クローゼットの中で泣いていたそうです。

モナは小さい頃から私が大好きでした。

「もう中学生だから家族より友達のほうが好きで大事、ごめんね。でもモナのことを一番理解してくれるのはママ」

と言ってくれていました。でも、もうそのモナはいません。モナは私を「ママ」と呼んでくれなくなりました。

8

入院生活

入院生活

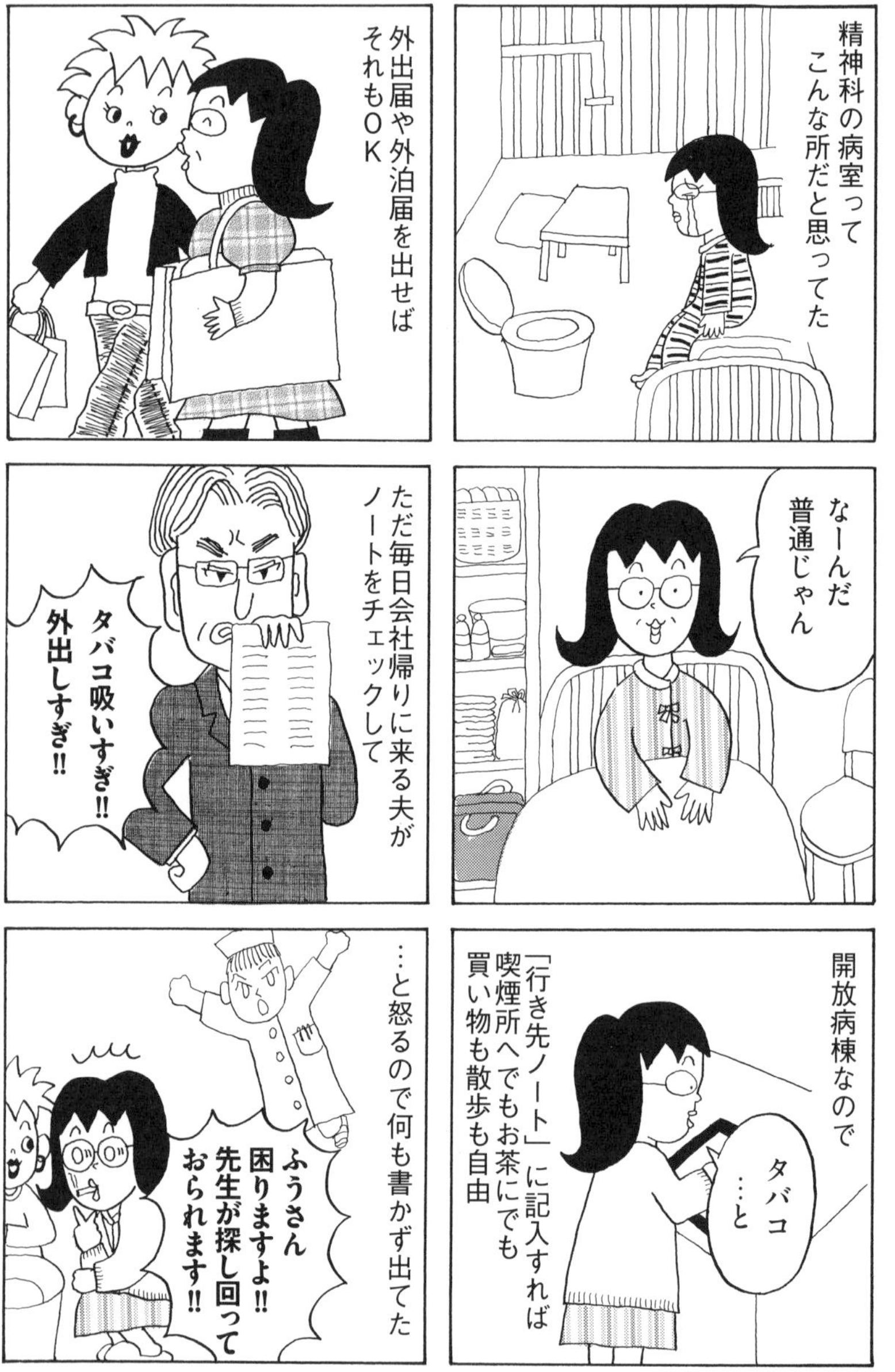
精神科の病室って
こんな所だと思ってた
なーんだ
普通じゃん
開放病棟なので
「行き先ノート」に記入すれば
喫煙所へでもお茶にでも
買い物も散歩も自由
タバコ
…と
外出届や外泊届を出せば
それもOK
ただ毎日会社帰りに来る夫が
ノートをチェックして
タバコ吸いすぎ!!
外出しすぎ!!
…と怒るので何も書かず出てた
ふうさん
困りますよ!!
先生が探し回って
おられます!!

第一回目の入院

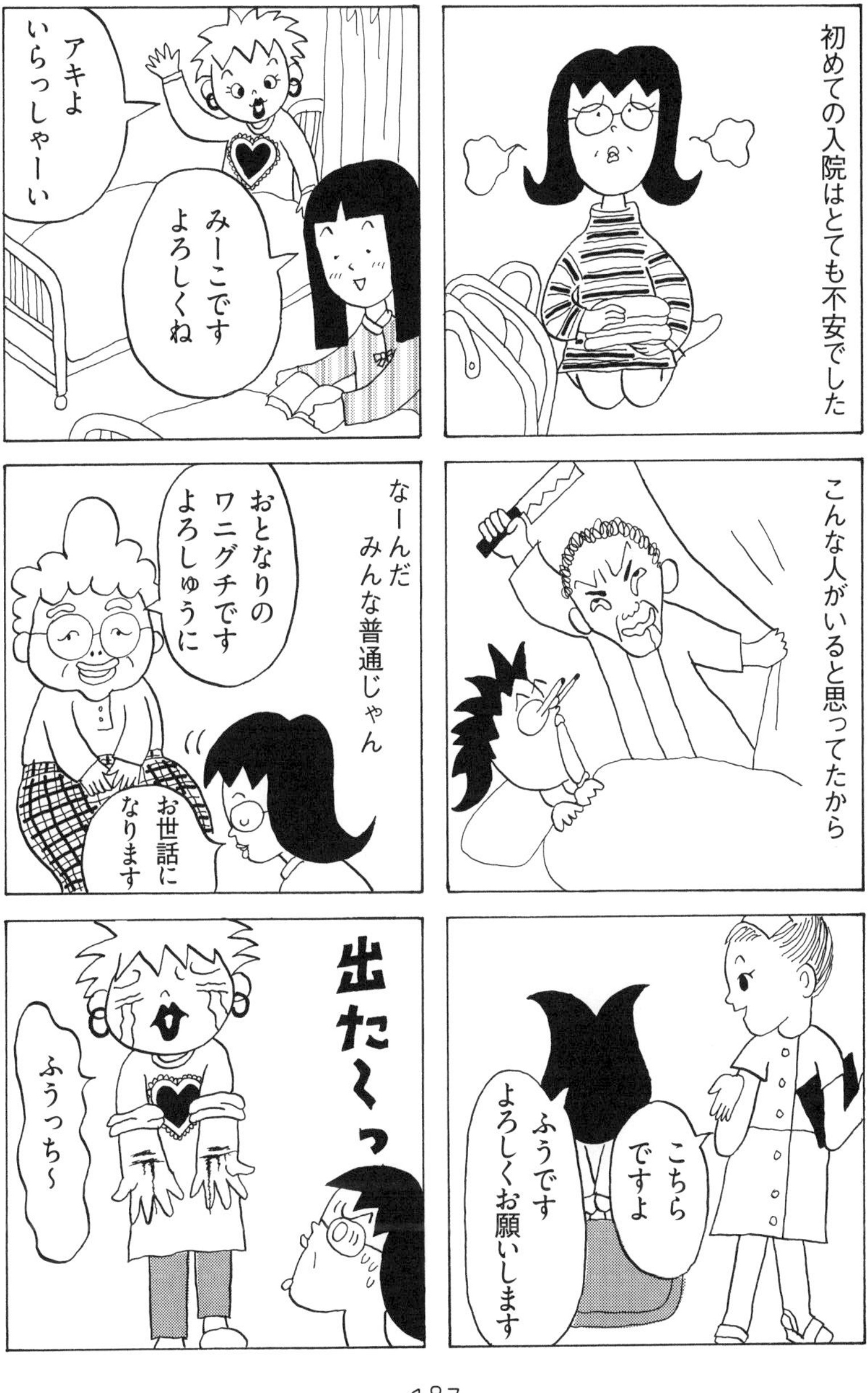
初めての入院はとても不安でした
こんな人がいると思ってたから
こちらですよ
ふうです よろしくお願いします
アキよ いらっしゃーい
みーこです よろしくね
おとなりのワニグチです よろしゅうに
お世話になります
なーんだ みんな普通じゃん
出たくっ
ふうっち～

チビちゃんとおうどん

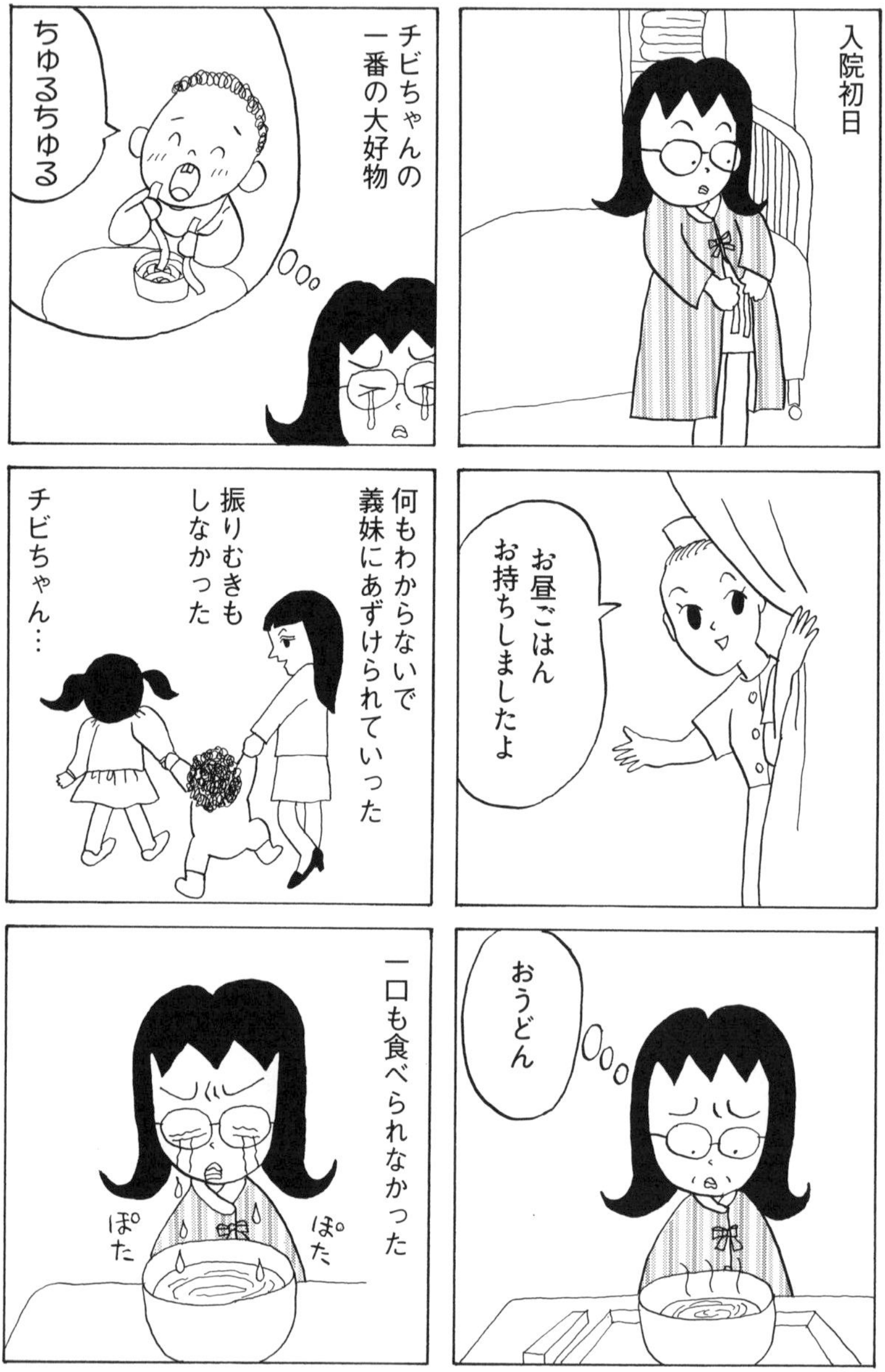
入院初日
お昼ごはん
お持ちしましたよ
おうどん
チビちゃんの
一番の大好物
ちゅるちゅる
何もわからないで
義妹にあずけられていった
振りむきも
しなかった
チビちゃん…
一口も食べられなかった
ぽた
ぽた

入院の不思議

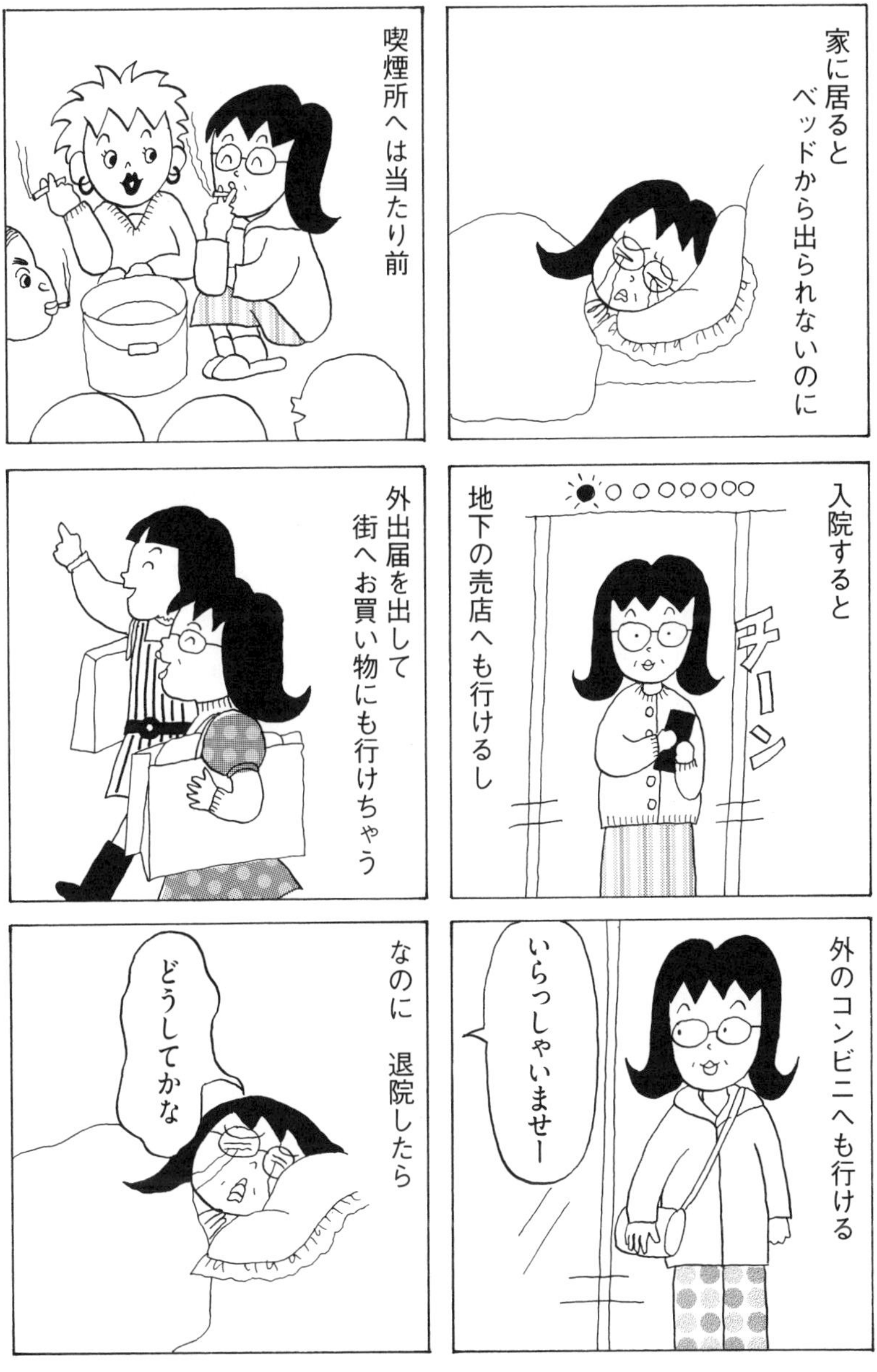
家に居ると
ベッドから出られないのに
入院すると
地下の売店へも行けるし
チーン
外のコンビニへも行ける
いらっしゃいませー
喫煙所へは当たり前
外出届を出して
街へお買い物にも行けちゃう
なのに　退院したら
どうしてかな

明るい私

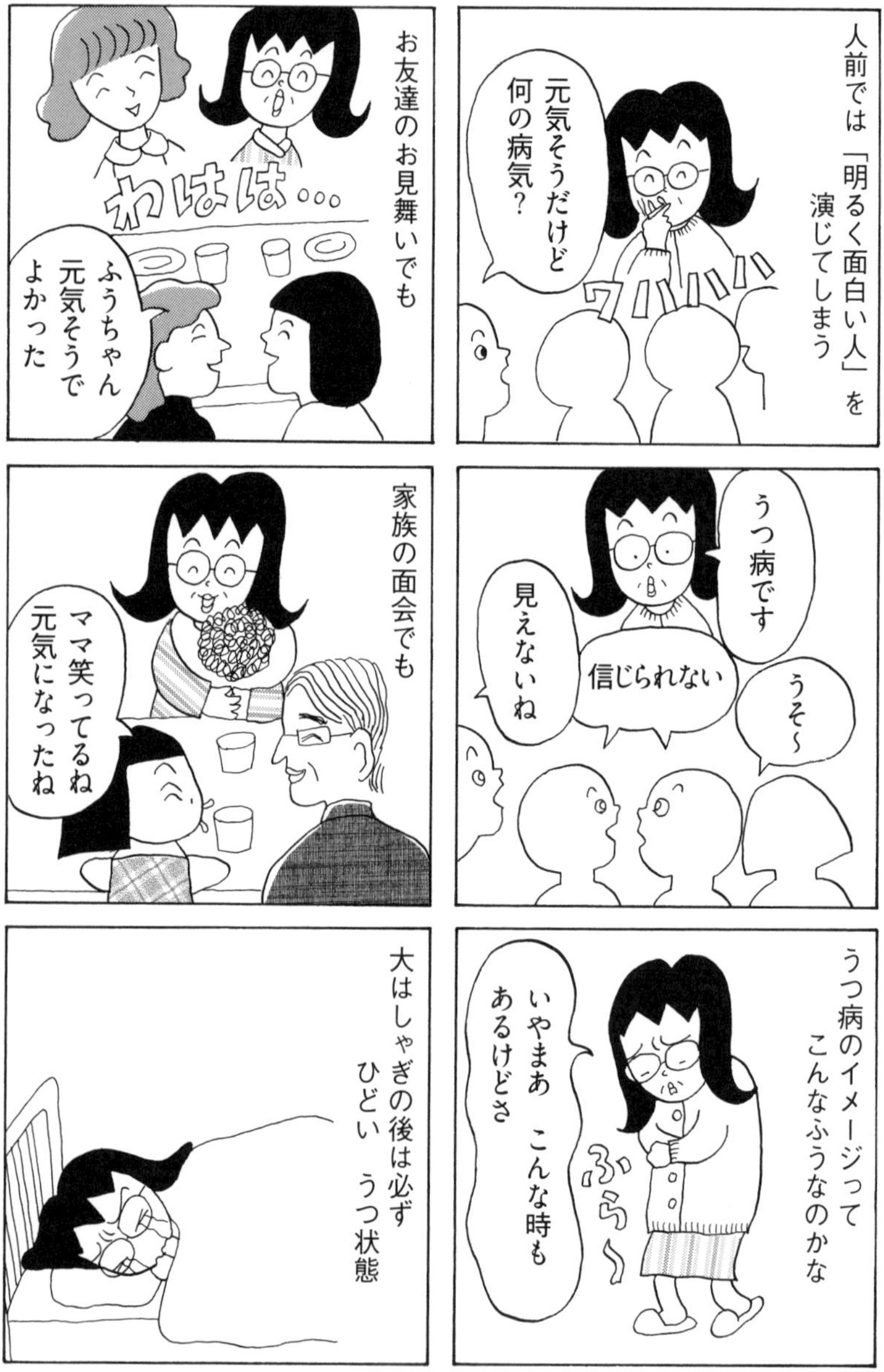
人前では「明るく面白い人」を演じてしまう
元気そうだけど何の病気?
ワハハハハ
うつ病です
見えないね
信じられない
うそ〜
うつ病のイメージってこんなふうなのかな
いやまあ こんな時もあるけどさ
ふら〜
お友達のお見舞いでも
わはは…
ふうちゃん元気そうでよかった
家族の面会でも
ママ笑ってるね元気になったね
大はしゃぎの後は必ず ひどい うつ状態

適度って？

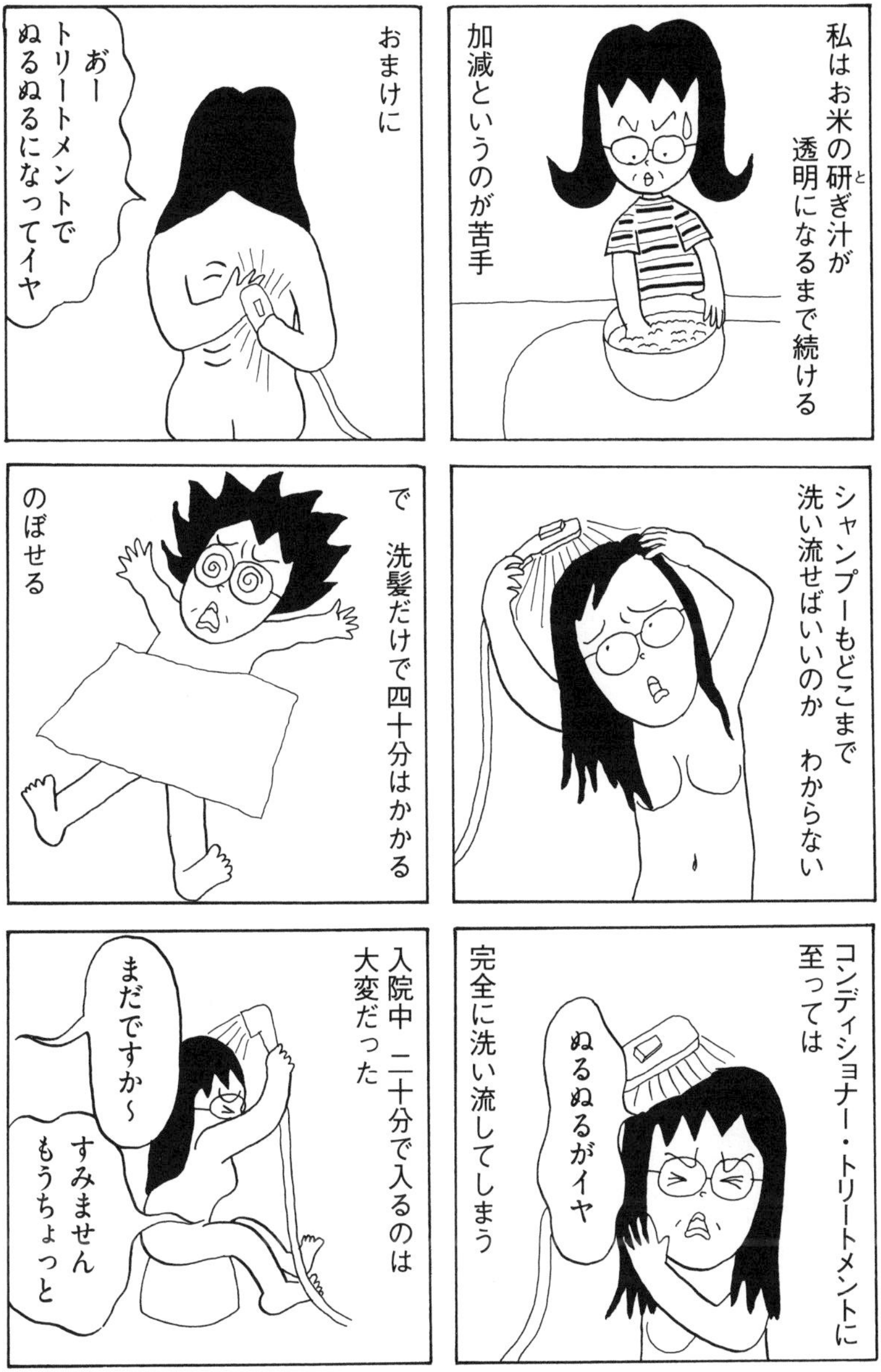

私はお米の研《と》ぎ汁が
透明になるまで続ける
加減というのが苦手
シャンプーもどこまで
洗い流せばいいのか　わからない
コンディショナー・トリートメントに
至っては
ぬるぬるがイヤ
完全に洗い流してしまう
おまけに
あー
トリートメントで
ぬるぬるになってイヤ
で　洗髪だけで四十分はかかる
のぼせる
入院中　二十分で入るのは
大変だった
まだですか～
すみません
もうちょっと

入院仲間

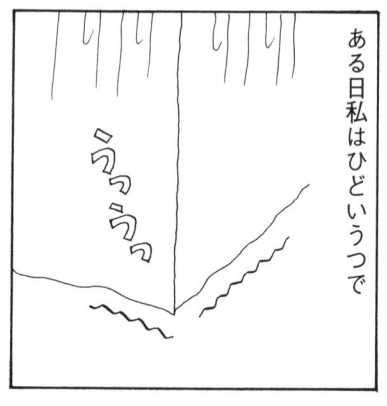

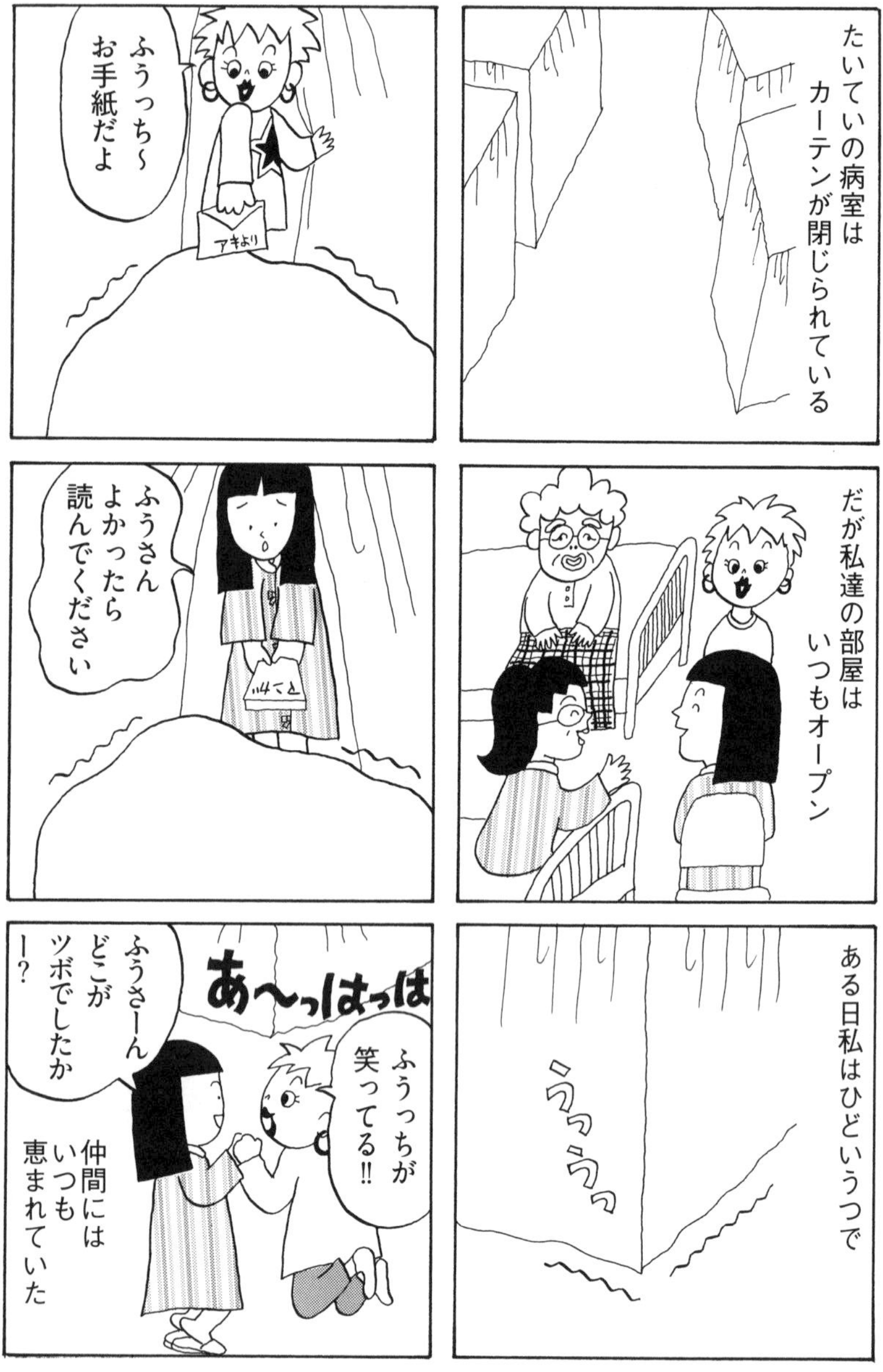
たいていの病室はカーテンが閉じられている
だが私達の部屋はいつもオープン
ある日私はひどいうつで
ううう
ふうっち〜お手紙だよ
アキより
ふうさんよかったら読んでください
あへっはっは
ふうっちが笑ってる!!
ふうさーんどこがツボでしたかー?
仲間にはいつも恵まれていた

秘密のお部屋

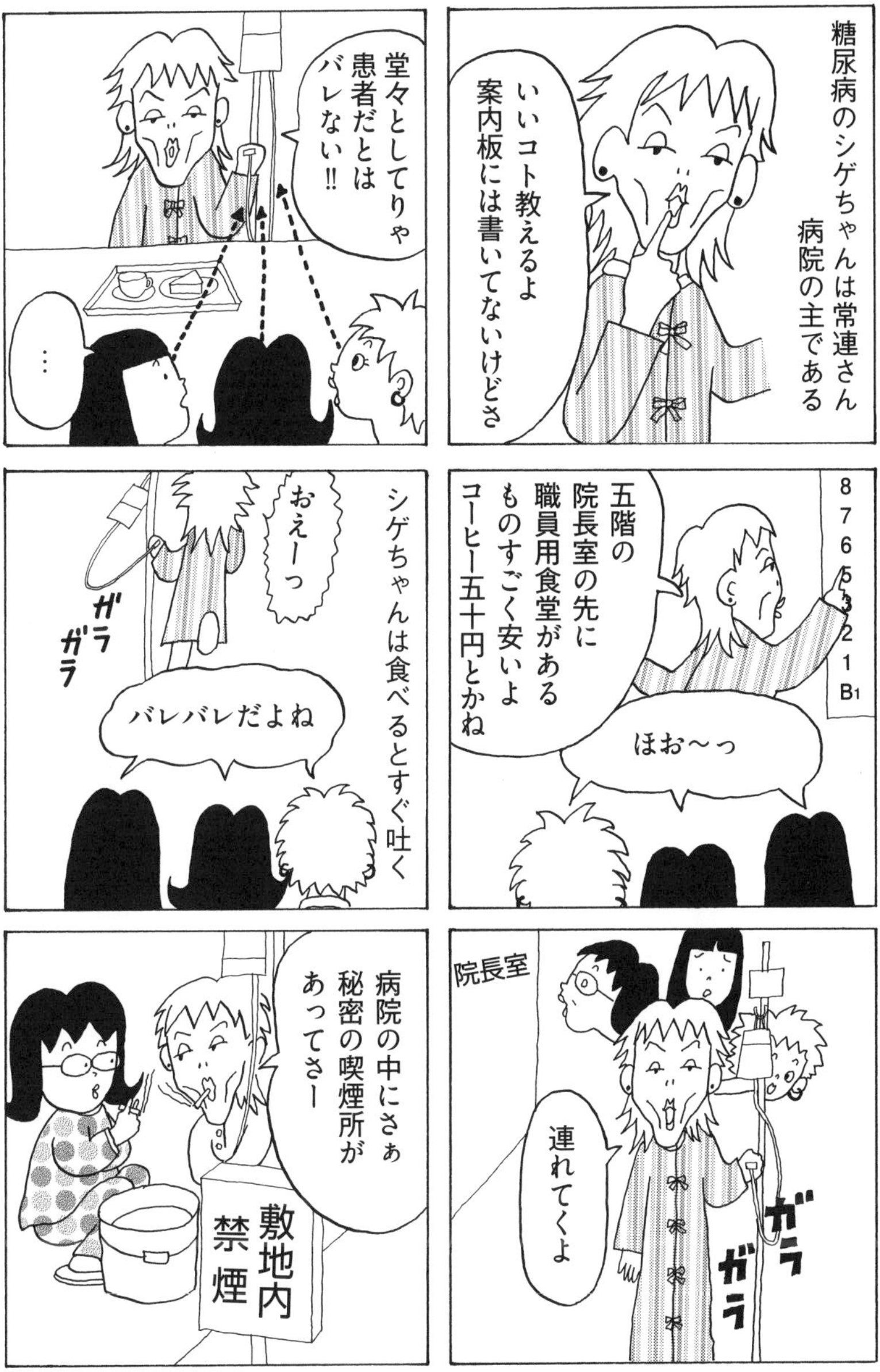

糖尿病のシゲちゃんは常連さん 病院の主である
いいコト教えるよ 案内板には書いてないけどさ
8 7 6 5 3 2 1 B1
五階の院長室の先に職員用食堂があるものすごく安いよコーヒー五十円とかね
ほお〜っ
院長室
連れてくよ
ガラ ガラ
堂々としてりゃ患者だとはバレない!!
…
シゲちゃんは食べるとすぐ吐く
おえーっ
ガラ ガラ
バレバレだよね
病院の中にさぁ秘密の喫煙所があってさー
敷地内禁煙

エキスパート

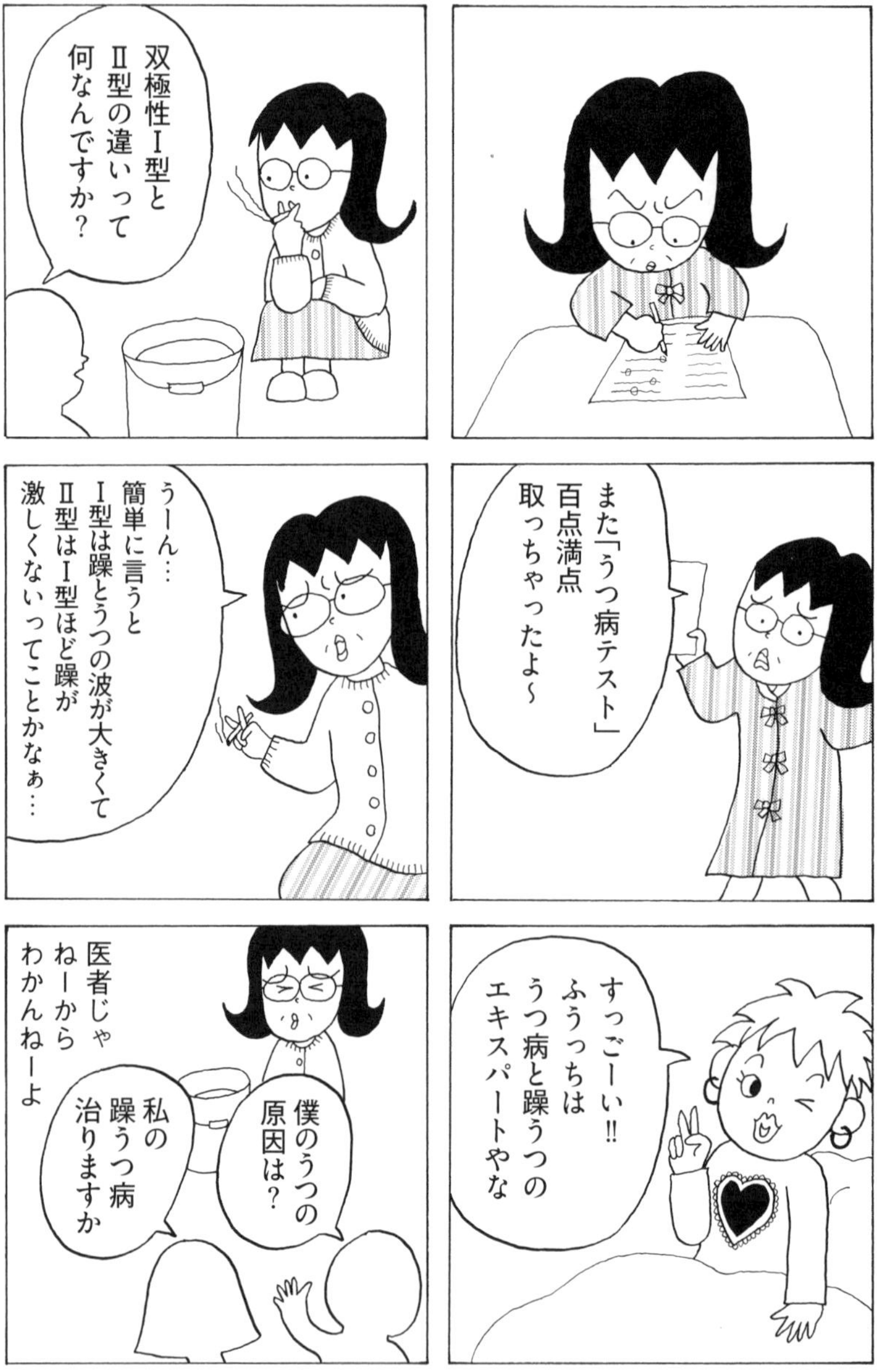

また「うつ病テスト」百点満点取っちゃったよ〜
双極性I型とII型の違いって何なんですか？
うーん…簡単に言うとI型は躁とうつの波が大きくてII型はI型ほど躁が激しくないってことかなぁ…
すっごーい!!ふうっちはうつ病と躁うつのエキスパートやな
医者じゃねーからわかんねーよ
僕のうつの原因は？
私の躁うつ病治りますか

ロールシャッハテスト*

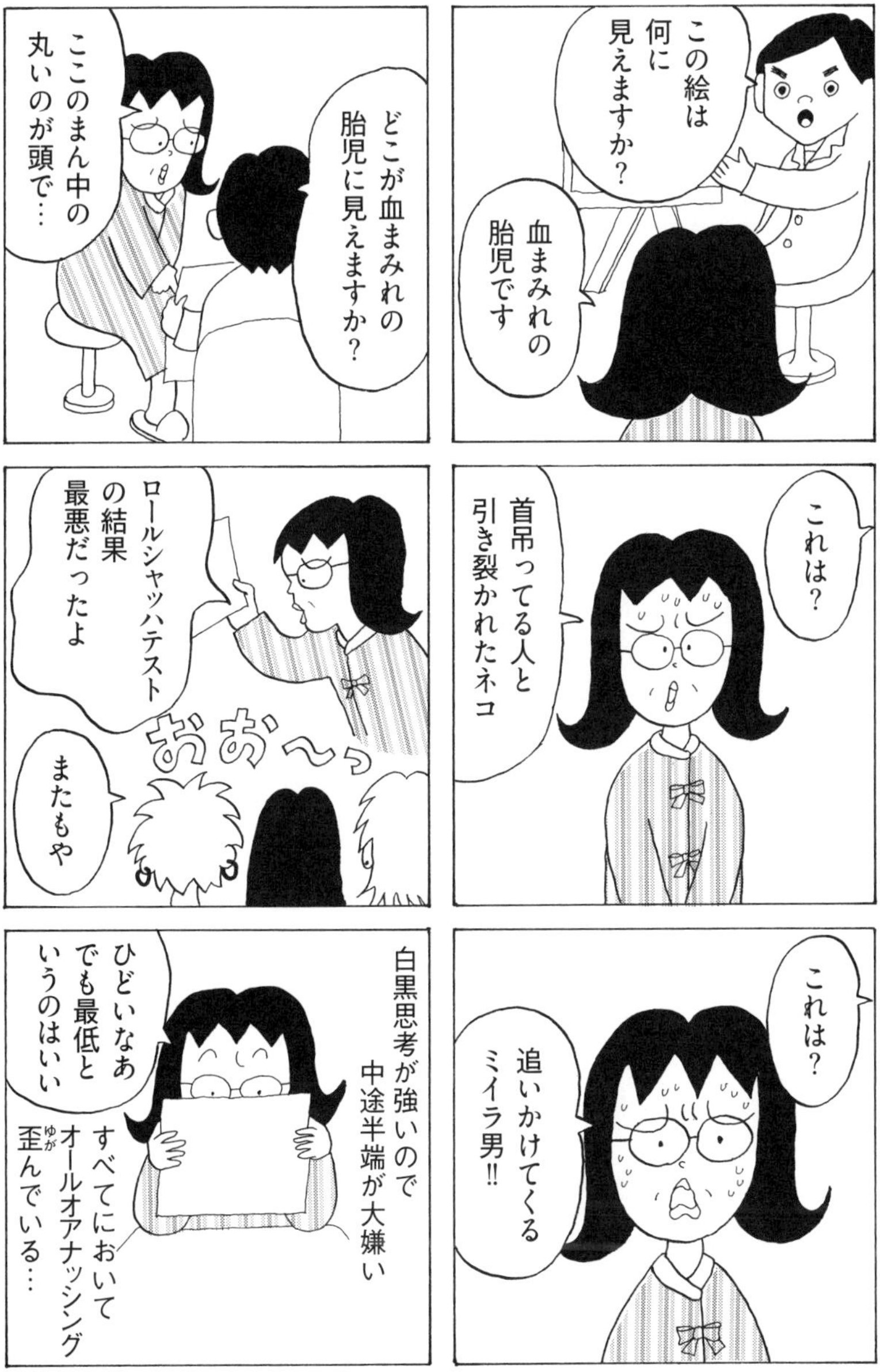
この絵は何に見えますか？
血まみれの胎児です
これは？
首吊ってる人と引き裂かれたネコ
これは？
追いかけてくるミイラ男!!
どこが血まみれの胎児に見えますか？
ここのまん中の丸いのが頭で…
ロールシャッハテストの結果最悪だったよ
おお〜っ
またもや
白黒思考が強いので中途半端が大嫌い
ひどいなぁでも最低というのはいい
すべてにおいてオールオアナッシング歪《ゆが》んでいる…

*心理テストの一種。インクのしみの図柄を見て、連想するものを答える。

モテモテ

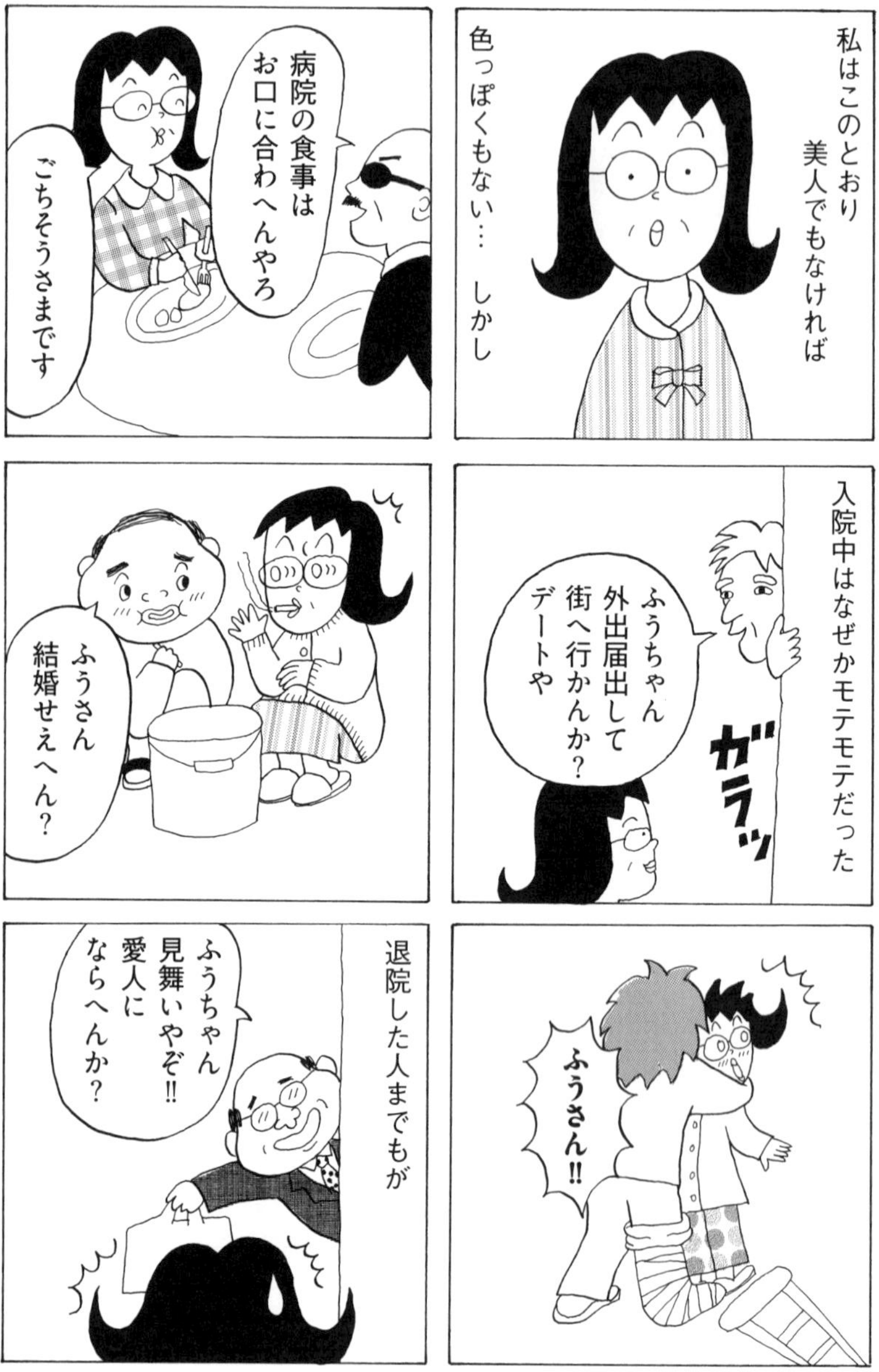

私はこのとおり
美人でもなければ
色っぽくもない… しかし
入院中はなぜかモテモテだった
ふうちゃん
外出届出して
街へ行かんか?
デートや
ガラッ
ふうさん!!
病院の食事は
お口に合わへんやろ
ごちそうさまです
ふうさん
結婚せえへん?
退院した人までもが
ふうちゃん
見舞いやぞ!!
愛人に
ならへんか?

三角関係

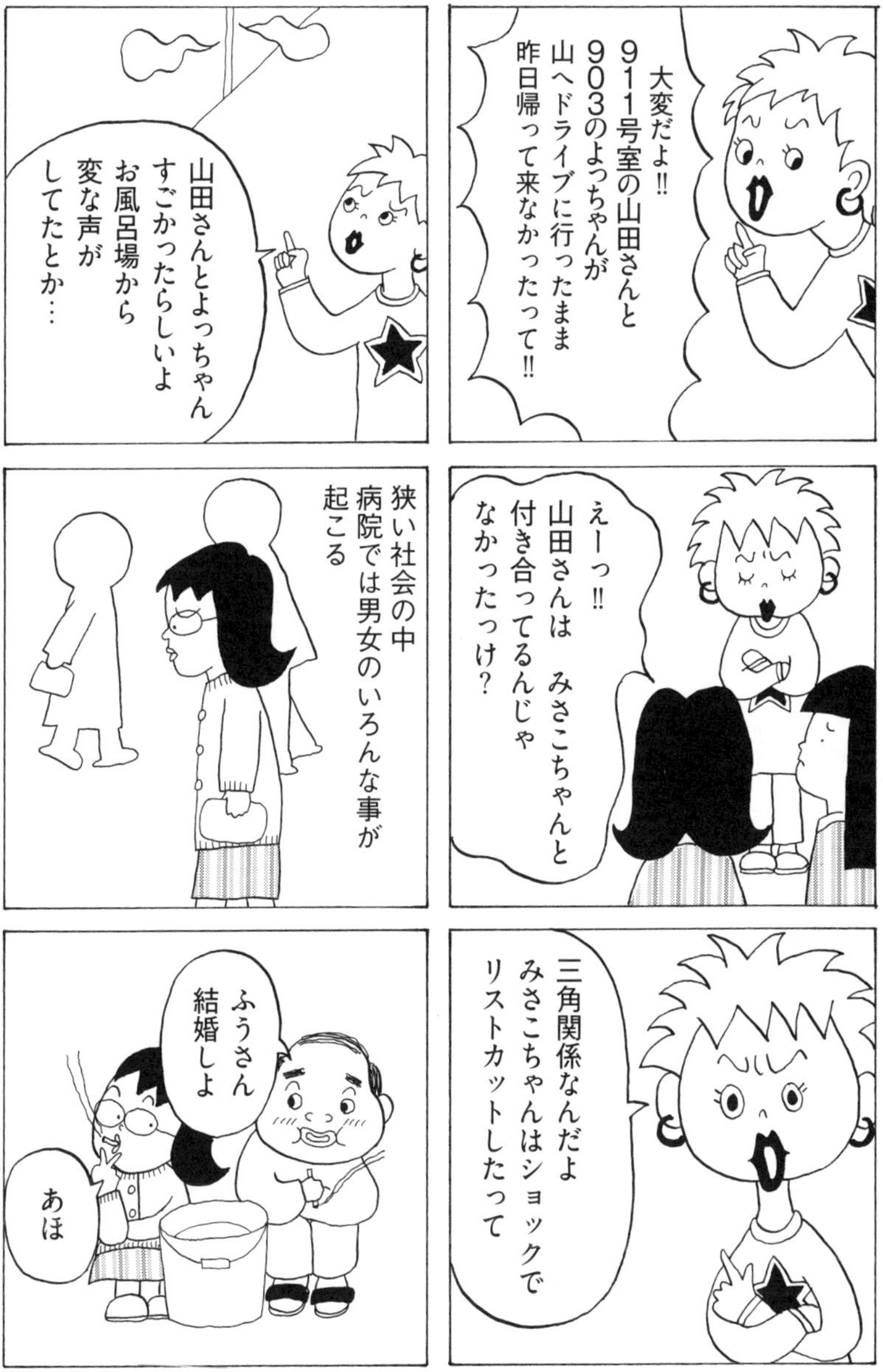

大変だよ!! 911号室の山田さんと 903のよっちゃんが 山へドライブに行ったまま 昨日帰って来なかったって!!
えーっ!! 山田さんは　みさこちゃんと 付き合ってるんじゃ なかったっけ？
三角関係なんだよ みさこちゃんはショックで リストカットしたって
山田さんとよっちゃん すごかったらしいよ お風呂場から 変な声が してたとか…
狭い社会の中 病院では男女のいろんな事が 起こる
ふうさん 結婚しよ
あほ

マダム ワニグチ①

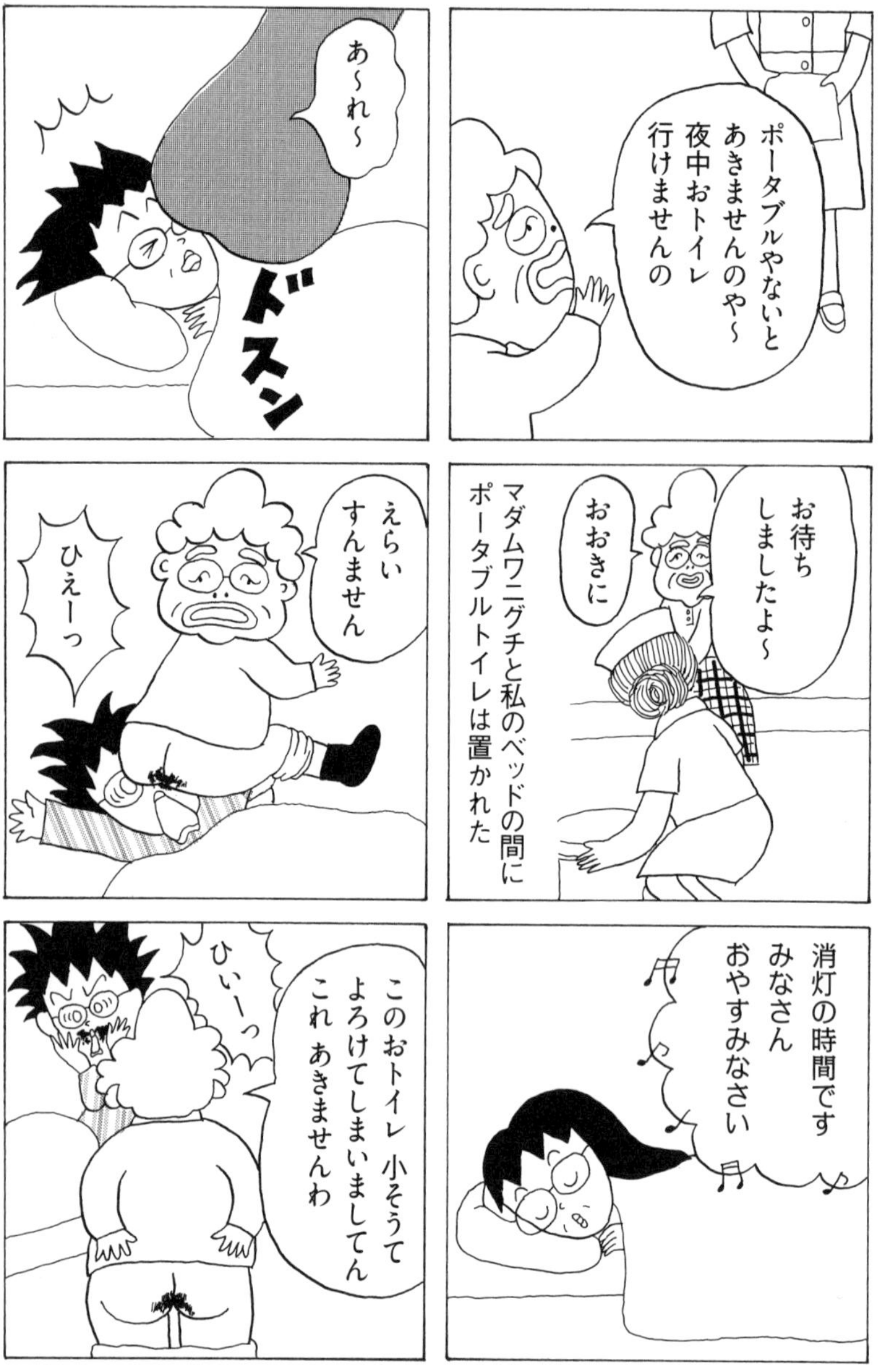
ポータブルやないと
あきませんのや～
夜中おトイレ
行けませんの
お待ち
しましたよ～
おおきに
マダムワニグチと私のベッドの間に
ポータブルトイレは置かれた
消灯の時間です
みなさん
おやすみなさい
あ～れ～
ドスン
えらい
すんません
ひえーっ
このおトイレ 小そうて
よろけてしまいましてん
これ あきませんわ
ひぃーっ

マダム ワニグチ②

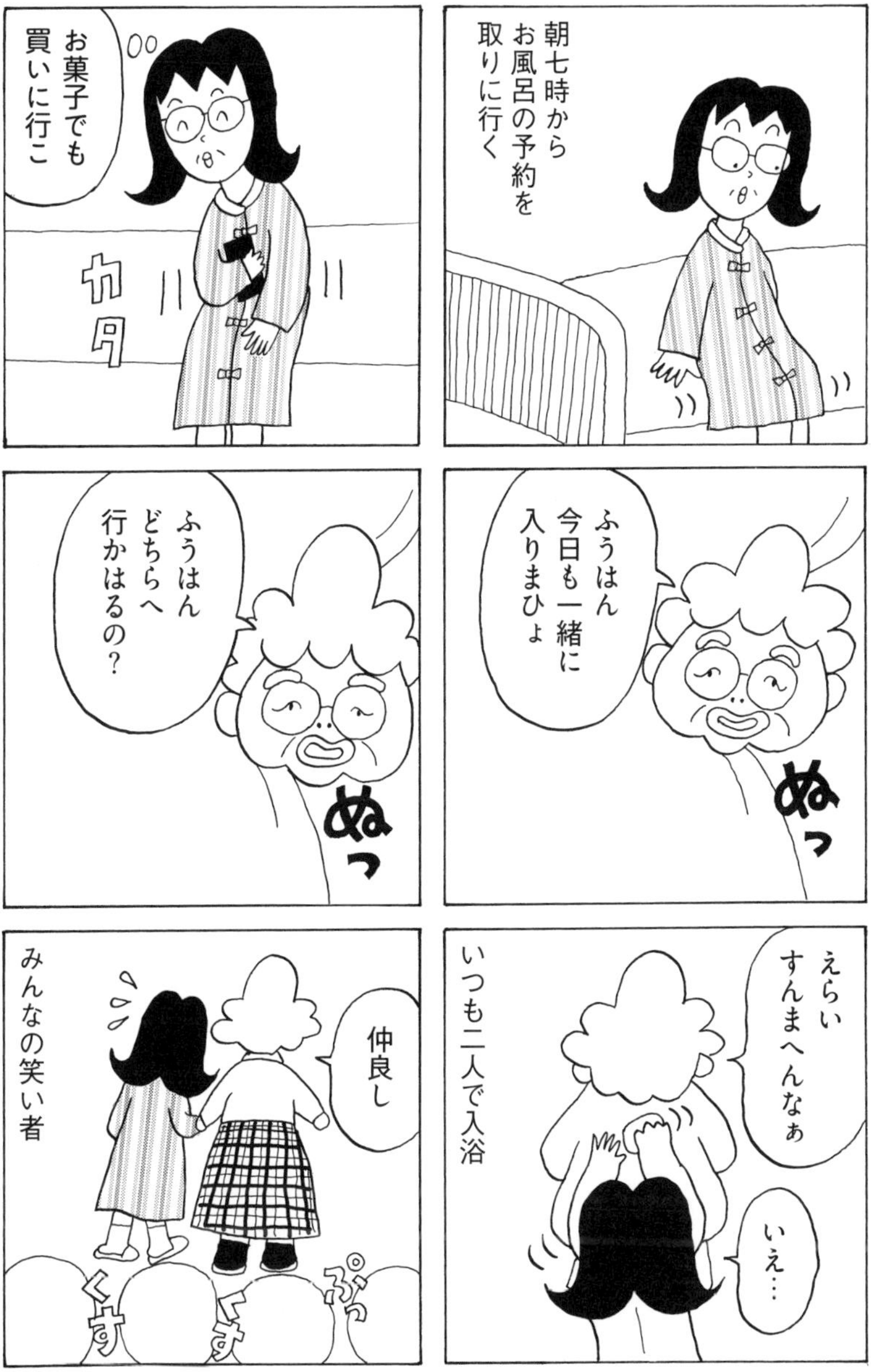
朝七時から
お風呂の予約を
取りに行く
ふうはん
今日も一緒に
入りまひょ
ぬっ
えらい
すんまへんなぁ
いえ…
いつも二人で入浴
お菓子でも
買いに行こ
カタ
ふうはん
どちらへ
行かはるの?
ぬっ
仲良し
みんなの笑い者
ぷっ
くす
くす

マダム ワニグチ③

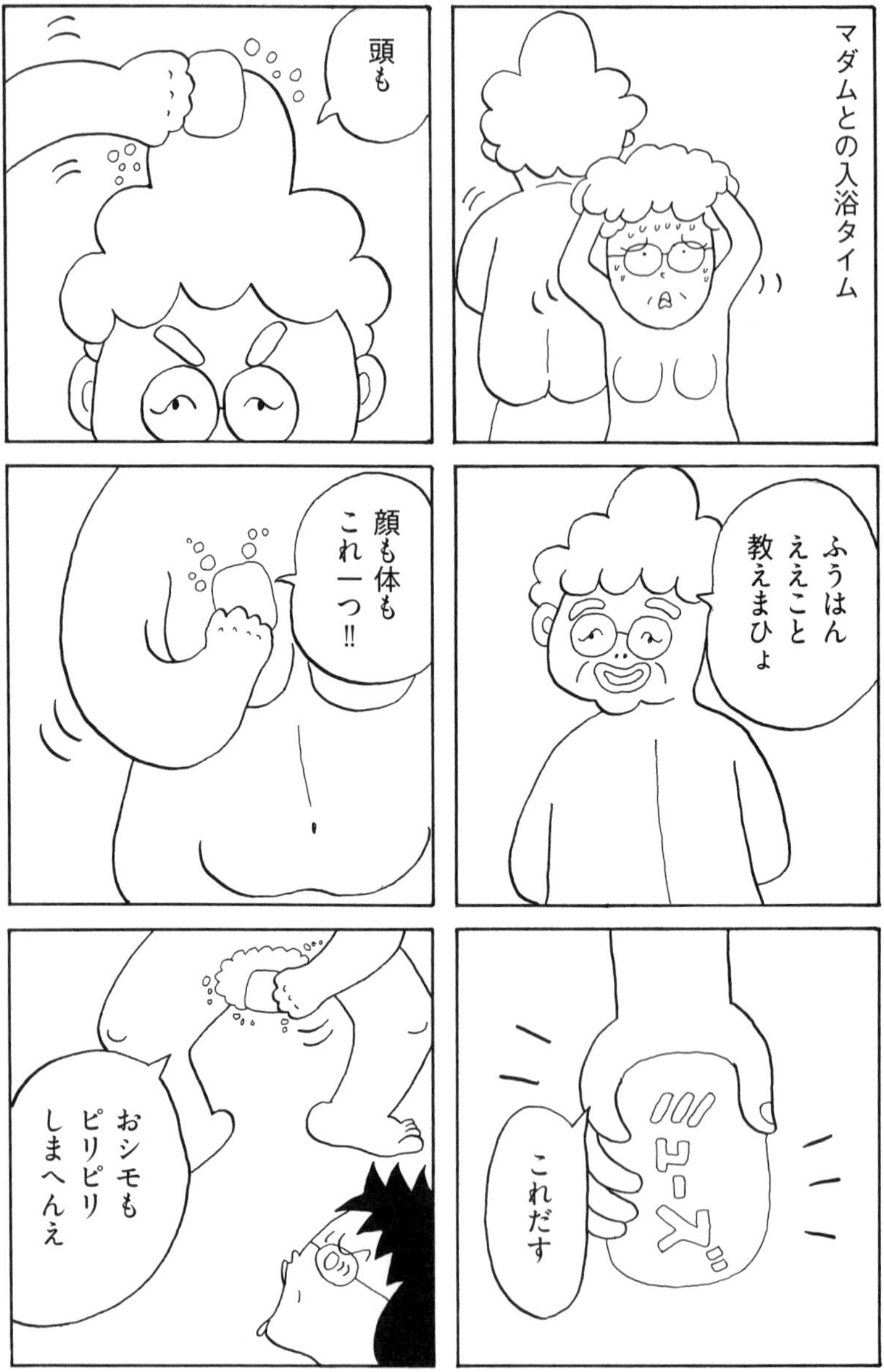
マダムとの入浴タイム
ふうはん ええこと 教えまひょ
これだす
頭も
顔も体も これ一つ!!
おシモも ピリピリ しまへんえ

マダム ワニグチ④

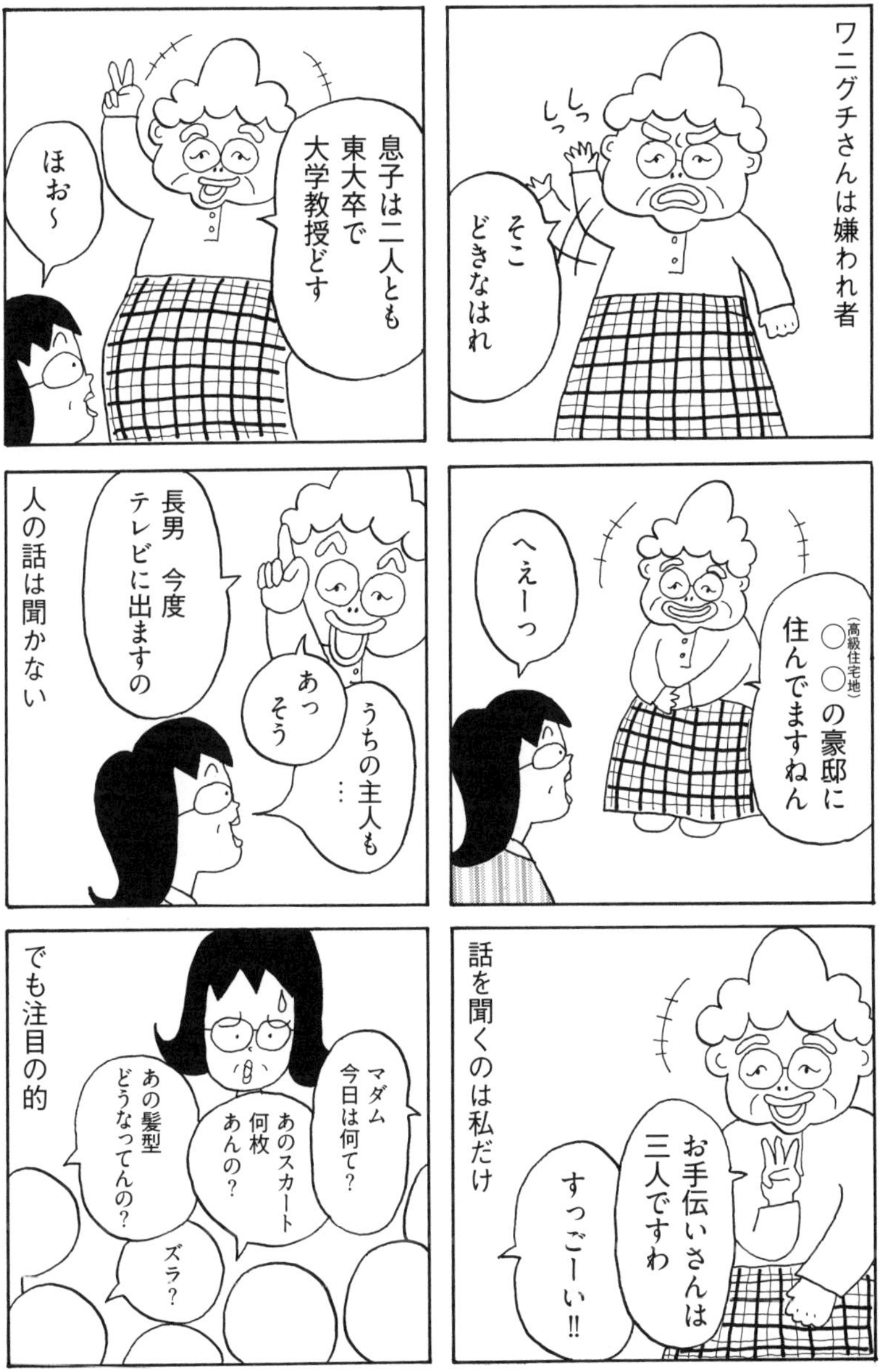

ワニグチさんは嫌われ者
しっ しっ
そこ どきなはれ
息子は二人とも東大卒で大学教授どす
ほお〜
〇〇(高級住宅地)の豪邸に住んでますねん
へえーっ
人の話は聞かない
長男 今度テレビに出ますの
うちの主人も…
あっ そう
話を聞くのは私だけ
お手伝いさんは三人ですわ
すっごーい!!
でも注目の的
マダム 今日は何て?
あのスカート何枚あんの?
あの髪型どうなってんの?
ズラ?

マダム ワニグチ⑤

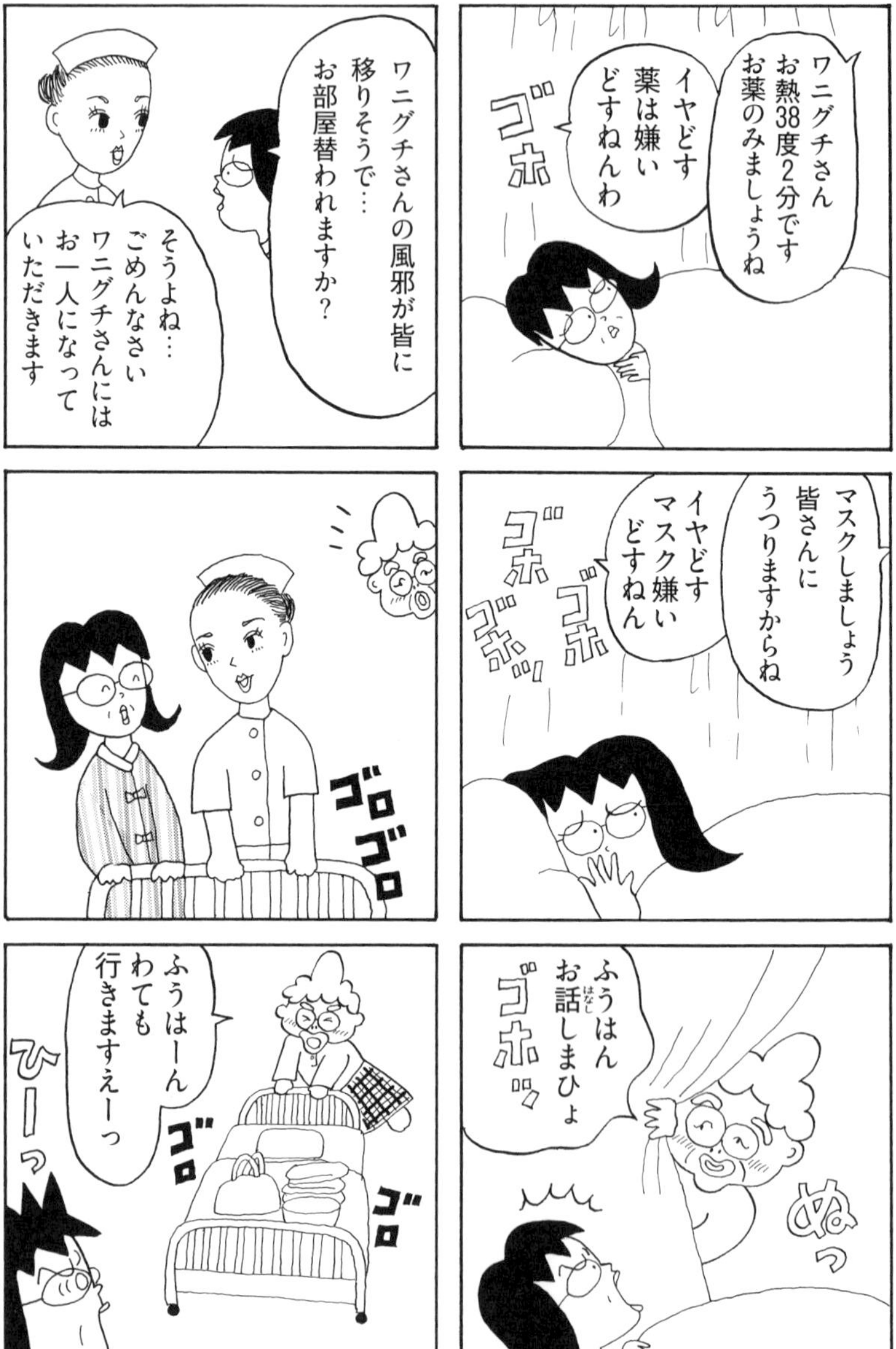

ワニグチさん お熱38度2分です お薬のみましょうね
イヤどす 薬は嫌い どすねんわ
ゴホ
マスクしましょう 皆さんに うつりますからね
イヤどす マスク嫌い どすねん
ゴホ
ゴホ
ゴホッ
ふうはん お話《はなし》しまひょ
ゴホッ
ぬっ
ワニグチさんの風邪が皆に 移りそうで… お部屋替われますか?
そうよね… ごめんなさい ワニグチさんには お一人になって いただきます
ゴロゴロ
ふうはーん わても 行きますえーっ
ゴロ
ゴロ
ひーっ

マダム ワニグチ⑥

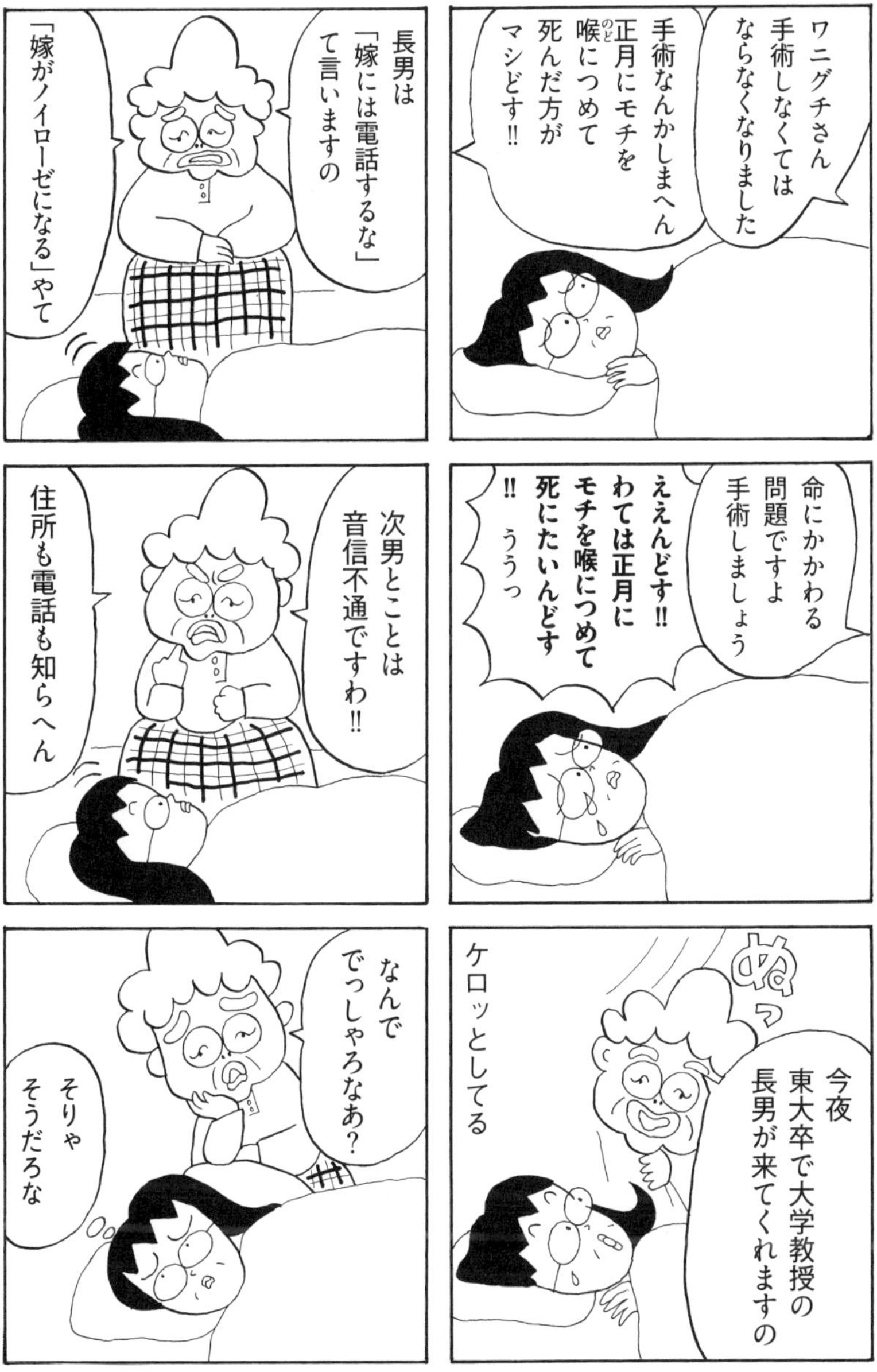
ワニグチさん 手術しなくてはならなくなりました
手術なんかしまへん 正月にモチを喉《のど》につめて死んだ方がマシどす!!
命にかかわる問題ですよ 手術しましょう
ええんどす!! わては正月にモチを喉につめて死にたいんどす!!
ううっ
ぬっ
今夜 東大卒で大学教授の長男が来てくれますの
ケロッとしてる
長男は「嫁には電話するな」て言いますの
「嫁がノイローゼになる」やて
次男とことは音信不通ですわ!!
住所も電話も知らへん
なんででっしゃろなあ?
そりゃ そうだろな

Dr.カクタ①

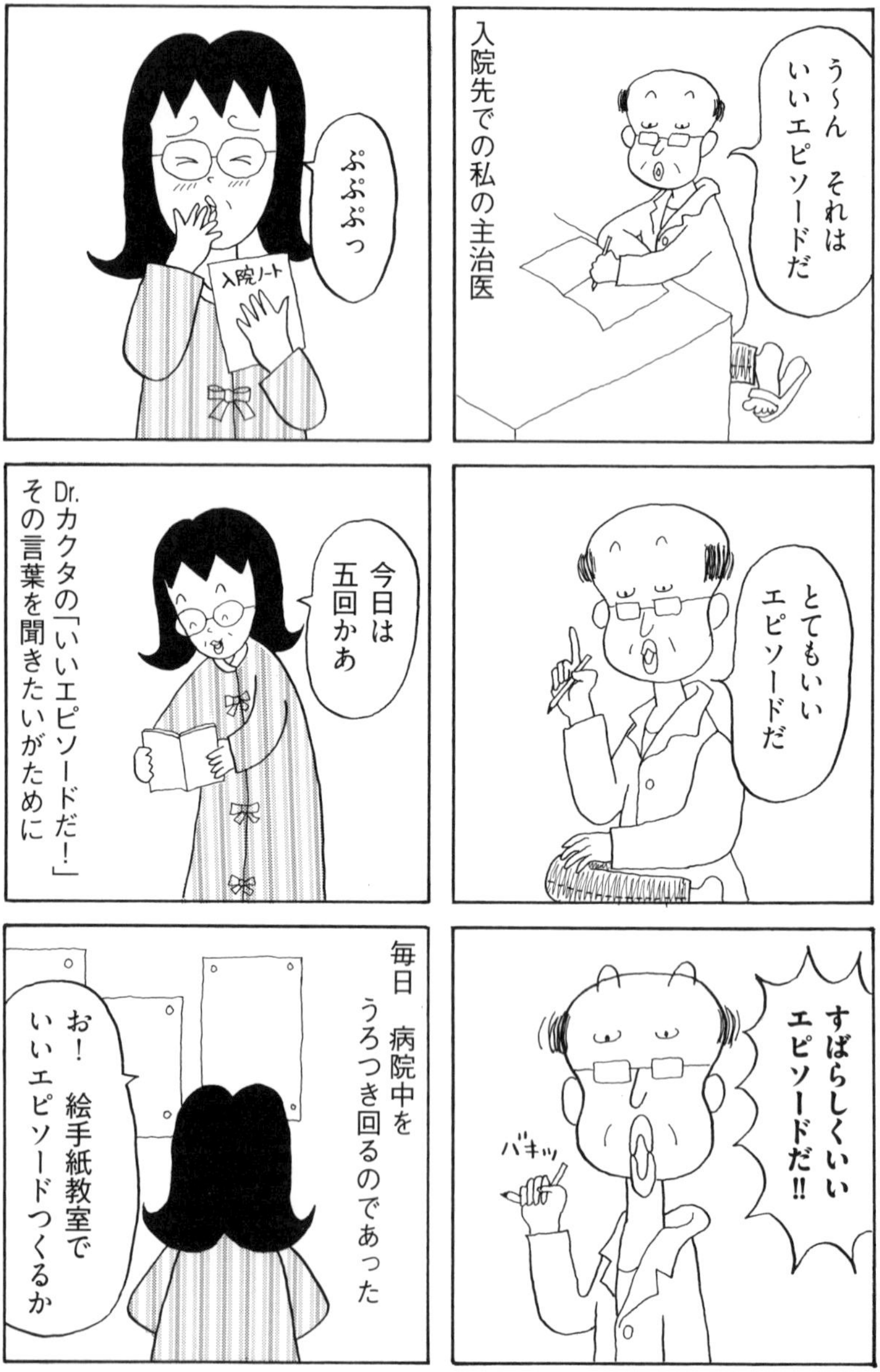

入院先での私の主治医
う〜ん それは いいエピソードだ
とてもいい エピソードだ
すばらしくいい エピソードだ!!
バキッ
入院ノート
ぷぷぷっ
Dr.カクタの「いいエピソードだ!」 その言葉を聞きたいがために
今日は 五回かあ
毎日 病院中を うろつき回るのであった
お! 絵手紙教室で いいエピソードつくるか

睡眠薬とお酒

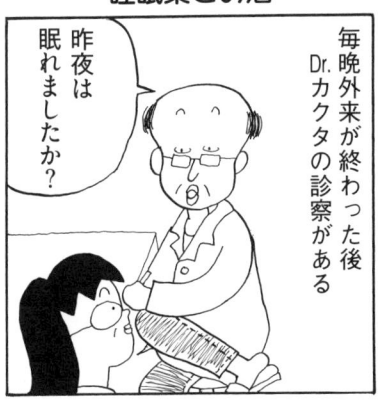

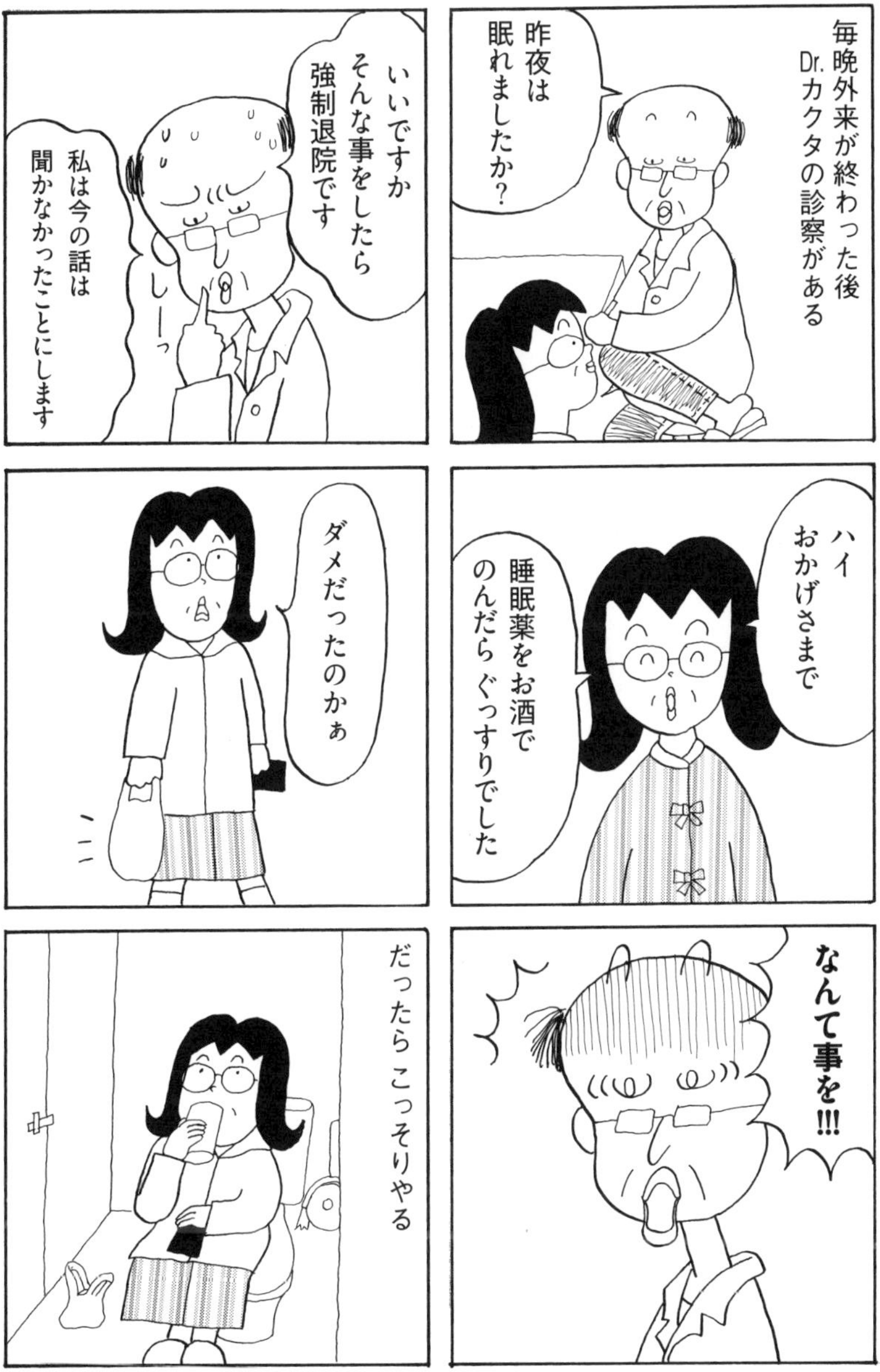
毎晩外来が終わった後 Dr.カクタの診察がある
昨夜は眠れましたか?
ハイ おかげさまで
睡眠薬をお酒でのんだら ぐっすりでした
なんて事を!!!
いいですか そんな事をしたら 強制退院です
しーっ
私は今の話は 聞かなかったことにします
ダメだったのかぁ
だったら こっそりやる

主治医の解説

睡眠薬とお酒

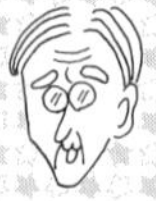

N病院精神科医
Dr. 山国

睡眠薬とお酒を同時に飲むのは危険です。睡眠薬の効果が不十分な時に、軽い気持ちで飲んでいる方もいらっしゃるかもしれません。両方の効き目を強めます。不安感・焦燥感が逆に強くなり、攻撃的になったり、アルコールを飲んだあとの記憶がなくなることさえあります。その上、酒も薬もやめられなくなる可能性も大きいのです。酒と薬のチャンポン（混ぜて飲むこと）は危険がダブル、トリプルでやってきます。身に覚えのある方は早めにこの悪習慣から脱却してください。睡眠薬が効かないからといってお酒を同時に飲むと副作用も増大します。アルコール依存症の危険性も増します。

■寝酒の危険性

「酒は百薬の長」ともいわれ、少量を夕食時に飲むのは食も進み、話しやすくもなり、悪くはないのですが、寝酒は危険がいっぱいです。

「睡眠薬を飲んだらぼける」「寝酒の方が睡眠薬より安全」という誤った情報が広まっています。アルコールは睡眠を浅くし、利尿作用もあることから、**中途覚醒・早朝覚醒**の原因となり、かえって**睡眠障害**を引き起こします。

寝酒ではありませんが、私も宴会などでお酒を飲んだ夜は何度も目が覚め、次の日の能率が著しく落ちるのを何度も経験しています。寝酒を毎日しますと、容易に慣れが生じ、同じ量では寝つけないため飲む量が増加します。徐々に肝臓も傷み、アルコール依存症など、アルコール過剰摂取による精神的・身体的問題が起こります。アルコールに頼る傾向にある方は、何もしなくてよい時間には特に気をつけましょう。

■睡眠薬の利用に関して

どうしても眠れないときにも、まず、睡眠習慣に問題がないか検討します。睡眠中の激しいいびき、呼吸停止、足のぴくつき・むずむず感、うつなども考慮に入れます。睡眠習慣などに問題がなく、不眠が心身の不調につながり、日常の生活に悪影響を与えるときには、薬が必要です。

薬は使い方さえ誤らなければ寝酒よりずっと安全です。薬の選び方には自身の不眠の状態、薬の特徴を適切につかむ必要があります。不眠の状態によって、我々精神科医は薬を選択するのです。

不眠になったときは、自分の不眠状態をきちっと語れるようにしておきましょう。不眠には、大まかに分けて**入眠困難**、**中途覚醒**、**早朝覚醒**、**熟眠困難**の四種類があります。この不眠の特徴によって薬を選びます。

・入眠困難には、超短時間型、短時間型
・中途覚醒、早朝覚醒には、中時間型
・早朝覚醒には、長時間型

とおおまかに使い分けます。薬を利用し、快適な睡眠を確保できたあとは、**薬の減量**に移ります。急にやめると、以前よりもさらに強い不眠（反跳性不眠）が出現したり、不安・焦燥、振戦（ふるえのこと）、発汗などの退薬症状が出ることもあります。急にやめないで、徐々にやめていくのがコツです。二錠の次は一・五錠、一・五錠の次には一錠、〇・五錠と減量し、一日おき、二日おきと、飲む回数を減らします。作用時間の短い薬をやめるときには一度、作用時間の長い薬に変更が必要なときもあります。必要以上に服薬することは避けたほうがよいでしょう。指示通りに服薬しないと、弊害も生じます。次の日に眠気が残ったり、作業能率が落ちたりします。

禁煙教室

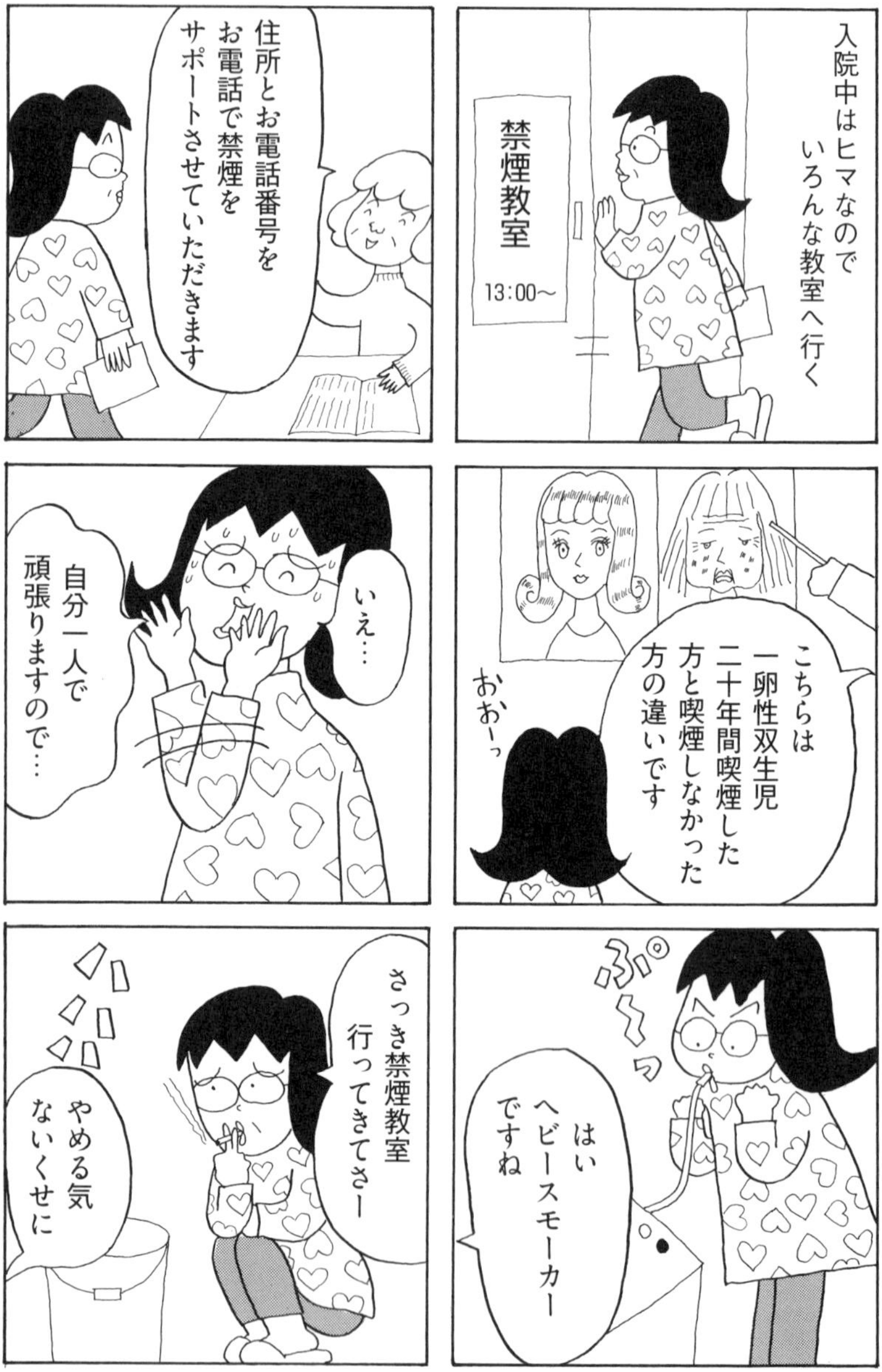
入院中はヒマなので
いろんな教室へ行く
禁煙教室
13:00〜
こちらは一卵性双生児二十年間喫煙した方と喫煙しなかった方の違いです
おおーっ
ぷ
はい
ヘビースモーカーですね
住所とお電話番号をお電話で禁煙をサポートさせていただきます
いえ…
自分一人で頑張りますので…
さっき禁煙教室行ってきてさー
やめる気ないくせに

絵手紙教室

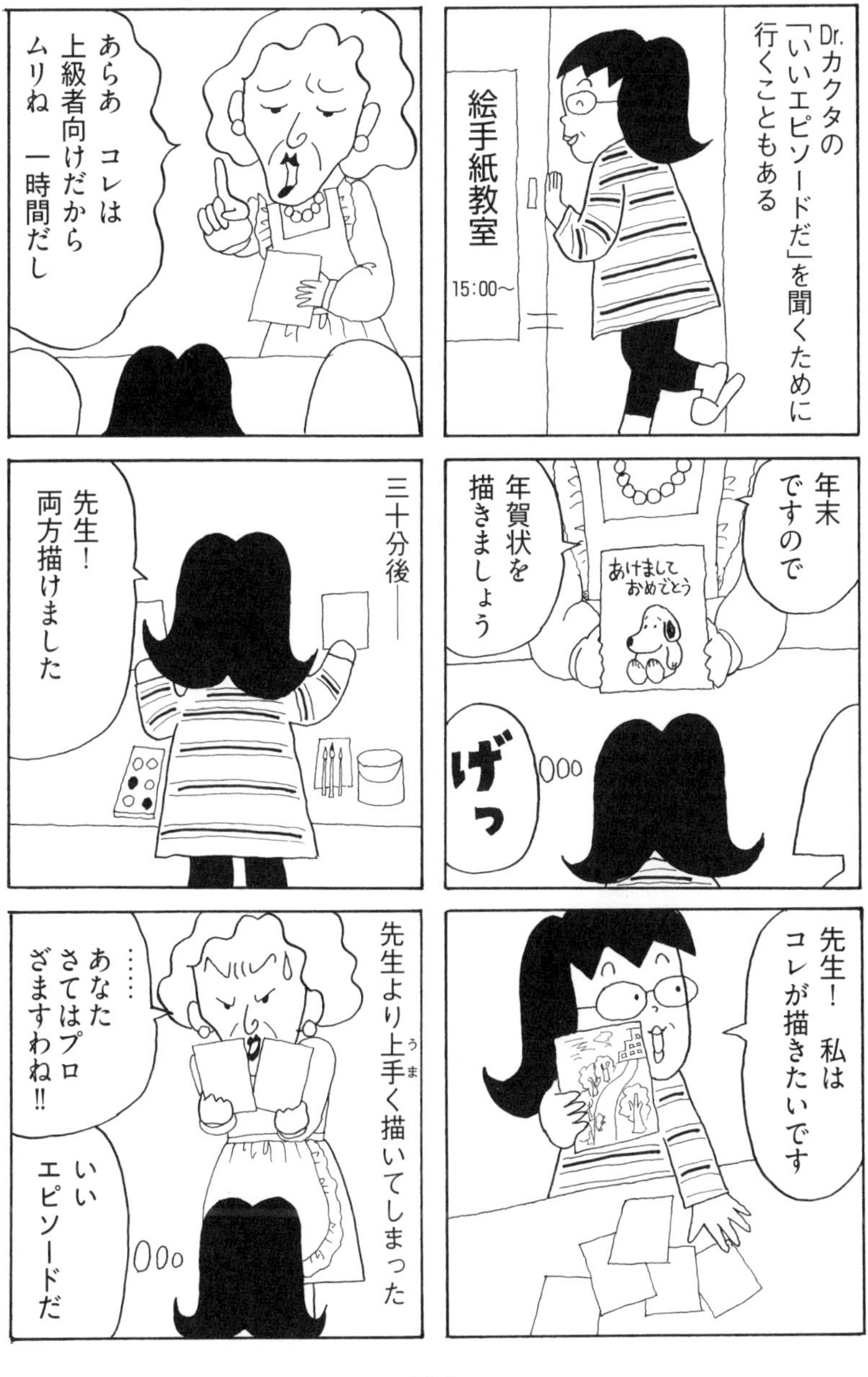
Dr.カクタの「いいエピソードだ」を聞くために行くこともある
絵手紙教室
15:00〜
年末ですので
年賀状を描きましょう
あけましておめでとう
げっ
先生！ 私はコレが描きたいです
あらあ コレは上級者向けだから ムリね 一時間だし
三十分後——
先生！ 両方描けました
先生より上手《うま》く描いてしまった
……あなた さてはプロ ざますわね‼
いい エピソードだ

アルコール依存症教室

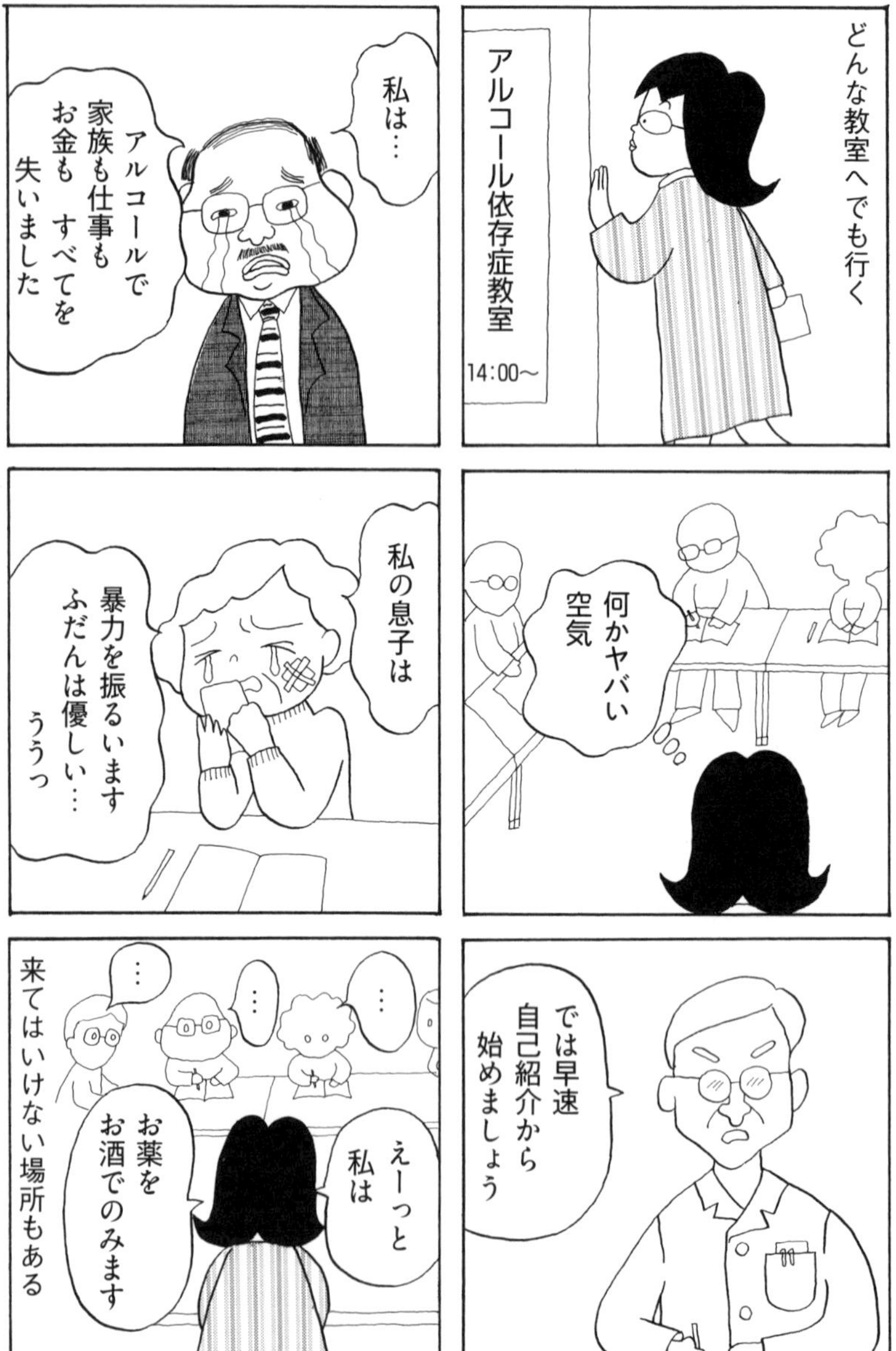
どんな教室へでも行く
アルコール依存症教室
14:00〜
何かヤバい空気
では早速自己紹介から始めましょう
私は…
アルコールで家族も仕事もお金も　すべてを失いました
私の息子は
暴力を振るいます
ふだんは優しい…
ううっ
…
…
…
えーっと私は
お薬をお酒でのみます
来てはいけない場所もある

自律神経教室

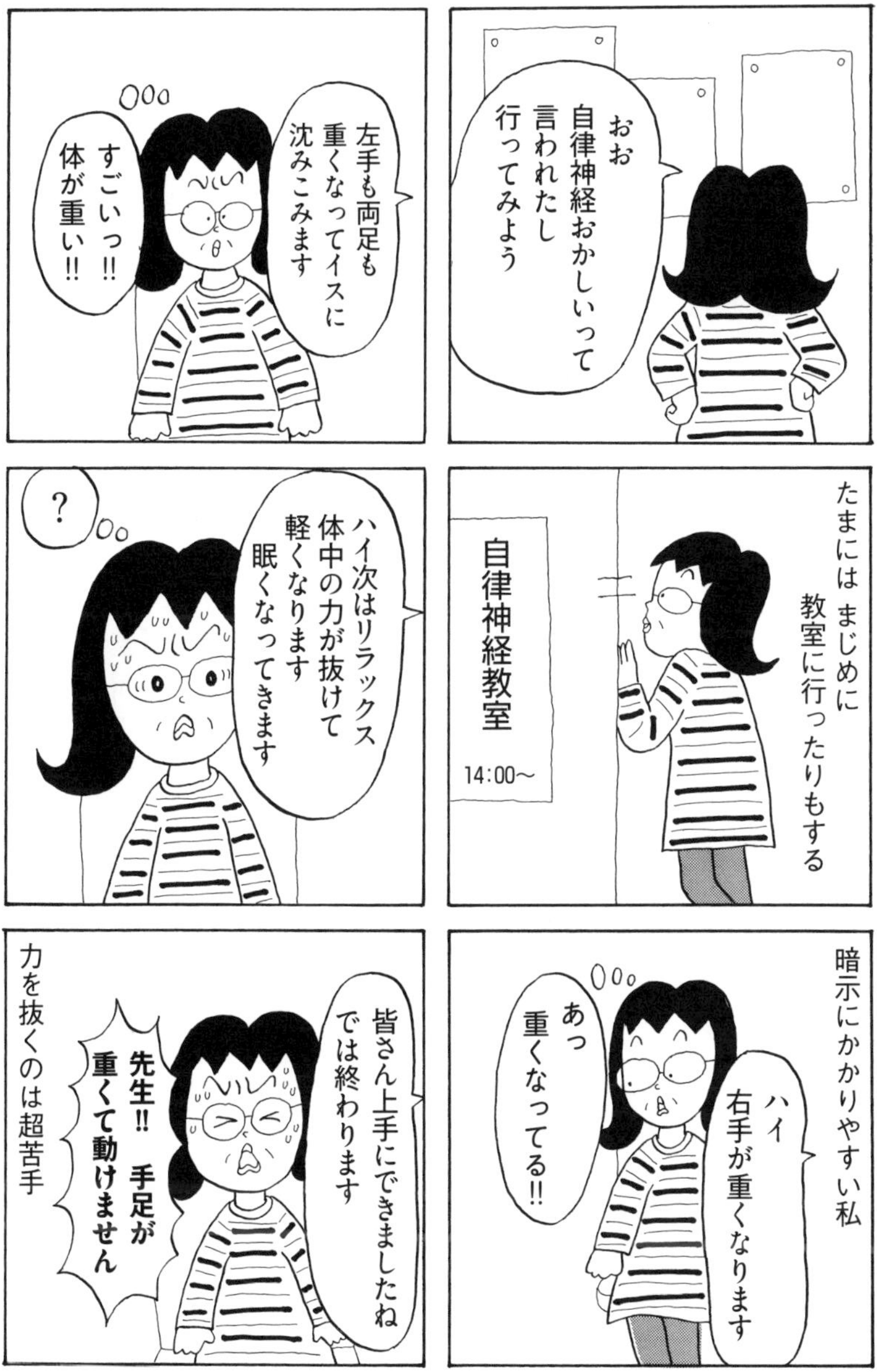
おお 自律神経おかしいって言われたし 行ってみよう
たまには まじめに 教室に行ったりもする
自律神経教室
14:00～
暗示にかかりやすい私
ハイ 右手が重くなります
あっ 重くなってる!!
左手も両足も 重くなってイスに 沈みこみます
すごいっ!! 体が重い!!
ハイ次はリラックス 体中の力が抜けて 軽くなります 眠くなってきます
?
皆さん上手にできましたね では終わります
先生!! 手足が 重くて動けません
力を抜くのは超苦手

主治医の解説

自律神経、自律訓練とは

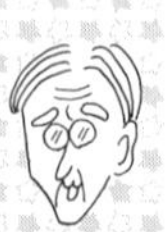

N病院精神科医
Dr.山国

私たちの身体は外部からの刺激に対し一定に保とうとする働きがあります。この働きを担うのが**自律神経**で、内臓やホルモン分泌などすべての器官を調節しています。**交感神経**と**副交感神経**の二つから成り立ち、身体のバランスを取っています。

自律神経症状とは、暑さや寒さ、痛さ、病気、けが、睡眠不足、騒音、空気汚染など長期のストレス負荷などで自律神経のバランスが崩れた場合に起こる症状のことです。自律訓練法とは直接的には関係はありません。うつ病では、自律神経症状が出現しやすいようです。

自律訓練法はもともと心身症などの治療法として開発されたのですが、現在では、ストレス緩和法や健康増進法、スポーツなどでのあがり防止法、教育分野における集中力・持続力養成法として広く利用されるようになりました。安静練習を基盤にして、四肢重感練習や四肢温感練習などを段階的に行います。簡単な公式化された自身に対して教示的な言葉を反復して緊張を軽減し、興奮を和らげます。

背景公式「気持ちがとても落ち着いている」

第一公式「手足が重い」

第二公式「手足が温かい」

などです。これらを自分に語りかけ、緊張を軽減します。

詳しくは、自律訓練法の入門書が多数出版されていますので参考にしてください。

Dr.カクタ②

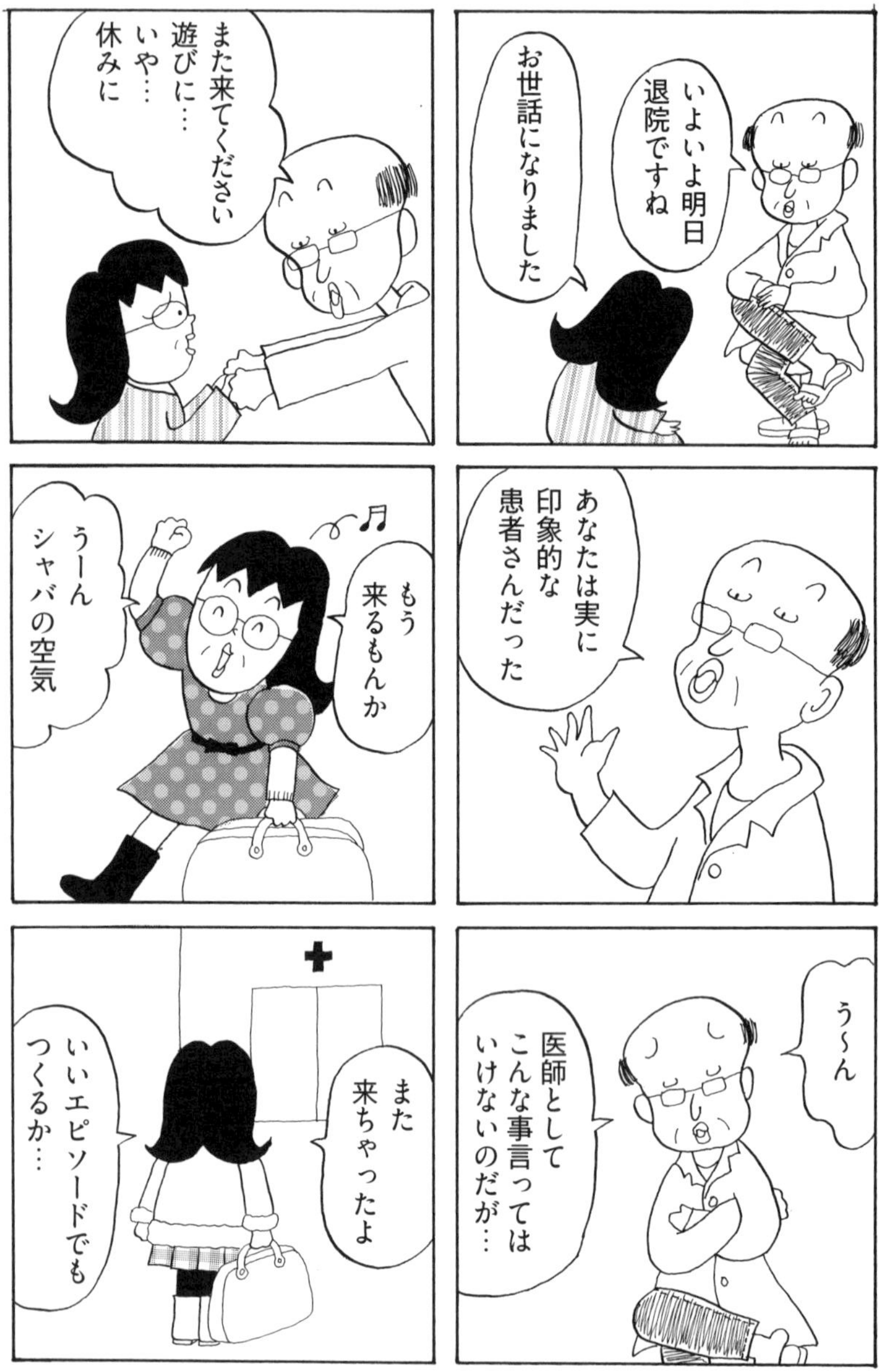

いよいよ明日退院ですね
お世話になりました
あなたは実に印象的な患者さんだった
う～ん
医師としてこんな事言ってはいけないのだが…
また来てください遊びに…いや…休みに
もう来るもんか
うーんシャバの空気
また来ちゃったよ
いいエピソードでもつくるか…

精神科のナース

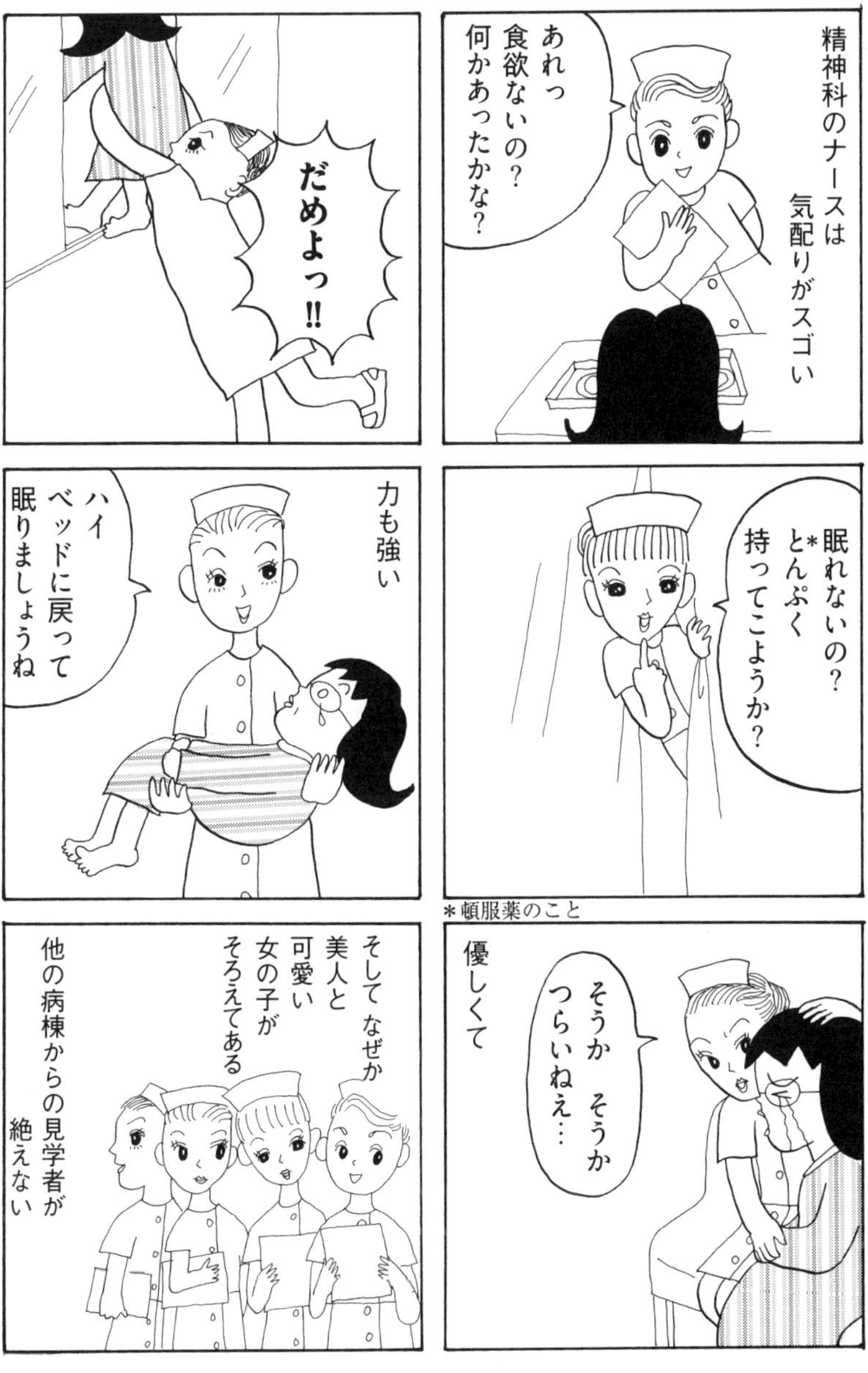

精神科のナースは気配りがスゴい
あれっ食欲ないの？何かあったかな？
眠れないの？＊とんぷく持ってこようか？
＊頓服薬のこと
優しくて
そうか　そうか　つらいねえ…
だめよっ‼
力も強い
ハイ　ベッドに戻って眠りましょうね
そして　なぜか美人と可愛い女の子がそろえてある
他の病棟からの見学者が絶えない

全員体重増加中

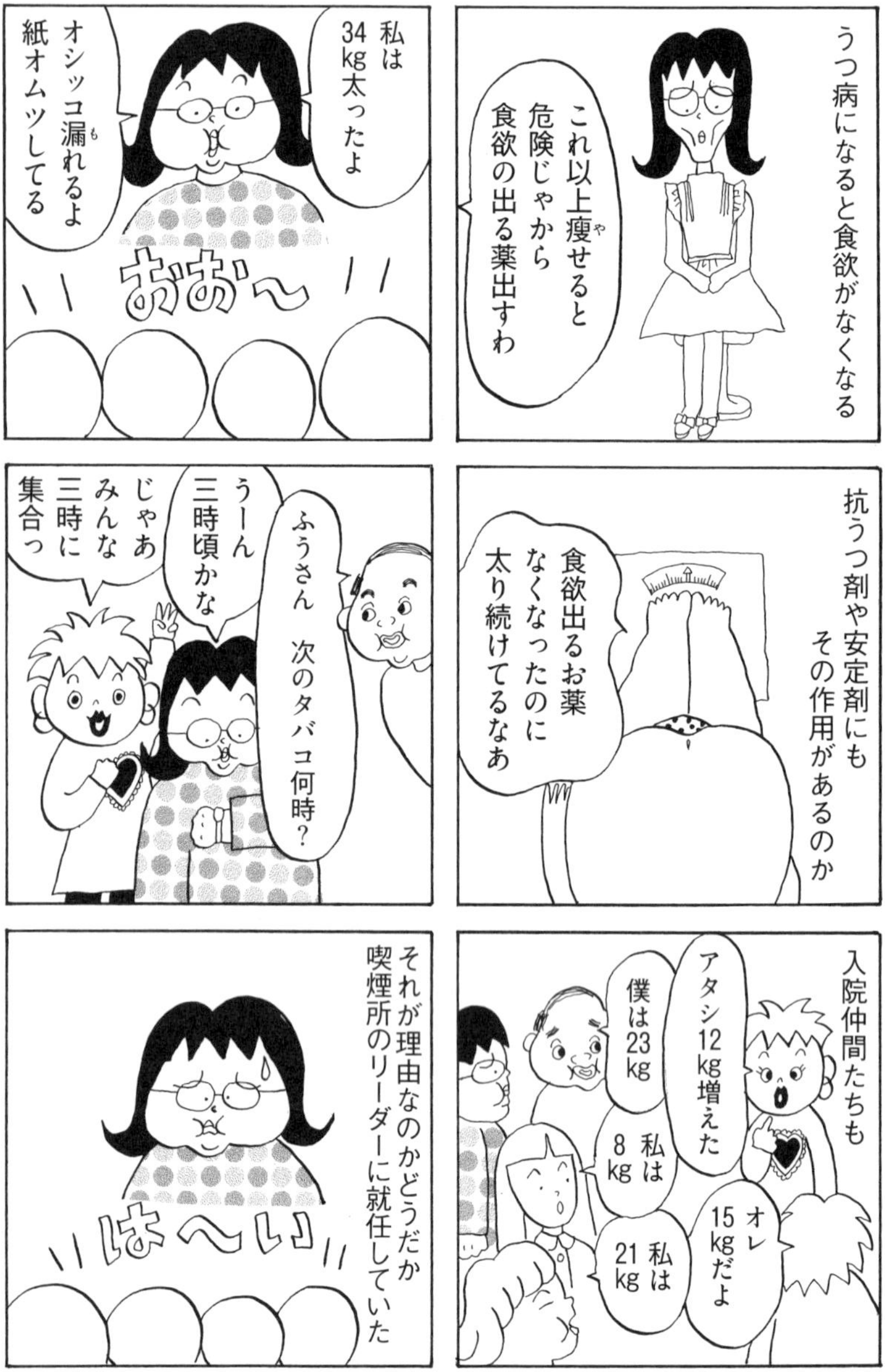
うつ病になると食欲がなくなる
これ以上痩《や》せると危険じゃから食欲の出る薬出すわ
抗うつ剤や安定剤にもその作用があるのか
食欲出るお薬なくなったのに太り続けてるなぁ
入院仲間たちも
アタシ12kg増えた
僕は23kg
私は8kg
オレ15kgだよ
私は21kg
私は34kg太ったよ
オシッコ漏《も》れるよ紙オムツしてる
おお〜
ふうさん　次のタバコ何時?
うーん三時頃かな
じゃあみんな三時に集合っ
それが理由なのかどうだか喫煙所のリーダーに就任していた
はへい

躁うつ病って…

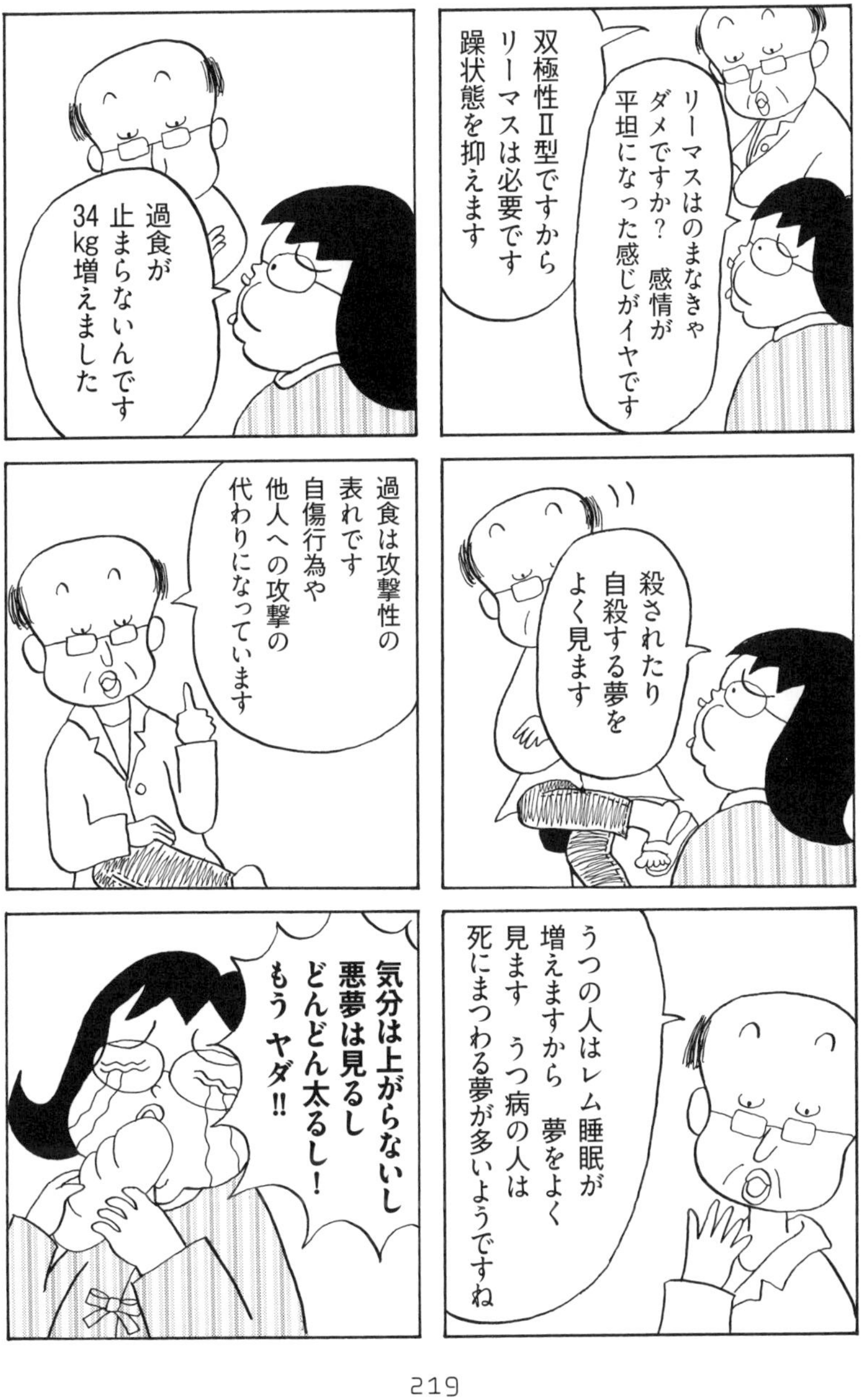

リーマスはのまなきゃダメですか？　感情が平坦になった感じがイヤです
双極性Ⅱ型ですからリーマスは必要です躁状態を抑えます
殺されたり自殺する夢をよく見ます
うつの人はレム睡眠が増えますから　夢をよく見ます　うつ病の人は死にまつわる夢が多いようですね
過食が止まらないんです34kg増えました
過食は攻撃性の表れです自傷行為や他人への攻撃の代わりになっています
気分は上がらないし悪夢は見るしどんどん太るし！もう ヤダ!!

主治医の解説

睡眠、夢、レム睡眠

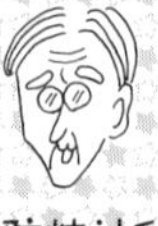

N病院精神科医
Dr.山国

睡眠には、レム睡眠とノンレム睡眠があり、九十分周期で、ノンレム睡眠とレム睡眠がセットになって繰り返されます。

レム睡眠（rapid eye movement：眠っているときに眼球が素早く動く）は運動器の休息に必要で、一晩の二〇～二五%を占め、まぶたが開き気味、目がぴくぴくと活発に動き、浅く速い呼吸。夢を見て、全身の筋肉がゆるみ、身体に全く力が入らない状態。脳は活発に動いています。

ノンレム睡眠は、脳の休息に必要で、入眠直後に現れ、すやすやと深い寝息でゆっくりと休みます。

睡眠は身体と脳を休息させ、オーバーヒートを防ぐためにあります。レム睡眠のときは、身体を休ませ、ノンレム睡眠のときは脳を休ませます。

この二つの睡眠は約九十分ごとに入れ替わり、身体全体の休養をとっていきます。たとえば、レム睡眠が減少すると、身体が休まる時間が減少し、体調に変化が起こり、様々な身体の働きが衰えます。

金縛りはレム睡眠の時に、脳が突然覚醒すると、身体が動かない状態のことです。

夢はレム睡眠の時に見ます。睡眠にも個性があります。人によって必要な睡眠時間は異なり、短くてよい人から、長く必要な人まで様々です。それらの特徴に従って睡眠をとるのがコツです。

■不眠の定義

眠れないと感じて、かつ昼間の覚醒に支障が出て、生活に障害が出ることなのですが、眠れないと訴えるだけで不眠症とすることも多いようです。

うつ病には、睡眠障害が必発ですが、不眠にはおおざっぱに分けて、四種類あります。

・寝つきが悪い（入眠困難）。

・途中何回も目が覚める（中途覚醒）。
・朝早く目が覚める（早朝覚醒）。
・よく眠ったという満足感がなく、目覚めたときに睡眠不足を感じる（熟眠困難）

の四種類ですが、騒音など周りの環境が悪かったり、悩みや心配事があると入眠困難になるでしょうし、アルコールを飲んだり、心理的ストレスが強い場合は中途覚醒、ご老人やうつ病の初期には、早朝覚醒が多いといわれています。二～三日眠らないくらい大したことがないという御仁もいらっしゃるようですが、不眠を抱えていらっしゃる方にはその日に睡眠が取れるかどうかで一騒動です。

■不眠の原因

不眠の原因は大まかに四つに分けられます。環境（物理的ストレス）、心理的ストレス、精神疾患、身体疾患の四つです。

1　環境（物理的ストレス）…環境因による不眠は、温度、湿度、音、明るさ、交代勤務、時差ぼけなど環境に問題があることで生じる不眠です。どなたにも一度は経験があると思います。

2 **心理的ストレス**…心理的ストレスによる不眠は、責任の思い職務、仕事での失敗、上司からの執拗な叱責・無責任な言動・不適切な指導、失恋など心理社会的ストレッサーに対する反応により生じる不眠です。

3 **精神疾患**…精神疾患による不眠は、うつ病、認知症、統合失調症、アルコール依存症などの精神疾患にみられる不眠です。

4 **身体疾患**…身体疾患による不眠は、痛み、発熱、呼吸困難など、身体疾患に伴う症状による不眠です。時にこれらが複雑に入り乱れ原因がわからなくなることがあります。入院中の患者さんがよく経験するところです。

■夏の不眠の対策

不眠の経験のない方でも、夏には暑くて寝苦しい経験はあると思います。あっちへごろり、こっちへごろりと寝つかれなかった経験はどなたも一度はお持ちでしょう。夏は、寝返り（気持ちよく眠り、身体の疲労を回復するために重要な働きではありますが）の回数が通常の二～三倍（通常は一晩十～三十回）になり、眠りが浅くなります。暑さ対策が重要です。

エアコンのなかった私の子どものころは、家中の窓や戸を開けて蚊帳《かや》の中で寝ていました。今は物騒でできませんよね。冷やしたタオルや氷枕に世話になったこともあります。アイスノンは発売開始になってから、すぐに眠りの友になりました。

不眠予防にはまずは寝具です。パジャマや布団カバー、枕カバー、マットを麻製にすればよいといわれています。次に枕です。枕はそば殻がよいという専門家もいます。枕の研究も進んでおり、快適枕やその人に合ったオーダーメイドの枕を販売する店も出てきました。私もセミオーダーメイドの枕を作ったのですが、手放せません。この枕のおかげで眠るのがさらに好きになりました。

入浴も大切です。就寝の三十分～一時間前に少しぬるめのお湯につかる（十分くらい）。脳や身体内部の温度が下がり始めるタイミングに合わせるのがコツです。

冷え防止をしながら超微風の扇風機やエアコンを利用するのも効果的です。

初期の深い睡眠を大切にしてください。最初の三時間を目安にするのがポイントと言っている専門家もいます。ただ、朝方の睡眠が不足すると午後から眠くなる方も多いようですが。布団干しは早めに短時間で。短い昼寝が夜間の睡眠の導入に効果的ともいわれています。工夫が大切です。

拒食症

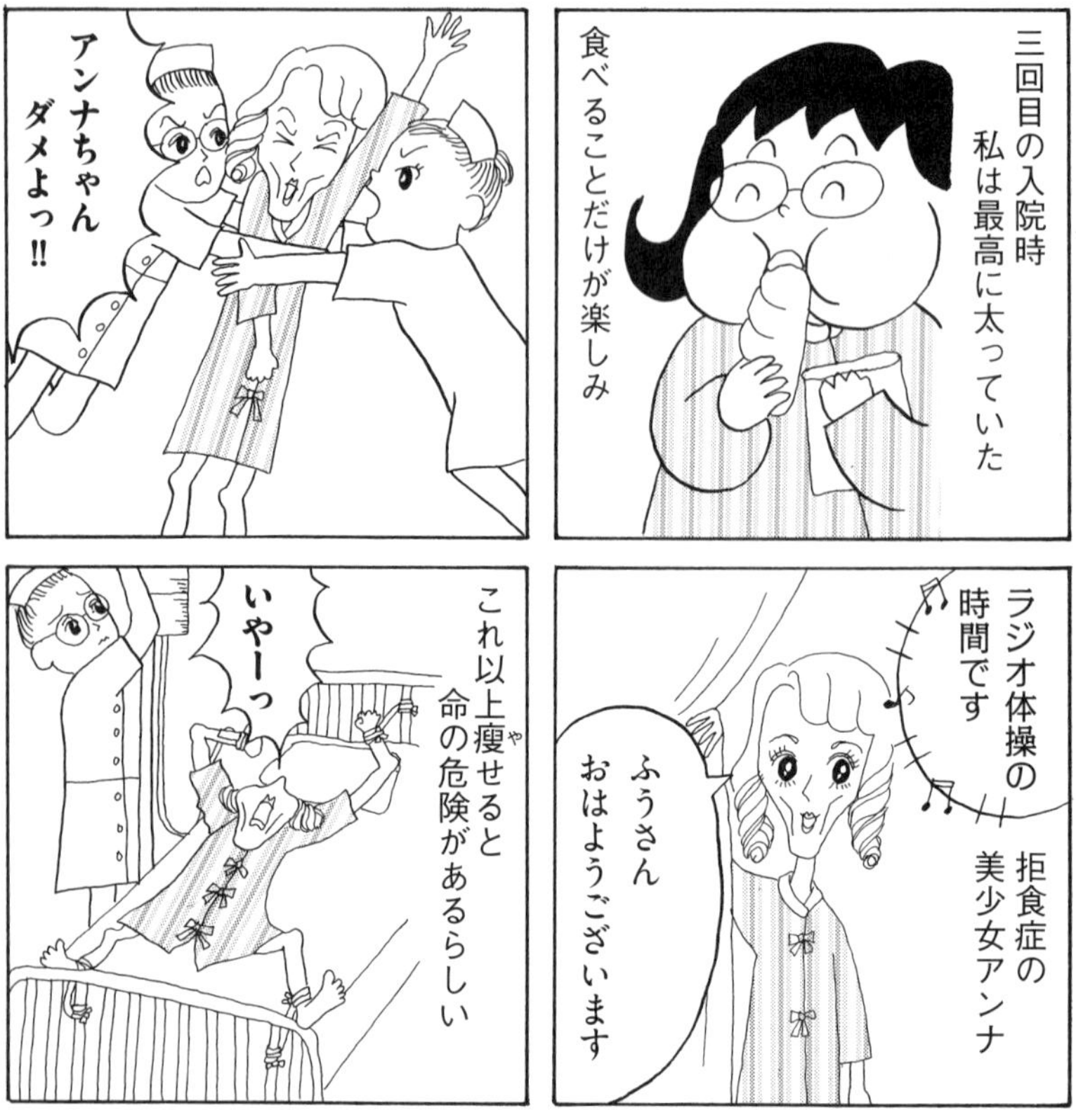
三回目の入院時
私は最高に太っていた
食べることだけが楽しみ
ラジオ体操の時間です
拒食症の美少女アンナ
ふうさん
おはようございます
カロリーを消費するために
ラジオ体操をするアンナ
アンナちゃん
ダメよっ!!
これ以上痩《や》せると
命の危険があるらしい
いやーっ
あんなに痩せてるのに
まだ痩せたいなんて…
大変な病気なんだな
体操の後の
おやつは美味《うま》い!

主治医の解説

拒食症と過食症

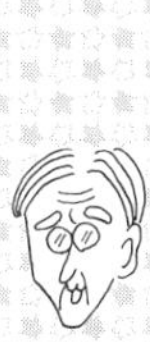

N病院精神科医
Dr.山国

最近、朝食を食べない方が増えています。夕食もいい加減といった話が耳に入ります。心身の状態を健全に保つには規則正しい、バランスの取れた食事が必要です。食生活が乱れると脳の視床下部《ししょうかぶ》にある食べ物に関する中枢の働きが乱れます。この中枢は摂食中枢と、満腹中枢といいます。

摂食中枢は視床下部外側部にあり、「お腹がすいた、食べたい」と食欲を生じさせる部位です。

満腹中枢は視床下部内側部にあり、「お腹がいっぱいだ」と満腹感を感じさせる部位です。

規則的で適切な刺激がこれらの中枢に与えられないと、摂食中枢が乱れ、食欲がわかなくなったり、空腹感を感じなくなり、最後は食べられなくなったりします。満腹中枢が乱れると、満腹感を感じなくなって食べるのが止まらなくなります。しかもこれらの食べ物の中枢は**情動の中枢**と密接に関係しており、摂食の乱れは、イライラしたり、不安を感じたり、憂うつになったり、突然キレたりすることなどと多いに関係しています。**睡眠**との関連も深く、摂食の乱れは睡眠の質を下げます。みなさん、規則正しく、バランスの取れた食事を取り、より良い心身の状態を保ちましょう。

食べ損なったときに、なかなか調子がよいものだからダイエットに走ることがあります。減量するという目的において、極端な食事制限は即効性はありますが、人間の体に最低限必要な栄養を摂取できず、筋肉量が低下し、基礎代謝量が落ちるためリバウンドしやすい体になります。通常はおなかが減りすぎて、再び食べ始めます。ダイエットを貫徹することはなかなか困難です。

しかしながら、ダイエットに成功するとどういったことが起こるでしょうか？ここでは、ダイエットの成功例としての実は危険この上ない摂食障害を紹介いたします。

摂食障害は、**神経性無食欲症**（いわゆる**拒食症**：ＡＮ）、**神経性大食症候群**（**過食症**：ＢＮ）、**特定不能型摂食障害**（ＮＯＳ）があります。

ANはやせ願望・肥満恐怖が強く、現在のやせの状態を認めないという特徴があります。少しの体重増加で影響を受け、自己否定感が著しく強くなります。

BNは通常考えられる数倍〜数十倍の量を一度に食べ、食べるのをやめようとしてもやめられない状態です。BNも体重増加に対する恐怖、やせに対する希求感が強く、食べた自分を否定し、だめな人間だと自分を苛《さいな》みます。ANもBNも嘔吐を伴うことがあります。そして嘔吐を伴うと、なかなか摂食障害の状態から回復が難しくなります。吐くことにより脳の摂食中枢はお腹がすいていると感じ再び過食になります。

過食→嘔吐→空腹感→過食

の悪循環におちいってしまいます。

原因は、生物学的なものから社会的なものまで様々なことがいわれていますが、単一的なものではなく、複合的なものです。誰かを責めてよくなるわけではありませんし、原因探しは禁物です。

摂食量が減り、栄養失調状態になると、やせると同時に脳をはじめとした臓器が機能不全に陥ります。やればやせるほど自分がやせているとは思わなくなり、より活動的になり、倒れることすらあります。

改善するためには、まず食べることのリハビリが重要です。少しずつ食べられるものから食べていき、少しずつ量を増やしていきます。そのとき、味わいながらゆったりと食べることが大切です。「これはこんな味がする。これはこんな味がする」と自分で言葉にすることが大切です。一日に五回とか六回に分けて、少しずつ食べるのもよくなるコツです。

たくさん食べてしまいそうなら、家に食べ物をたくさん置かないことも工夫の一つですが、食べたいだけ食べて自分で「よく頑張って食べている」と肯定的に捉えるのが実は回復への近道です。

食べるのには勇気がいり、その勇気も並大抵の勇気ではなく、ほかの人にはなかなか理解してもらえません。しかし、なんとかその勇気を振り絞って出して食べていくことが大切です。

長期的な観点からみていくと、自分の思っていることを言葉で表すこと、自分のことを肯定的に捉えること、「ほどほど感」を身につけること、等身大の自分を受け入れることが治っていくためには必要なようです。みなさんも周りにそういう悩みを持っている人がいて、その人から相談されたら、その人の苦しみを汲《く》みながらも治るためには食べることが薬であり、リハビリなんだと伝えていただければありがたいです。

ナースの目

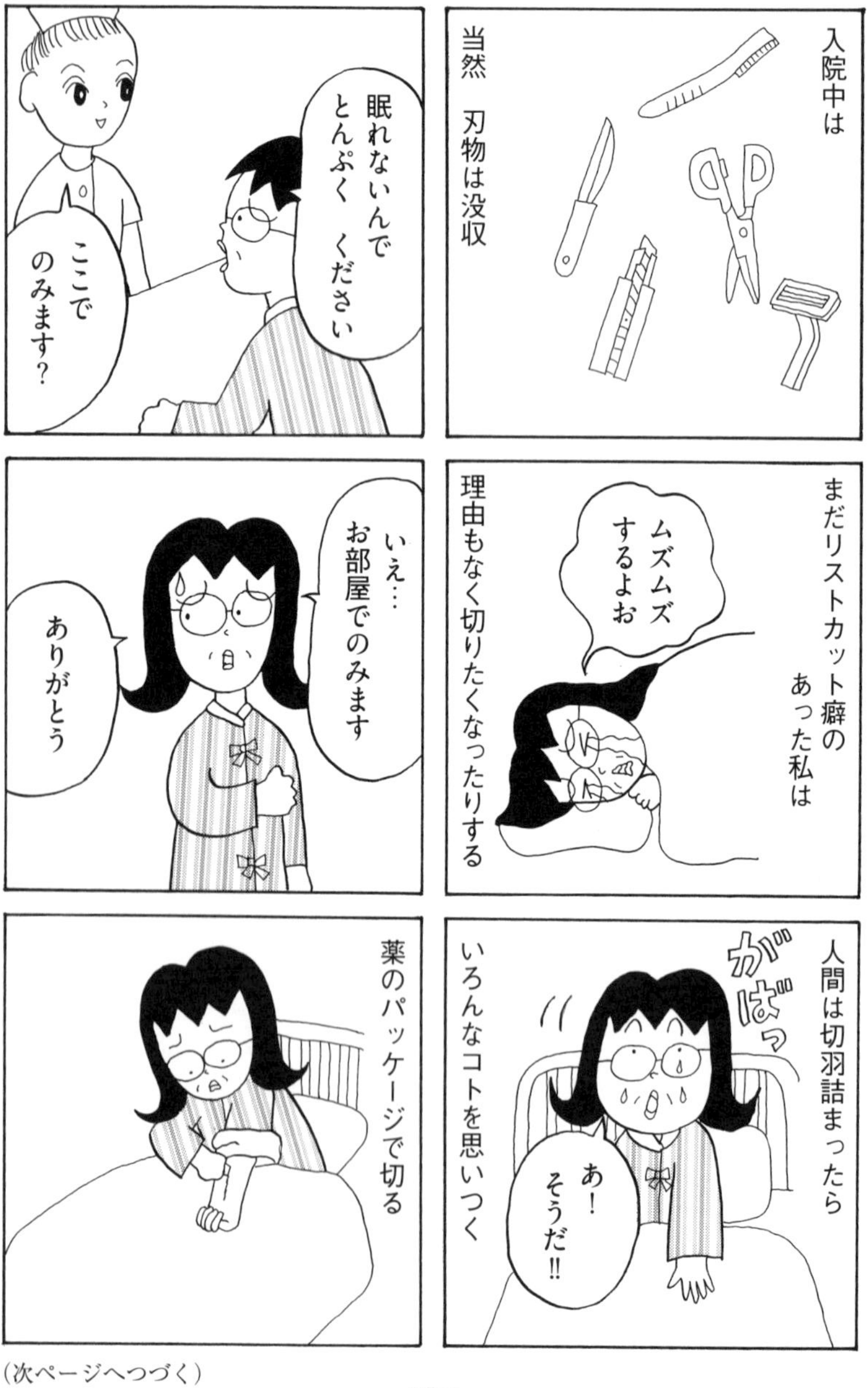
入院中は
当然　刃物は没収
まだリストカット癖のあった私は
ムズムズするよお
理由もなく切りたくなったりする
人間は切羽詰まったら
がばっ
あ！　そうだ!!
いろんなコトを思いつく
眠れないんで　とんぷく　ください
ここで　のみます？
いえ…　お部屋でのみます
ありがとう
薬のパッケージで切る

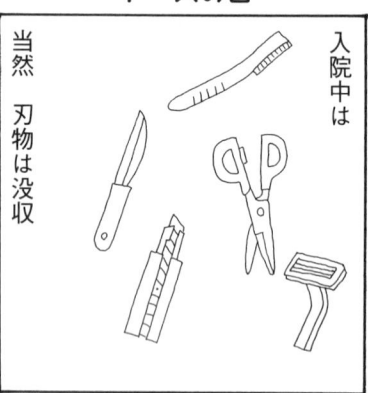

（次ページへつづく）

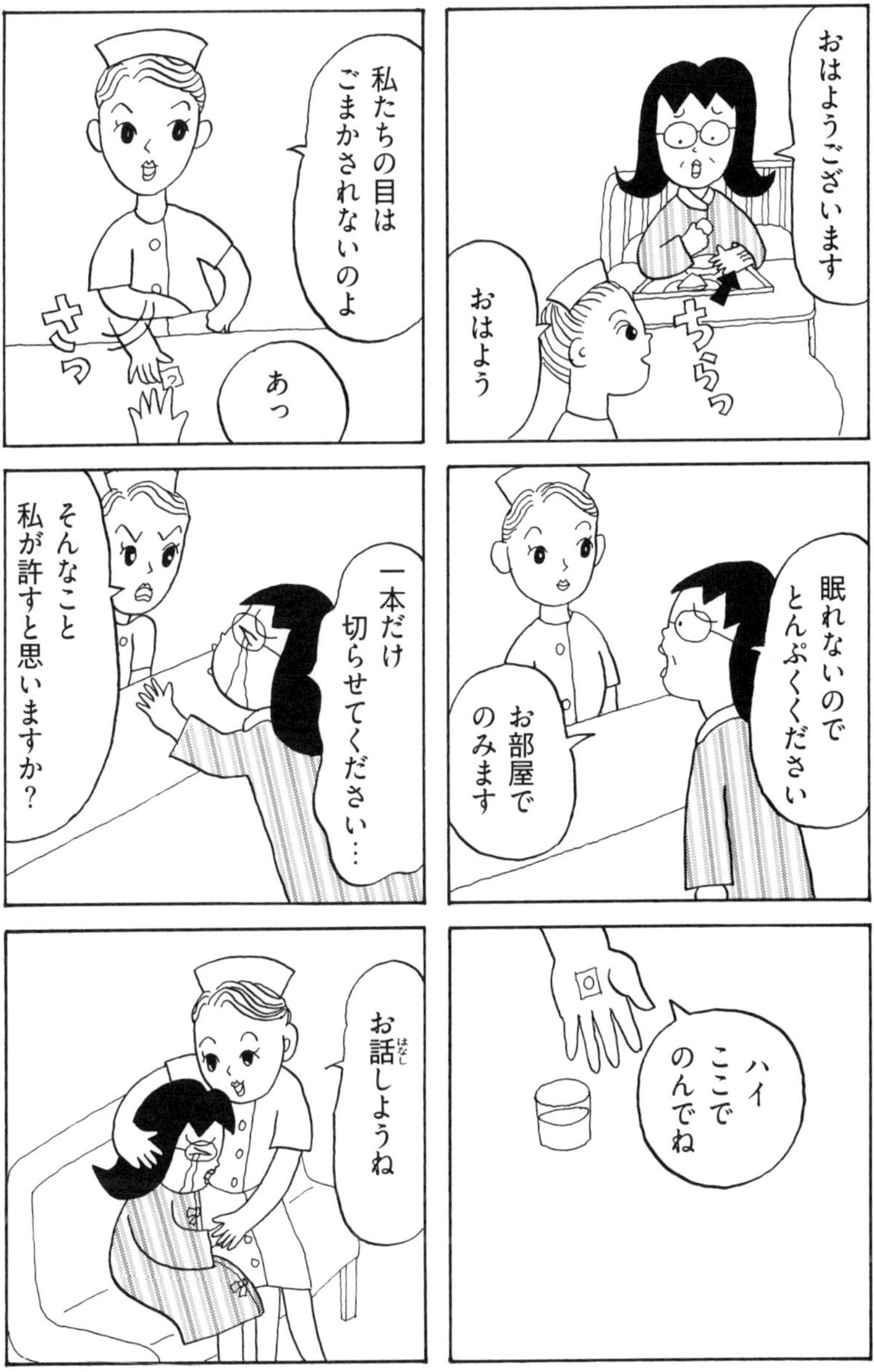
おはようございます
ちらっ
おはよう
私たちの目はごまかされないのよ
さっ
あっ
眠れないのでとんぷくください
お部屋でのみます
一本だけ切らせてください…
そんなこと私が許すと思いますか?
ハイここでのんでね
お話《はなし》しようね

退院前の憂鬱《ゆううつ》

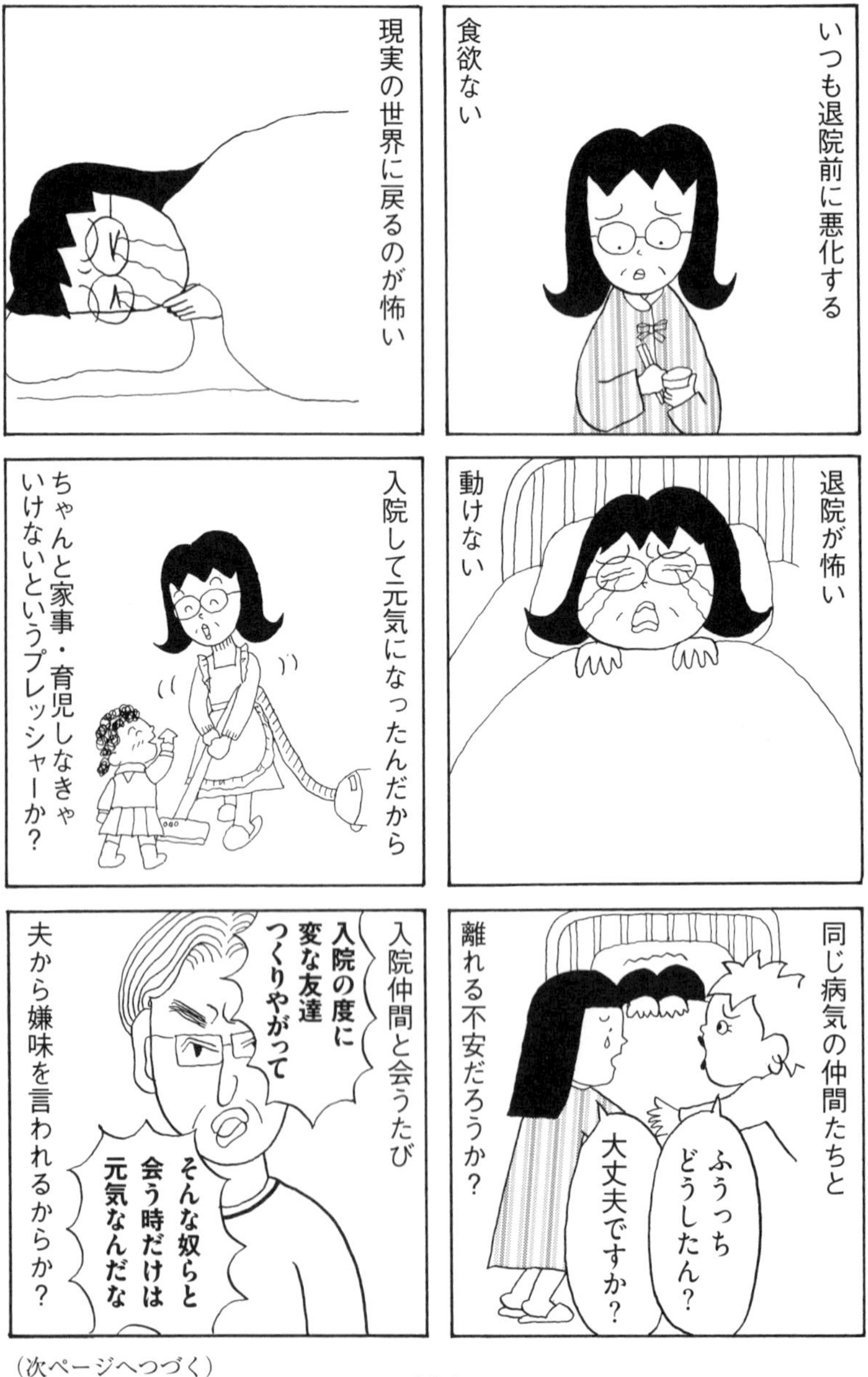
いつも退院前に悪化する
食欲ない
退院が怖い
動けない
同じ病気の仲間たちと
ふうっち
どうしたん?
大丈夫ですか?
離れる不安だろうか?
現実の世界に戻るのが怖い
入院して元気になったんだから
ちゃんと家事・育児しなきゃ
いけないというプレッシャーか?
入院仲間と会うたび
入院の度に
変な友達
つくりやがって
そんな奴らと
会う時だけは
元気なんだな
夫から嫌味を言われるからか?

(次ページへつづく)

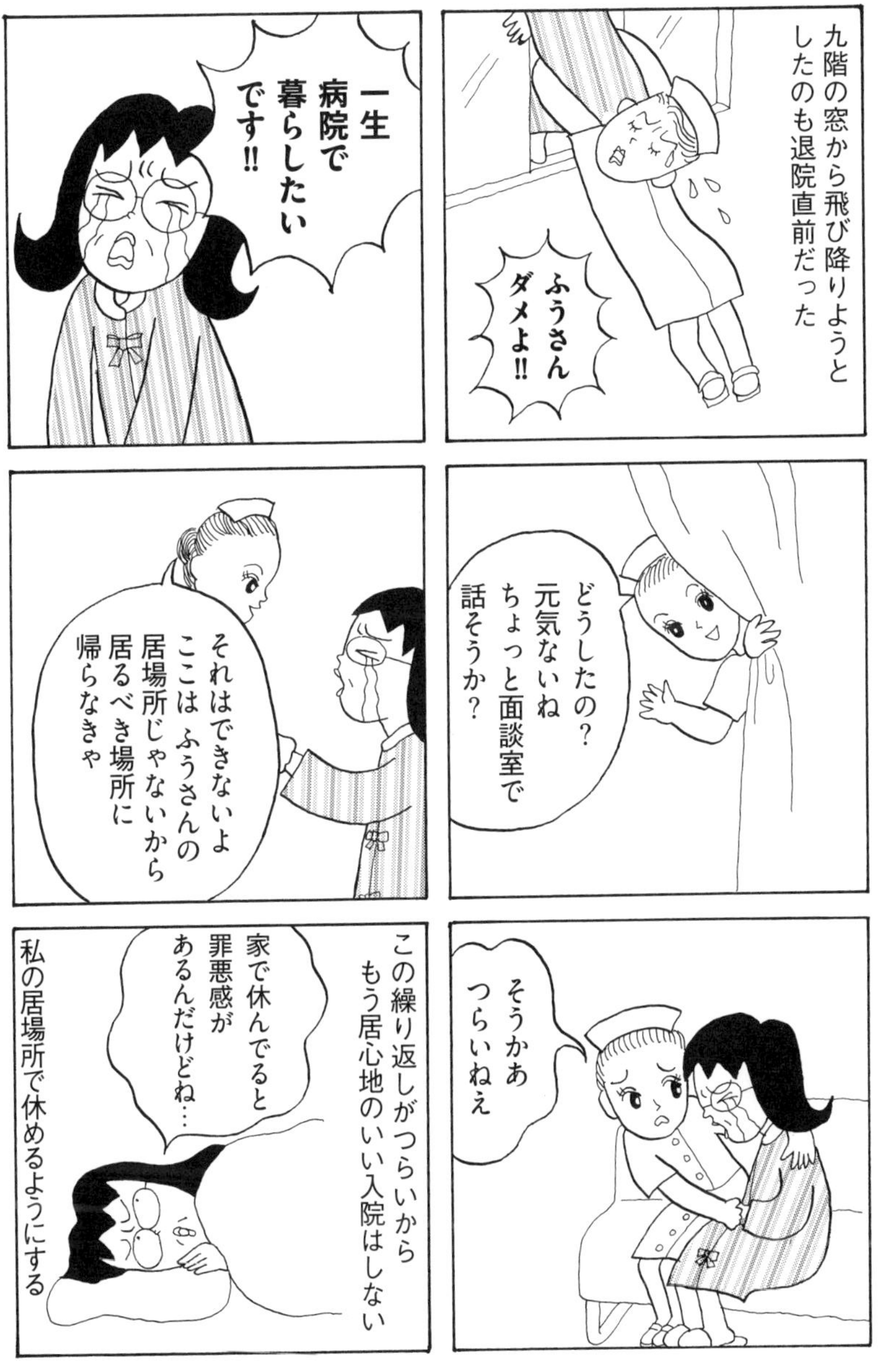
九階の窓から飛び降りようと
したのも退院直前だった
ふうさん ダメよ!!
一生 病院で 暮らしたい です!!
どうしたの? 元気ないね ちょっと面談室で 話そうか?
それはできないよ ここは ふうさんの 居場所じゃないから 居るべき場所に 帰らなきゃ
そうかぁ つらいねぇ
この繰り返しがつらいから もう居心地のいい入院はしない
家で休んでると 罪悪感が あるんだけどね…
私の居場所で休めるようにする

❀ 入院生活

入院するのは精神科へ通うより、もっと不安でした。精神科へ入院するなんて人たちは、よっぽどひどいに違いありません。

喚《わめ》きまわる人、暴れる人、泣き叫ぶ人、襲いかかってくる人が鉄格子のある部屋に閉じこめられているというのを想像していました。しかし、私の入院した病院は開放病棟なので、そんなことはありませんでした。想像していたような人は一人もいません。皆、病気になんて見えない人ばかり。

ナースステーションにある「行き先ノート」に記入すれば、自由に喫煙所へも売店へも近所のコンビニへも散歩にでも行けます。

「外出届」「外泊届」を出せば、電車に乗って街へ買い物に行ったり家に帰ったりもできます。

入院生活は快適でした。同室の仲間や喫煙所で知り合った人たちと仲良くなり、

今でも連絡をとり合い会ったりしています。家ではベッドに潜り込んで動けず、泣いてばかりいた私が、病院では自由に動き回り

「本当にうつ病なの？」

と笑われるほど元気でした。

でも、いつも退院が近づくと体調が悪化し、死にたくなってしまうのです。

看護師さんに

「一生病院で暮らしたい」

と泣いてすがったら

「ここは、あなたの居場所ではないわよ」

と、たしなめられました。

精神科病棟の看護師さんは、さすがに心遣いが素晴らしい。患者の様子をよく見ていて、いいタイミングで声を掛けてくださいます。

よく夜中に談話室で話を聞いていただきました。その上、大変な力持ちです。九階から飛び降りようとした私を窓から引きはがし、ひょいと持ち上げてベッド

まで運ばれました。一回目の入院は休養のため、二回目はお薬合わせのため、三回目はチビちゃんの幼稚園で役員として頑張り過ぎてダウンしたためでした。四回目は、きっともうないでしょう。先生は

「またいつでも休みに来てください」

と、おっしゃってくださいましたが、退院前後のつらさといったら……。

それでも時々、自分のことだけ考えて過ごせる気楽な入院生活をまたしたくなることもありますが、私の居るべき場所で踏ん張って、娘と一緒につらさや苦しさを乗り越えていこうと思っています。

9

漫画を描くこと

漫画を描く！

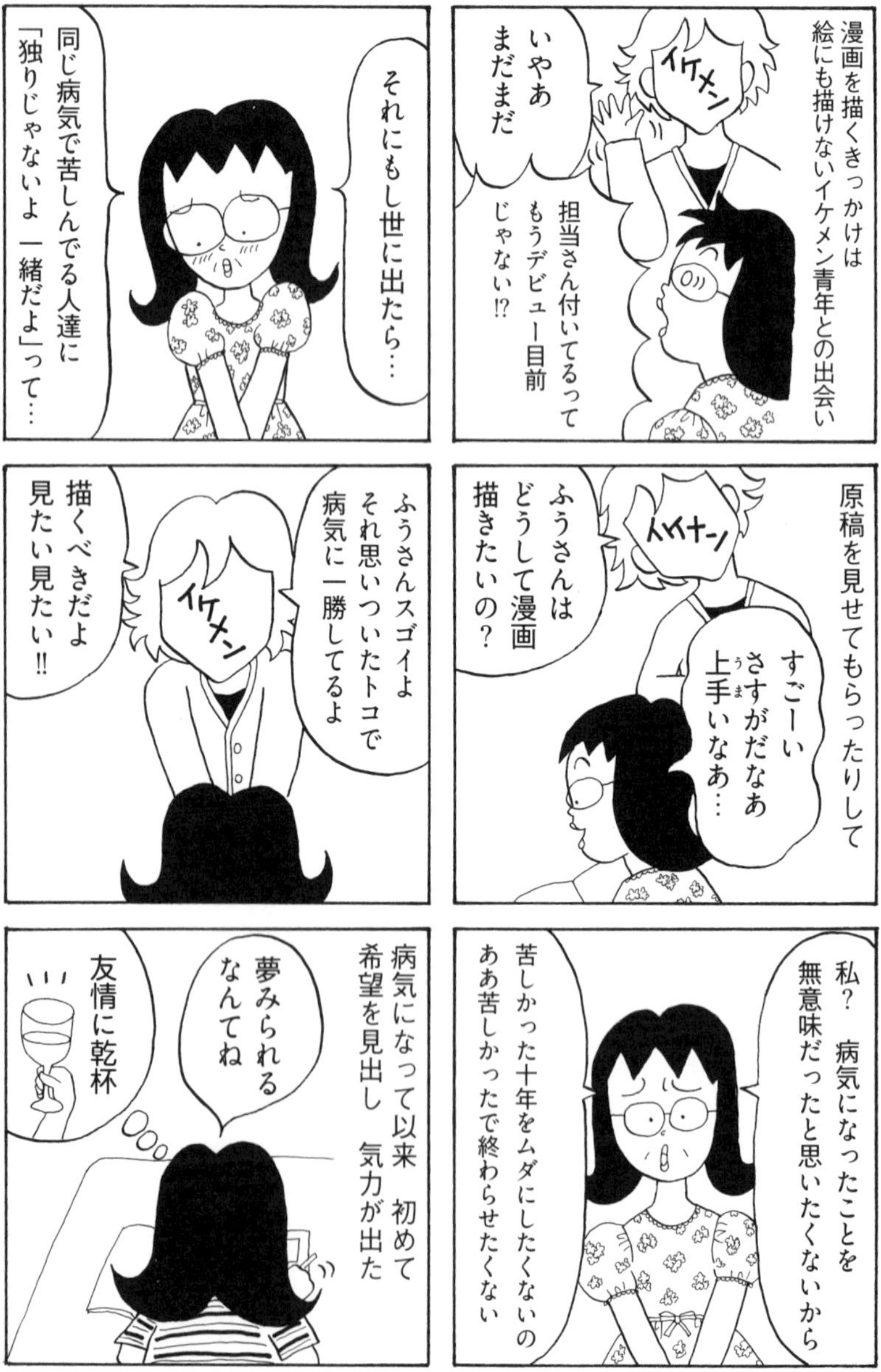

漫画を描くきっかけは
絵にも描けないイケメン青年との出会い
イケメン
いやぁ
まだまだ
担当さん付いてるって
もうデビュー目前
じゃない!?
原稿を見せてもらったりして
ふうさんは
どうして漫画
描きたいの？
すごーい
さすがだなぁ
上手《うま》いなぁ…
私？ 病気になったことを
無意味だったと思いたくないから
苦しかった十年をムダにしたくないの
ああ苦しかったで終わらせたくない
それにもし世に出たら…
同じ病気で苦しんでる人達に
「独りじゃないよ 一緒だよ」って…
ふうさんスゴイよ
それ思いついたトコで
病気に一勝してるよ
イケメン
描くべきだよ
見たい見たい!!
病気になって以来 初めて
希望を見出し 気力が出た
夢みられる
なんてね
友情に乾杯

漫画を描くということ

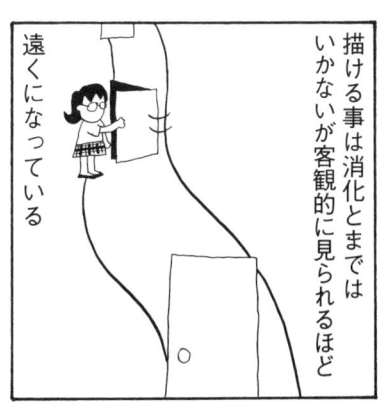

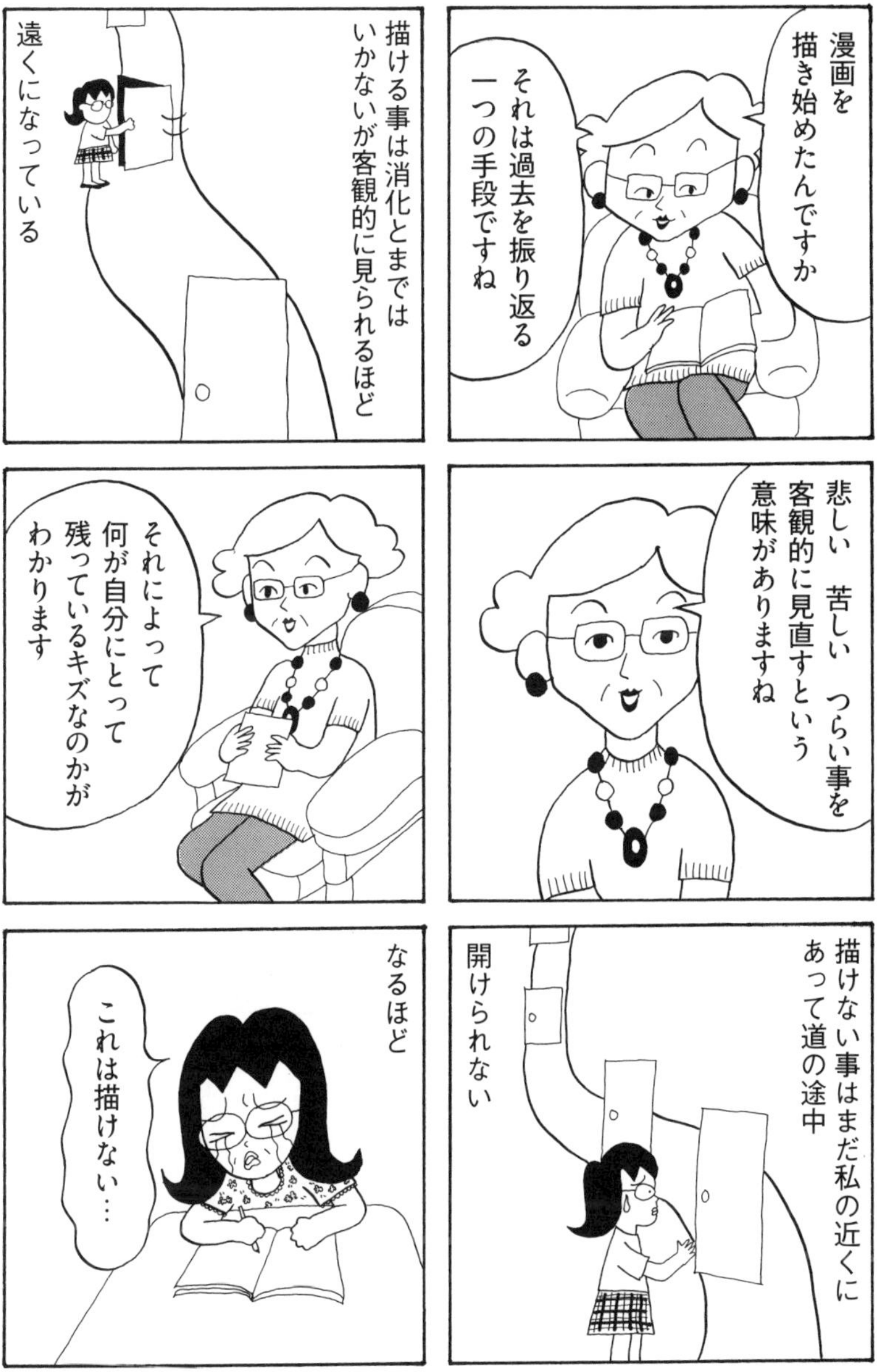
漫画を描き始めたんですか
それは過去を振り返る一つの手段ですね
悲しい　苦しい　つらい事を客観的に見直すという意味がありますね
描けない事はまだ私の近くにあって道の途中
開けられない
描ける事は消化とまではいかないが客観的に見られるほど
遠くになっている
それによって何が自分にとって残っているキズなのかがわかります
なるほど
これは描けない…

シアワセ

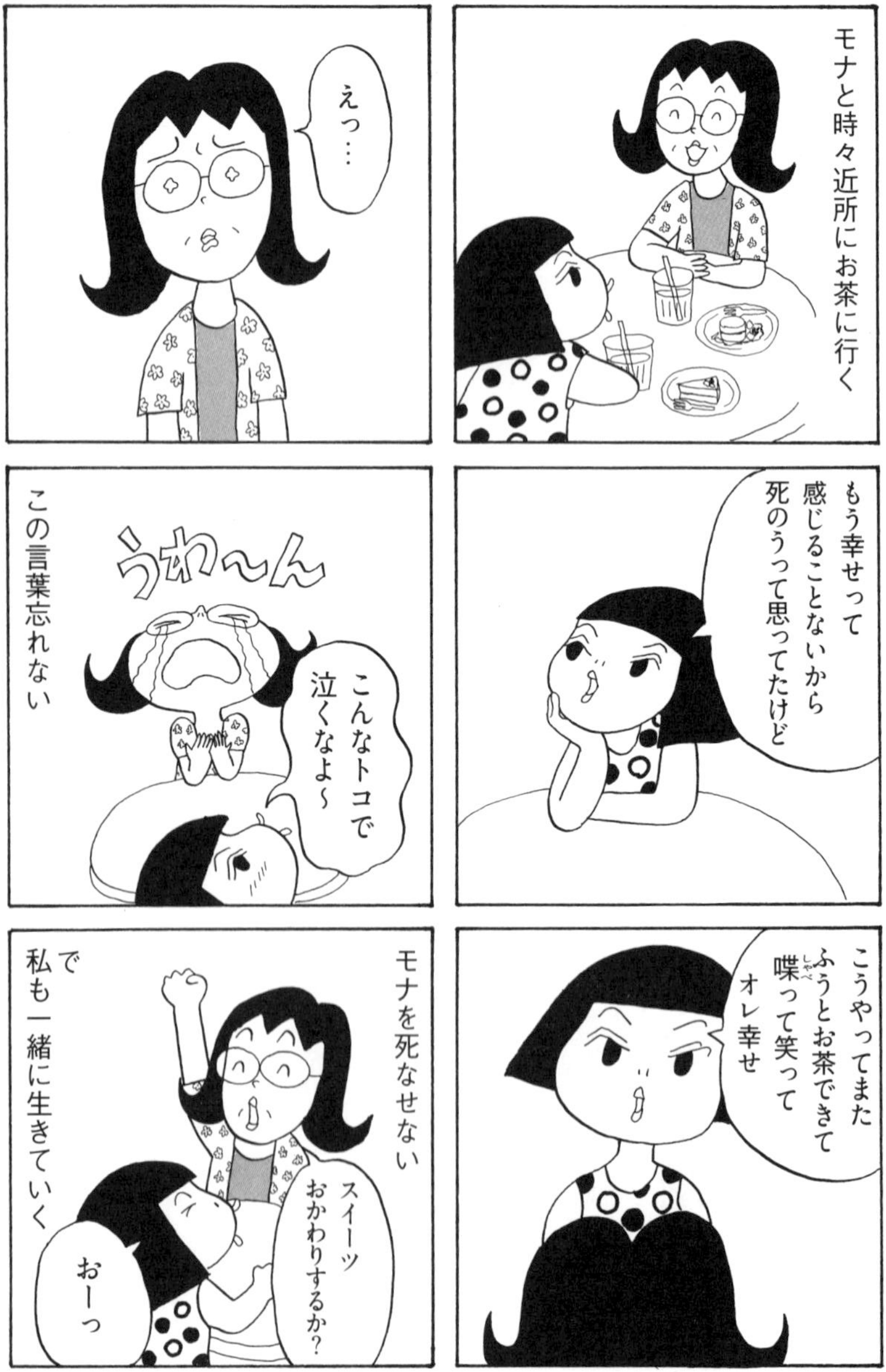

モナと時々近所にお茶に行く
もう幸せって感じることないから死のうって思ってたけど
こうやってまたふうとお茶できて喋《しゃべ》って笑ってオレ幸せ
えっ…
うわ〜ん
こんなトコで泣くなよ〜
この言葉忘れない
モナを死なせない
スイーツおかわりするか?
おーっ
で私も一緒に生きていく

主治医の解説

躁・うつからの回復

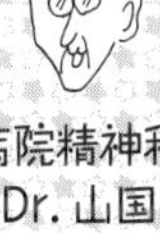

N病院精神科医
Dr.山国

回復過程はまわりからの支えが必要です。何人かが応援についてくれると助かります。うつからの回復は「三寒四温」です。良くなったり、悪くなったりしながら良くなってきます。「良くなったり悪くなったり」は実は良くなってきた証拠です。まったく頭が働かず、何もやる気が起きず、身体が動かなかったことからみると良い日があるという意味で数段回復しています。そんなときに分かってもらえて支えてもらえると、持ちこたえ、回復が加速されます。

本人は悪い日のことばかりに気持ちがいきますから、良くなったと思えないのですが、周りは「いつまでもダメじゃないか」でなく、「少しずつ回復してきている。三寒四温で春が近づいてきている」とちょっとした良いニュースを喜び合い、良くなってきていることをそれとなく認めてあげることが必要です。

回復過程にはリハビリも必要です。小さなことから始めます。徐々に徐々に急ぐことなくリハビリを始めます。どなたかと一緒に散歩をします。ちょっと調子がよいからといって最初から一時間はやり過ぎです。短時間から開始するのがコツです。外で太陽の光を浴びるだけでも意味があります。図書館でのリハビリもお勧めです。ただ最初から長い文章は禁物です。図書館でゆっくり座っているだけでよいのです。目についた写真集をただ広げるのでもよいのですが、まずは何もせずにゆったりと図書館の空間に身を置くことから始めます。そのうちに何かの本に手を伸ばすようになるようです。

ふうさんのように自身の躁状態に気づいていないこともあり、気づくまでかなりの時間が必要な場合があります。気づいても認めたくないこともあるようです。躁とうつの「山と谷」を認め「低め」のところで、最初は苦しいけれど、毎日コツコツと生きていくことが身についてくれば、双極性障害は安定に向かいます。

❀ 漫画を描くこと

病気になって二～三年経った頃から、闘病漫画を描いてみたいと思うようになりました。先に書いたこととは矛盾しますが、私は自分が病気になったことを無意味にしたくなかったのです。「ああ苦しい日々だった」で終わらせてしまっては、この年月が無駄になると思いました。何か形にして残したかった。でも、気力がなくてずっと描けませんでした。

闘病生活十年目に入った頃、人気漫画雑誌にデビュー直前の青年けー君と出会いました。

けー君からの励ましで、私は描き始めることができました。

カウンセラーの先生によると、描くことは客観的に自分を見直すという意味があり、振り返る一つの手段になっていて、何が私の心の傷になっているかが分かるそうです。

描けない事は、まだ道の途中で私の近くにあり、思い出すと悲しく苦しくつらい。これが私の心の傷。

描ける事は、消化できたとまではいかないが、客観的に見られるほどに遠くになっている。

確かに、まだ描けない事はいっぱいありますし、絶対描かない事もあります。

漫画を描くことは、自分と向き合う手段になっています。

そして私自身とモナの記録でもあります。

あとがき

「何もできないので生きている価値などない」　ずっとこう考えながら、一日中寝たまま天井を眺めて暮らしてきました。

友達が元気に働き習い事をしているのを羨《うらや》ましく思い、モナの同級生が学生生活を楽しんでいる話を聞いては泣き、「なぜ私とモナがこんな病気に……」と神様を恨みました。病気を理解してもらえない辛《つら》さも、嫌というほど味わいました。

本書を執筆させていただいたおかげで、周りの方々が、心から私たちのことを心配し気遣ってくれ、健康になるよう願ってくださっているのだと気付かされました。

皆が出版を自分のことのように喜んでくれ、いつもベッドの中に居た私が机に向かうのを見て嬉しそうでした。

お手伝いし続けてくださった先輩に「いつか恩返しします」と言った時の「ふうちゃんが元気になって、また昔のように皆で旅行するのが一番の恩返しだよ」という言葉は一生忘れられません。また「あとがき」の草稿を読んで泣きながら「こんなの本当のふうちゃんじゃない！と思ってた時期があったけど、本当のふうちゃんに戻ってくれたんだ」とも言ってくださいました。

執筆中の辛《つら》い出来事が原因で食べられなくなり体重が三十キロになった私に、先輩方も友達も「何か食べられそうなものはない？」と買い込んで来てくださいました。遠くから送ってくださった方もいます。

本書は「私一人の力」では出版できなかったでしょう。「もう無理だ」と、お断りしようとしたことが何度もありました。その度に励ましてくれたモナや先輩方や友達。「たくさんの方々の力」で、この一冊は出来上がりました。

「皆様にお礼が言いたい」という思いがいっぱいなので、まずは感謝の言葉から始めさせていただきます。

きっかけを与えてくれた漫画家青年けーくん、背中を押してくれてありがとう。最初は世に出すのが目的ではありませんでした。ただ私とモナの日常を、日記のように記録し残しておこうと。

拙《つたな》い落書きのような漫画を認めてくださった星和書店の石澤雄司社長、私の体調を気遣い優しい言葉をかけ続け気長に待ってくださった桜岡さおり様、星和書店の皆様方、私に病気になって以来初めての「生き甲斐」を与えてくださったことに感謝致します。

本書の出版は「この十年間は辛《つら》く苦しいだけの無駄な年月だった」という思いから、私を救ってくれました。

主治医の山国英彦先生、ご多忙な中たくさんの解説文をご執筆いただき、ありがとうございました。先生のお陰で、素人の闘病漫画が専門性のある病気についての本に生まれ変わりました。

漫画描き・いっぺいくんは、初めて漫画を描く私に、必要な道具やその使い方、描き方まで丁寧に教えてくれました。「ふうさんの漫画よみたいです。楽しみにしてます」と励ましてくれたこともありがとう。いっぺいくんのように上手《うま》くは描けなかったけれど。

『生きぞこない』の著者・北嶋一郎先生、上手《うま》く描けず悩んでいる時に、「昔と比べるな。今できることを一生懸命やればいいだけのことだよ。自分の目では昔の色が邪魔をして見えないけれど、作品の中に新しいモノが生まれてるんじゃないかな？　自然に今の自分が現れてて、それが『味』なんだと思う。一番大事なのは楽しむこと」と、助言いただきありがとうございました。

「甘ったれてるんじゃない！　這《は》いつくばってでも生きろ！」この言葉も、しっかり胸に刻んでおきます。

かな先輩、最初から最後までお手伝いくださり大変お世話になりました。いつも私の体調を気遣い昼食持参で来てくださってありがとう。あっちゃん、まこちゃんも、お手伝いありがとう。まさ先輩、辛《つら》い時に会社を休んでまで「仕事の代わりはいるけど、ふうちゃんは一人。ふうちゃんの方が大事よ」と駆けつけてくださってありがとう。

たくさんの友達が会いに来て話を聞いてくれ、一緒に泣き一緒に笑ってくれました。帰り際の「楽しかったわ、ありがとう、また来るね」この言葉がどんなに嬉しかったことか……。皆、毎日仕事や習い事や学校行事でスケジュールはいっぱいです。その中で空いた時間を私のために使ってくれました。ああ、私を大切に思ってくれる人がこんなにたくさんいるんだ、と気づきました。これが元気の源となり、執筆中に何度も襲いかかってきた苦難を乗り越え、最後までやり遂げさせてくれました。

カウンセラーのマヤ先生、初めは「話をして何になるんだろう？　悩みが解決する訳でもないのに」と思いながら通っていました。でも今は違います。先生からの突飛な質問には、しどろもどろになりますが自分の口から思い掛けない言葉が出て驚きます。これが、私の心の奥底にある気持ちを引っ張り出すということでしょうか。認知の歪《ゆが》みにも気付き始めました。先生の言葉を書き留めたカウンセリングノート、読み返す度に新しい発見があり学ばせていただいています。ありがとうございます。今の目標は「マイナス思考から抜け出す！」です。これからも、よろしくお願い致します。

漫画には登場しませんが神岡家の皆様は、私を快く迎え入れ面倒をみてくださいました。体調が酷《ひど》い時期でしたので大変な思いをされたでしょうが、いつも笑顔で接してくださったことは忘れません。「ふうちゃん、絵が描けるようになれば治った証拠ね」まだ昔のようにはいきませんが、このくらい描けるまで回復しました。お世話になり、ありがとうございました。

家庭の事情を晒《さら》け出す本の出版に、反対するどころか大喜びしてくれた家族のみんな、ほんとうにありがとう。

大好きな「お仕事」を与えられ嬉々として頑張ってはダウンを繰り返す私に、前夫は嫌な顔一つせず全面的に協力し助けてくれました。

モナ、お祝いにアップルパイ作ってくれてありがとう。今まで食べた中で一番美味《おい》しかったよ。チビちゃんからの表彰状『祝・星和書店合かく　ママへ』は机の前に飾っています。お仕事に専念できる環境をつくってくれた家族に感謝です。大声で「ありがとう!」

娘たちは小さい頃から私が絵を描くのを見るのが好きで、特にモナは、本書のために漫画を描く私の隣にいつも座り、嬉しそうにしていました。

娘二人には宝物があります。生まれた日から三年間、一日も欠かさず私が書き続けたイラスト入り育児日記です。チビちゃんが生まれた直後から私が病気になったため、チビちゃんをモナと同じようには育ててやれませんでしたが、ベッドの中で出来ること――育児日記を書き続けることだけはしてやれました。二人は時々それを楽しそうに見ています。
同じようにモナと私を中心に描いた、漫画日記。まだ完成したわけではありませんでしたが、「これが本になれば、いい思い出に残るのにな……」と、夢のようなことを考え、出版社に送りました。

私は、自分のことしか考えない身勝手な人間です。「死にたい」と思わなかった日は一日もありませんでした。残される人の気持ちなど何とも思わず、ただ自分が苦しみから逃げることばかり考えてきました。
原稿を描き終えた時、私は「生きよう。辛《つら》く苦しいことがまだまだいっぱいあるだろうけど、モナと一緒に生きていこう」と思い始めました。それでも、まだ「消えてしまえれば楽だろうな」と、ふと考えることはありますが、皆の顔が浮かんできて止められるようになりました。

漫画を描く作業は、思ったほど楽しいものではありませんでした。自分と向き合い傷をえぐり、忘れてしまいたい過去を引っ張り出しては泣きました。それでも、これから前を向いて進んでゆくための糧になったのではと考えています。

ペン入れ（清書）は二カ月半一日も休まず描き続けてしまい、その後三カ月間寝込みました。まだ躁状態をうまくコントロールできません。これは大きな課題です。

十年間もがき苦しんできましたが、今は病気と闘おうとは思っていません。病気《こいつ》と仲良くなってうまく付き合っていこうと考えています。なかなか一筋縄ではいかない相手ですが。そして、今の自分を受け入れ認めること——これも難しいですが。

病気になり対人関係がうまくいかず、辛《つら》い思いをしました。他にも多くのものを失いました。でも、得られたものの方が大きかったかもしれません。もちろん、病気になって良かったとは思いませんが、迷惑をかけ続けている私を見捨てず温かく見守り支えてくれる家族や先輩方や友達の大切さ。健康であれば、これほどまでに有り難いと感じることはできなかったでしょう。

前夫は「何もできなくていい。生きていて子ども達の傍《そば》に居てくれるだけでいい」と言ってくれるようになりました。両親は家事をしに通ってくれています。私は恵まれている、幸せだと最近ようやく思えるようになりました。役に立てなくても生きているだけでいいのかなとも思い始めました。これが一番の収穫です。

心の病には周囲の理解とサポートが最も重要なことだと実感しました。

漫画に登場する無理解な人々にも、お世話になっているというのを付け加えておきます。

同じ病気で苦しんでおられる皆様、本書がお役に立てるならなどと大層なことは言えませんが、「同じようなことあるなあ、私だけじゃないんだ」と少しだけでも楽になっていただければ嬉しく思います。

ご家族ご友人の方々、大変なご苦労がおありでしょうが、病気を理解し温かい目で見守っていただけますように。
お読みくださり、ありがとうございました。

文月ふう

発刊に寄せて

N病院精神科医　山国英彦

気分障害に関する本は書店でも目にとまる分類に入りますが、かゆい所に手が届く内容の書籍は多くはありません。今手に取られている漫画本は双極性障害の闘病記でもあり、貴重な家族の歴史でもあります。漫画でありながら、専門的なところもちりばめられ、非常に分かりやすくできており、参考となるところも満載です。双極性障害の方にはもちろんのこと、支援される方にも「そうそう、分かる分かる。自分も同じだった。そんなこともあったなー」と思われることでしょう。気分障害の典型的特徴が様々なエピソードから伝わってきます。他方、「あれ、ここはちょっと違うな」と思われた方もいらっしゃることでしょう。診断は同じでも、その人その人の個性や経過は違いますので、他の方の経験談として読まれるとよいでしょう。自分に照らし合わせて参考にされるところもあると思います。逆に、真似しないほうがよいところも見受けられます。参考にする際、

「お酒と一緒に薬は飲まない」などは教訓にしましょう。

漫画を読みながら、家族や、仲間とお互いを労《ねぎら》い合うとともに、自己肯定感、自尊心、存在価値、自己効力感を高めるのも忘れないようにしましょう。

ふうさんは最後まで描き進め、立派にやりとげたと思います。「よく頑張りました」。ただ、できるだけ早く仕上げようとした姿は立派なのですが、寝食を忘れて没頭するのは双極性障害の患者さんには勧められないやり方です。症状が悪化しないペース、やり過ぎた反動でしんどくなるのを予防する工夫や手段は再発予防には常に必要です。今回も仕上げた後は回復まで結構時間がかかりました。でもあきらめず、回復を大分待てるようになってきました。もう一歩です。

得意な漫画として自分の闘病記を残しておくことは、自身を振り返るにも素晴らしい体験となりましたが、この体験は自身のつらい過去と向かい合い、レジリエンス（復元力）の強化につながったと信じます。

最後に、本書を世に出すにあたり原稿の仕上がりを粘り強く待っていただいた星和書店の桜岡さおりさんに深く感謝いたします。本当にありがとう。

ママは躁うつ病 んでもって娘は統合失調症デス

2013年1月17日　初版第1刷発行

著　者　文月《ふづき》ふう
発行者　石澤雄司
発行所　株式会社星和書店
〒168-0074　東京都杉並区上高井戸1-2-5
電話　03（3329）0031（営業部）／03（3329）0033（編集部）
FAX　03（5374）7186（営業部）／03（5374）7185（編集部）
http://www.seiwa-pb.co.jp

©2013　星和書店
Printed in Japan　ISBN978-4-7911-0834-3

・本書に掲載する著作物の複製権・翻訳権・上映権・譲渡権・公衆送信権（送信可能化権を含む）は㈱星和書店が保有します。
・JCOPY〈(社)出版者著作権管理機構 委託出版物〉
本書の無断複写は著作権法上での例外を除き禁じられています。複写される場合は，そのつど事前に(社)出版者著作権管理機構（電話03-3513-6969，FAX 03-3513-6979，e-mail：info@jcopy.or.jp）の許諾を得てください。

マンガで読んじゃえ！ 爆笑・躁うつ病体験記。

マンガ お手軽躁うつ病講座 High&Low

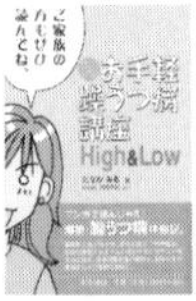

［著］たなかみる　［執筆協力］精神科医　西側充宏

四六判　208頁　本体価格 1,600円

マンガ 境界性人格障害＆躁うつ病 REMIX《リミックス》

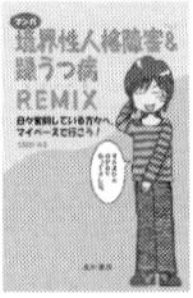

日々奮闘している方々へ。マイペースで行こう！

［著］たなかみる

四六判　196頁　本体価格 1,600円

マンガ リストカット症候群から卒業したい人たちへ —ストップ・ザ・カッティング—

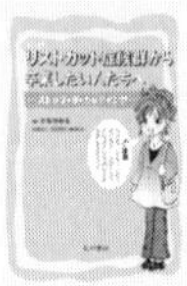

［著］たなかみる　［執筆協力］精神科医　西側充宏

四六判　192頁　本体価格 1,600円

注意　カッティングシーンなどあります！
しんどくなったら必ず本を読むのを中断してください！

発行：星和書店　http://www.seiwa-pb.co.jp　価格は本体（税別）です